临床常见疾病中医诊治疗法

LINCHUANG CHANGJIAN JIBING ZHONGYI ZHENZHI LIAOFA

曹 伟 等主编

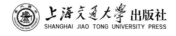

上海交通大学出版社
SHANGHAI JIAO TONG UNIVERSITY PRESS

内容提要

本书共7章，第一章简单介绍了中医学的发展简史，第二章阐述了中医学的诊断方法，第三章系统论述了中医针灸疗法的基本情况、治疗特色、治疗作用与原则，第四至七章分别从病因病机、诊断与鉴别诊断、辨证治疗等方面对内科、外科、妇产科、儿科的常见病证做了详细介绍。本书内容全面翔实，突出专业特点，注重传统中医诊疗技术与现代临床诊疗手段的有机统一，是一本适于中医临床工作者参考、学习的中医诊疗学著作。

图书在版编目（CIP）数据

临床常见疾病中医诊治疗法 / 曹伟等主编. --上海：
上海交通大学出版社，2022.10
　ISBN 978-7-313-23667-8

　Ⅰ．①临… Ⅱ．①曹… Ⅲ．①常见病－中医诊断学②
常见病－中医治疗学 Ⅳ．①R24

　中国版本图书馆CIP数据核字（2020）第154232号

临床常见疾病中医诊治疗法

LINCHUANG CHANGJIAN JIBING ZHONGYI ZHENZHI LIAOFA

主　　编：曹　伟　等				
出版发行：上海交通大学出版社		地　　址：上海市番禺路951号		
邮政编码：200030		电　　话：021-64071208		
印　　制：广东虎彩云印刷有限公司				
开　　本：710 mm × 1000 mm　1/16		经　　销：全国新华书店		
字　　数：248千字		印　　张：14.25		
版　　次：2023年1月第1版		插　　页：2		
书　　号：ISBN 978-7-313-23667-8		印　　次：2023年1月第1次印刷		
定　　价：128.00元				

编委会

主 编

曹 伟　刘玉华　刘圣芹
张建海　张小艳

副主编

王 楠　张士伟　贾在金
马 锋

编 委（按姓氏笔画排序）

马 锋　王 楠　刘玉华
刘圣芹　张士伟　张小艳
张建海　贾在金　曹 伟

主编简介

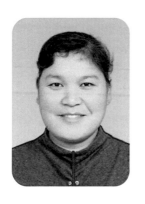

曹 伟

　　副主任医师，现任枣庄市中医医院针灸科主任，中国针灸学会会员，山东省针灸学会耳穴分会委员，山东省老年病针灸学会委员，枣庄市针灸学会针灸委员会副主委。擅长运用针灸、推拿、火针、穴位注射、游走罐等疗法治疗颈肩腰腿痛、肘关节炎、面瘫等疾病，尤其是对小儿发热、腹泻、惊吓、厌食等疾病运用的推拿绿色疗法，效果显著；运用督灸、脐灸治疗脊柱病、妇科病、更年期综合征、内科杂病也取得了较好疗效。获得发明专利4项，主编著作1部，参与科研2项，发表论文数篇。

前　言

　　中医学源远流长，其独特的理论体系和临床疗效，为人民的健康、中华民族的繁荣昌盛和人类的文明都做出了巨大的贡献。这门古老而神奇的医学以其浓郁的民族特色、系统的理论体系、浩瀚的文献史料、独特的诊疗方法以及显著的疗效而屹立于世界医学之林，成为人类医学宝库的共同财富。

　　中医学作为医学范畴的传统学科，具有医学的一些共性特征。然而，受我国传统文化等因素的影响，中医学又有着一些不同于其他医学体系的特点和优势。纵观世界各民族医学史，除中国的中医学外大都夭折而没能传承下来，关键在于其大多数都只停留在经验层面，而未能探索出规律继而上升为理论来指导实践。中医学是唯一有其基础理论的民族传统医学，这一基础理论指导着其后的中医实践，不仅在几千年的临床应用中卓有成效，形成了"简、便、验、廉"等的优势，还造就了无数历代中医药名家及传世之作。中医学的独特理论体系具有两大特点：一是不断继承前人的理论学说，并持续创新；二是始终紧密联系临床，反复经历从实践到认识再到实践的辩证发展过程。东汉末年，连年混战，百姓颠沛流离，饥寒困顿而瘟疫暴发。医圣张仲景发奋苦研《素问》《灵枢》《阴阳大论》《胎胪药录》等古代医书，创立了对伤寒病的"六经分类"的辨证施治原则，奠定了中医学理、法、方、药的理论基础，编著了我国最早的理论联系实际的临床诊疗专书《伤寒杂病论》。其成功之道是勤求古训，博采众方，注重临床，创新理论。作为新时代的中医专业工作者，不仅要继承发扬传统中医学中的宝贵经验，还应掌握现代科技赋予中医学的新内涵，来更好地为患者服务。为此，我们编写了《临床常见疾病中医诊治疗法》一书。

　　本书共7章，第一章简单介绍了中医学的发展简史，第二章阐述了中医学的诊断方法，第三章系统论述了中医针灸疗法的基本情况、治疗特色、治疗作用与原则，第四至七章分别从病因病机、诊断与鉴别诊断、辨证治疗等方面对内科、外科、妇产科、儿科的常见病证做了详细介绍。全书内容全面翔实，突出专业特点，注重传统中医诊疗技术与现代临床诊疗手段的有机统一，是一本适于中医临床工作者参考、学习的中医诊疗学著作。

由于编写时间仓促和缺乏经验，书中存在的不足和错误之处恳请各位读者予以指正，以便进一步修订完善。

《临床常见疾病中医诊治疗法》编委会

2019 年 9 月

目　录

第一章 中医学发展简史

第一节 中医学理论体系的形成和发展

中医学有悠久的历史,是我国人民在长期生产、生活的过程中,不断同疾病斗争的实践中总结出来的传统医学科学。它经过数千年岁月的洗礼,仍然焕发着强大的文化和医学魅力。

一、中医学的起源

中国古代就有"神农尝百草"的传说,这充分反映了我们的祖先在上古时期探求医药真知的过程是何等的艰辛。实际上,原始人类在获取食物的过程中,常常会误食有毒的植物,导致呕吐、腹泻甚至死亡等后果;同时也会偶然吃了某种植物使得病痛减轻或消除。正是原始人类经过无数次有益或者有害的尝试,才积累了植物药的知识。随着狩猎、捕鱼、冶炼等生活技能的提高,动物药、矿物药又逐渐被人类所掌握。在出土的商代甲骨上,就有关于植物、动物和矿物的药用记载。周代以后人们用药经验不断丰富,《周礼》《诗经》《山海经》中都有关于药物的记载。商代后,药物的使用由单种药拓展到复合药,并发明了汤剂,古书有"伊尹创汤液"的记载,说明这种中药剂型和烹调有很大的关系。

传统医学中,针灸是重要的诊疗手段,这是运用针刺和艾灸防治疾病的一门科学。相传"尝百药而制九针"的伏羲发明了针灸。新石器时代的原始人掌握了较为精细的研磨技术,除打造必需的生活工具外,出现了我国最早的原始外科工具——医用的砭石。针刺的原始雏形源于生活实践,人们发现身体的某些部位出现的病痛,通过一些工具对身体相应部位的刺激可以医治;而灸法则源于人们在烤火取暖时发现身体某些病痛会得到缓解,从而采取用树枝或者干草燃烧进行局部热刺激的方法。

按摩术和外治法是人们在狩猎或部落之间械斗中受伤后,不自觉压迫或抚摸伤口,或拿泥土、草药、树皮等包裹伤口,从而逐步形成并发展起来的。

由此可见,中医学是伴随人类文明的发展而出现的。人类为维持生存而进行的医疗活动中,逐渐形成了对医学的理性认识,经过反复实践验证、更新和发展,形成了中华民族独有的传统医学理论体系。

二、中医学的形成

中医学理论体系初步形成于春秋战国至两汉时期。这一时期对医药经验进行了总结和提升,使得《黄帝内经》《难经》《神农本草经》《伤寒杂病论》等著作相继问世。这"四大经典"著作标志着中医学理、法、方、药学术体系的建立。中医学理论体系主要由阴阳五行、脏腑经络、病因病机、诊法辨证和治则方药 5 个部分组成。

《黄帝内经》简称《内经》,包括现存《素问》和《灵枢》两部分,每部分原书各 9 卷,每卷 9 篇。该著作虽托名黄帝所著,但据考证,著作内容实为集诸多战国、秦汉时期医学家的论著而成,是该时期医学成就的全面总结。《内经》内容丰富,对人体的生理、病理、疾病的诊断、治疗和预防进行了较全面的论述,是我国早期的医学总集,代表了当时我国最高的医学成就。《内经》在指导我国传统医学的临床实践方面发挥了重要作用,可以说千百年来中医学就是沿着《素问》和《灵枢》的道路不断向前发展的。

《难经》原名《黄帝八十一难经》。"难"有"问难"之义,该书以问答解释疑难的形式编撰而成,共讨论了八十一个医学问题,故又称《八十一难》。"经"指《内经》,主要是对《内经》某些理论问题进行阐述。包括脉诊、经络、脏腑、阴阳、病因、病理、营卫、腧穴、针刺等基础理论,另外还分析了一些病证。《难经》在《内经》基础上发展,也是我国古代早期医学著作之一。

《神农本草经》是我国现存最早的药物学专著。成书于东汉,也是一本集合秦汉众家之长的论著。全书共 3 卷,收载药物共 365 种,其中"本草"(即植物药)252 种,动物药 67 种,矿物药 46 种。根据药物性能、功效的差异,对其采用上品、中品、下品分类法。书中对于药物性质的定位和对其功能主治的描述准确,对大部分药物学理论和配伍规则作了规定,另对药物的产地、采集时间、炮制、质量与真伪鉴别等也有描述。直到今天,仍是中医药学的重要理论支柱,作为医学工作者案头必备的工具书之一。

《伤寒杂病论》是东汉末年张仲景博采众方,凝聚自己毕生心血写就的一部优秀的古典医学名著。原著因战乱失散后,晋代的王叔和以及宋代的林亿、孙奇整理校订后,分为《伤寒论》和《金匮要略》两书,是我国最早的理论联系实际的临床诊疗专书,书中提倡辨证论治的基本原则,可以归结为"八纲辨证"和"六经论治"。所谓八纲,即阴、阳、表、里、寒、热、虚、实,是通过运用望、闻、问、切四诊法来分析和检查疾病的部位和性质而归纳出来的。六经是指对病情综合、分析的条件下,用三阳经、三阴经的名词,归纳成为六个证候类型。书中所载方剂的药物配伍精炼,疗效确凿,如麻黄汤、桂枝汤、柴胡汤、白虎汤等。经过千百年临床实践的检验,这些著名方剂都被证实有较高的疗效,甚至一些国外著名的中药制药工厂中,伤寒方能占到半数以上。《伤寒杂病论》也为中医方剂学提供了发展的依据。由于《伤寒杂病论》经典的地位,历代医家对之推崇备至,至今仍是我国中医院校开设的主要基础课程之一。

第二节　中医学各专科的形成和发展

中医学理论体系的形成和完善,为中医学的全面发展奠定了基础。众多医家的辛勤实践和不懈探索,促进了中医学的进步和各专科的形成、发展。

一、药物学

自《神农本草经》问世后,历代医药学家在长期的实践中,积累了丰富的用药经验,形成了独有的理论体系。其中南北朝梁代陶弘景编著的《本草经集注》,是对汉魏以来本草学的一次较为全面的总结。书分 7 卷,载药 730 种,首创按药物自然属性分类的方法。按不同病证将有同样治疗功效的药物集中归于门下,并采用朱墨两色书写标注,使之一目了然,便于查看。在此书基础上,世界第一部由国家政府颁布的药典《新修本草》于公元 659 年问世。该书卷帙浩博,共54 卷,载药 844 种。书中有关药物的图谱、图经,是我国本草学史上的首创。

明代医家李时珍经过 27 年的辛勤努力,完成药物学巨著《本草纲目》。全书52 卷,是李时珍参考 800 多种文献,历经 3 次大的修改完成,堪称我国古代文化科学宝贵遗产。问世不久即传至海外,先后被译成日、法、德、英、俄等多种文字,在国外产生了巨大的影响。《本草纲目》具有多方面的重要成就:集中总结了明朝以前我国的药物学,收载药物 1892 种,其中新增药物 374 种,附有药图1 000 余幅,药方 10 000 多个;提出了当时最先进的药物分类法,即按自然演化的系统分类,从简单到复杂,从低级到高级,这种分类法在当时是十分先进的,把药物分为 16 部,60 类,纲目清晰;全面系统地记载了各种药物的知识,从药物的名称、产地、品种、形态,到炮制、性味、功效等。19 世纪著名生物学家达尔文曾评价《本草纲目》,说它是中国古代医学的"百科全书"。清代赵学敏编撰的《本草纲目拾遗》,总结了《本草纲目》之后药物学发展的成就。

二、针灸学

针灸是秦汉以前最常使用的治疗方法,《内经》中有"藏寒生满病,其治宜灸",便是指灸术,在实践中还产生了扁鹊、华佗、涪翁、郭玉等针灸圣手。隋唐时期,针灸学发展成为专门学科,针灸著作倍增,针灸被正式列入国家的医学教育课程。魏晋著名学者皇甫谧对针灸学进行了首次总结,完成了《针灸甲乙经》。它是我国现存最早,并以原本形式传世的第一部针灸专著。该书 12 卷,128 篇,系统整理了人体腧穴,定腧穴 349 个,提出了分部划线布穴的排列穴位的方法,阐明了针灸操作方法和针灸禁忌,总结了临床针灸的经验和按病论穴的原则。在针灸理论上,该书强调"上工治未病"之病,体现了该书对预防疾病和提倡早期治疗的重视。在前人经验的基础上,提出适合针灸治疗的疾病和症状等共计800 多种。《备急千金要方》中有若干篇针灸内容,并最早提出阿是穴。《外台秘要》卷三十九对灸法有较多论述,着重介绍了明堂灸法。

五代及宋金元时期,针灸学有很大发展。北宋医官王惟一考订腧穴主治,统一腧穴定位,撰著《铜人腧穴针灸图经》一书,颁行全国,并铸造了体表刻穴657 处的铜人模型为针灸教学工具,对针灸学术发展起了极大的推动和促进作用,另撰《新铸铜人腧穴针灸图经》3 卷。元代滑寿的《十四经发挥》共分 3 卷,每卷 1 篇,书中把奇经八脉的任、督二脉提高到与十二正经同等的地位,共汇为十四经,其倡导的循经取穴方法一直为后世针灸医生所遵从。

明代是针灸发展的高潮,重视针刺手法是其特点之一。徐风增加了使气至病所的"调气法",用捻转、按压、插针等手法控制针感传导的"龙虎升腾"和"纳气法"。杨继洲在《针灸大成》中广泛吸收了以前的数十种单式和复式手法,并发展了透穴针法。针刺手法的丰富和改进,提高了针刺疗效,扩大了针灸应用范围。明代灸法也有明显的发展,汪机、薛已等善用砭灸法、隔蒜灸法以治疗外科疾病;李善用"炼脐"法养生防病。

针灸疗法具有独特的优势,疗效迅速显著,适应证广泛,操作简便易行,医疗费用经济,早在唐代就已传播到日本、朝鲜、印度、阿拉伯等国家和地区,为人类健康的维护发挥了巨大的作用。

三、内科

春秋战国时期,内科医学体系逐步形成,出现了《脉法》《五十二病方》《治百病方》《上下经》《扁鹊内经》等医学著作。东汉时期《伤寒杂病论》首次系统地阐述了内科杂症的病因、病理、治疗原则。隋代内科疾病的病因学有较大发展,《诸病源候论》所载内科疾病 27 卷,详列内科病症达 784 条,其中对绦虫病、恙虫病、消渴、麻风等疾病的认识已达到很高水平。宋元时期,关于内科杂病方面的理论和医疗实践都有新的发展,如《圣济总录》《太平圣惠方》。明、清时期,有天花人痘接种术的发明出现,接种方法有痘衣法、痘浆法、旱苗法、水苗法四种。该方法传遍欧亚各国,间接地促进了接种"牛痘"的人工自动免疫方法的产生。以清著名临床学家叶天士为代表创立的温病学说,把外感温热的病理现象以"温邪上受,首先犯肺,逆传心包"来总结概括,辨证时把温病症状分为"卫、气、营、血"四个类型。

四、外伤科

中医外伤科历史久远,早在殷商时期,就有"疾目、疾耳、疾齿、疾舌、疾足、疾趾、疥、疟"等外科病名的记载,周代已独立成科。战国时期的《素问·生气通天论》载有"膏粱之变,足生大疔"说法,并最早提出用截趾的手术治疗脱疽。汉末华佗堪称外科鼻祖,他是第一个应用麻沸散作为全身麻醉药,进行死骨剔除术、剖腹术的人。现存我国第一部外科专著《刘涓子鬼遗方》是由北齐龚庆宣整理的,该书记述了金疮、痈疽、疥癣、瘰疬等外科疾病,列有内、外治处方 140 余个。东晋葛洪所著《肘后备急方》记载了许多简易有效的医方与外治方法,如首次记载了下颌关节脱位的复位方法,并创用了竹片作为大小夹板的外固定法,是骨伤治疗学的新进展。隋朝巢元方所著《诸病源候论》是我国现存最早论述外科病因病机的专著,有关于肠吻合、血管结扎术等的记载。《备急千金要方》作为一部临床实用百科全书,唐代孙思邈在书中记述了手法整复下颌关节脱位;采用葱管导尿治疗尿潴留的记载比 1860 年法国发明橡皮管导尿早 1 200 多年。宋代王佑等所著《太平圣惠方》最早提出了治疗痈疽疮疡用内消、托里的内治法则。元代危亦林所撰《世医得效方》是一本创伤外科专著,对脊椎骨折采用的悬吊复位法,早于西方 600 余年。明清时期,外伤科理论及手术均有显著进展,如明代陈司成的《霉疮秘录》是我国第一部梅毒病专著;清代吴师机的《理瀹骈文》,治病范围遍及内、外、妇、儿、五官等科。

五、妇科

战国时期,《内经》提出了妇女的解剖、月经生理、妊娠诊断等基本理论,初步论述了血崩、月事不来、带下、不孕等妇科病理情况。马王堆汉墓出土的文物中有《胎产书》,是现存最早的妇产科专著。隋朝的《诸病源候论》中载有妇人病 8 卷,探讨妇产科多种疾病的病因病机及临床症状。《备急千金要方》更将妇产一门列于卷首。唐末昝殷所著写的《经效产宝》中对妊娠、难产、产后等妇女常见病的诊疗方法都有论述,是我国现存最早的妇产科专书。宋元时期,妇产科已发展成为独立专科,并在国家医学教育设置的九科之中列有产科,专著有杨子建撰写的《十产论》,详述横产、倒产、坐产、碍产等各种难产的处理方法,其中转胎手法是异常胎位倒转术的最早记载。清代将妇产科统称为妇人科或女科,该时期著作较多,流传也较广,影响较大的首推《傅青主女科》《达生篇》《医宗金鉴·妇科心法要诀》和《沈氏女科辑要》。

六、儿科

两晋南北朝时,儿科著作已有几十种。唐代孙思邈所著《备急千金要方》对妇科、儿科设置了专卷论述,为宋代妇科、儿科独立打下了基础。专卷中将儿科分为 9 门,对小儿的发育、护理、哺乳等均有论述。隋唐间的《颅囟经》,书名取小儿初生时颅囟未合之义,文字简略,是现存最早的儿科专著。宋元时期的儿科领域取得重要成果,以北宋的钱乙所著的《小儿药证直诀》最为著名,该书共分 3 卷,是经其弟子分类整理而成,从理论上系统分析了小儿生理、病理特点,提出了治疗原则,并创设了儿科专用方剂。《小儿药证直诀》对后世儿科理论和实践有指导作用。明清时期儿科全面发展,清代夏鼎的《幼科铁镜》,是影响较大的儿科专著。

第三节　中医学的发展与展望

一、中医药事业的发展

中华人民共和国成立后,党和政府十分支持中医药事业的发展。1950 年,第一届全国卫生工作会议制定了包括"团结中西医"在内的卫生工作方针。"文革"期间,中医药事业遭受严重摧残。粉碎"四人帮"后,中医药事业迅速恢复和发展。1982 年"发展现代医药和传统医药"的内容正式载入宪法,成为中医药学发展的法律保证。1986 年成立了国家中医药管理局。2003 年我国第一部专门的中医药行政法规《中华人民共和国中医药条例》颁布实施。

中医医疗服务体系已覆盖全国,截至 2020 年,中国城市中 90% 以上基层社区卫生机构能提供中医药服务,农村有 75% 的乡镇卫生院有中医科。中医院门诊急诊服务量占全国医院门急诊服务量的 17%。中医药人才专业化队伍不断增加,国家自20 世纪 50 年代起大力推进中医药高等人才培养计划,北京中医药大学、上海中医药大学、成都中医药大学、广州中医药大学成为最早建校的中医类本科院校。

到 2016 年,全国有独立的高等中医院校 42 所,中等中医学校 43 所,另有22 所高等医学院校和近百所中等卫生学校设置中医或中药专业,既培养本科、专科基础人才,又培养硕士、博士研究生等科研人才。开展了中医药继续教育,从整体上提高中医药工作人员的业务水平。在多地建立起中医药国际培训中心,与100 多个国家和地区建立了中医药学术交流和医疗、科研合作关系,很好地推动了世界传统医药学的发展。

中医及中西医结合研究成绩斐然。自中华人民共和国成立以来,广大中医及中西医结合工作者为中医基础理论和临床研究的进步付出了艰辛的努力。

在基础研究方面,收集整理了 10 余万种方剂编撰成书;建立了中医古代文献数字化平台,汇集整理了千余类中医古药珍贵书籍;制定了中医相关国家标准,如《中医基础理论术语》《经血主治》等。运用现代医学手段,对脏象学、诊法辨证、经络学、针灸理论和气功,以及方剂配伍规律等方面进行了研究,取得了重要成就。脏象学方面对"肾""脾"的研究较为突出,对"心气虚""肺气虚""肝郁证"的研究也有较大进展。四诊法的研究集中于舌诊、脉诊的研究,利用电脑技术处理数据、绘制脉象,对脉象出现的机制进行探讨。舌诊则采用现代基础医学的理论及舌象仪等现代科学技术,从中确定若干种多发病、常见病的一般舌象,明确了舌象在常见疾病中的变化规律,并对其原理做出阐明。治法的研究表明,扶正固本可提高免疫功能,清热解毒具有抑制细菌的效果,运用通里攻下能调整胃肠道功能,活血化瘀能改善血液运行,增强纤溶酶活性。

我国中药改革几十年来,将基础研究成果成功运用到临床实践中,取得了较好的临床疗效。心脑血管疾病方面,通过益气活血治疗急性心肌梗死,通腑化痰治疗缺血性卒中(中风);抗肿瘤方面,有中药能抑制肿瘤细胞迁移和黏附能力,抑制新生血管生成,切断肿瘤转移通路的作用;血液病治疗方面,中药补肾可治疗慢性再生障碍性贫血;小夹板局部外固定是中西医结合治疗骨折的一项突出成果,以手法整复和患者自主功能锻炼为主要内容的中西医结合治疗骨折的新方法,居世界领先水平。另外,中医在调整健康状态、摄生养生、防老抗衰等领域也具有显著优势;中医药在防治 SARS、禽流感等流行病方面也发挥了独特作用。近年来,中医药在新型冠状病毒的治疗中也发挥了独特的价值。

中药的研究和针刺麻醉也取得丰硕成果。目前,全国药材种植面积已超1 150万亩,中成药企业千余家,中药从原料栽培到药品生产已自成体系。利用现代化学和药理技术从150余种常用中药中分离出活体性单位500余种,发现了一批活性强的新结构成分。特别是从中药青蒿中提取的青蒿素,是抗疟药物史上继喹啉之后的又一重大突破。2011年,中国药学家屠呦呦创制新型抗疟药——青蒿素和双氢青蒿素,获得生物医学界被誉为诺贝尔奖"风向标"的拉斯克奖。20世纪50年代以来,针灸医学在国际上的发展进入了传统的针灸学术与现代科学技术相结合的崭新阶段。20世纪70~80年代,针灸医学越来越受到各国医学界的关注,针灸已传播到120多个国家和地区,国际性的针灸学术交流活动日益频繁。1987年国际针灸学会联合会创建以来,有力地促进了针灸学向世界各地的传播。

二、中医药事业的展望

中医学的发展已有数千年的历史,近年来随着医学模式的深刻变革,中医学正逐渐为世界各国人民赞同和接受。为了加强对中医的认识和学术交流,许多国家建立起中医学术团体,以针灸类为最;同时关注并学习中医理论体系中的治病原理,并将《内经》等多部经典的中医典籍翻译成本国语言,极大地加深了他们对中医精髓的认识。我国政府也不断加强对外交流合作,与70多个国家的政府卫生部门签订了传统中药的合作协议,为120多个国家培养了5 000多位针灸医师。博大精深的中医药学在走向世界的同时,如何在现代科学技术飞速发展的今天进一步发展并长盛不衰,是摆在我们面前的一个艰巨而迫切的问题。

(一)走现代化发展之路

运用现代化技术和现代化学术思想是世界各领域学科发展的必由之路,中医要想更好的发展,必须走现代化道路。走现代化道路并不是说要使中医全盘西化,历史经验教训也证明了西化中医的错误。在现代化的过程中既要保持中医特色,又要用现代的科技手段去诠释中医的经验和理论,用合理的设计、规范的过程给出科学研究的数据,得出有效的结论。顺应时代发展,在继承发扬自身优势的基础上,大胆创新,不断反思和超越,是传统医学发扬光大的正确途径。

(二)走创新之路

中医药创新既包括理论创新,又包括人才和学术创新。中医理论是用来指导临床实践的,而其本身又是来源于实践。随着社会和外部环境等客观因素的变迁,我们所面对的临床疾病谱也发生了改变,而人类自身年龄、饮食结构、体质等都发生了变化,这些变化就要求我们在新的形势下,在继承中医理论的基础上进行创新,只要是临床证明有效的新理论、新学说就应该支持和发扬。人才和学术的创新是中医药发展的保证,通过人才培养带动学术进步,提高中医药的科技含量。

(三)走与时俱进之路

回顾中医发展史,中医学的发展壮大恰恰是遵循与时俱进的结果。六经辨证理论、金元各大家学说、温热疾病学说的逐步发展,张仲景、金元四大家、叶天士等中医名家的出现都是极好的证明。几千年来中医得以传承不衰,恰恰说明中医始终站在时代前列和实践前沿,在大胆探索中继承发展。

中医学与印度医学、埃及医学、罗马医学同为人类历史上四大传统医学之一。这四大传统医学为推动人类社会的发展发挥了巨大的作用,然而,随着社会的进步、科技的发展,除中医以外的其他3个古老医学流派逐渐衰落甚至消亡。今天,中医学既面对现代医学日新月异的发展机遇,又面临着生存、发展、壮大的强有力挑战,只有深刻反思存在的问题,方能创造明日的辉煌。

第二章 中医诊断方法

第一节 望 诊

望诊是观察人体的神、色、形、态,推断体内变化,掌握病情及变化的方法之一。

一、望神

神是人体生命活动的总称。广义讲就是人体生命活动的外在表现,神就是生命;狭义讲神是人体的精神活动,神就是精神。形健则神旺,形衰则神惫。神来源于精,精能御神,气能生神,神能御气,故精、气、神为人之三宝。精充、气足、神旺,则健康;反之精亏、气虚、神耗则衰病。故神完全体现了人的生命活动,"失神者死,得神者生也。"得神即有神,为精充气足神旺;失神即无神,为精亏气虚神耗。

(一)得神

得神即有神,是精充、气足、神旺的表现,虽病亦为正气未伤,病轻之征。神志清楚,语言清晰,目光明亮,精彩内含;面色荣润,表情自然,反应灵敏,动作灵活,体态自如;呼吸均匀,肌肉丰满。

(二)失神

失神即无神,是精亏气耗神衰的表现,病时至此,属于严重阶段。其神志昏迷,语言错乱,或循衣摸床,或撮空理线;面色晦暗,表情淡漠呆滞;目暗睛迷,眼神呆板;反应迟钝,动作失灵,强迫体位;呼吸异常,大肉消瘦。

(三)假神

假神为病情垂危患者出现精神暂时好转的假象,常为临终前的征兆。久病重病,本已失神,突然精神转佳,目光明亮,言语不休,想见亲人;或原本面色晦暗,突然颧赤如妆;或本不能食,忽然食欲大增等,此为"残灯复明""回光返照"之征,是阴阳离绝之危候。

二、望面色

人体色泽是脏腑气血之外荣,面色与脏腑有着内在的联系,望面色可了解脏腑气血的盛衰及邪气所在。五脏应五色:青应肝色,赤应心色,黄应脾色,白应肺色,黑应肾色。气指生机,隐含于皮肤之内;色为血色,彰显于皮肤之表。《四诊抉微》曰:"夫气由脏发,色随气华。"又曰:"气属阳,色属阴,故气色不可离……内含则气藏,外露则气泄。"气藏则生,气泄则死。失去生气,无论何色,皆属病重。

常色:指人在生理状态下面部的色泽,以表示精神气血等充盈,脏腑功能正常。应是精气内含,容光外发,表现为光明润泽。中国人的正常面色是红黄隐隐,明润含蓄,这是有胃气、有神气的常色。

常色有主色(面色、肤色一生不变)和客色(随着生活条件的变化,面色、肤色也随之变化)之分。

病色是指人体在疾病状态下的面部色泽。病后五色光明润泽为善色,说明虽病而脏气未衰,胃气尚荣于面,多预后良好。凡五色晦暗枯槁为恶色,说明脏腑或有败坏,胃气已竭,不能容润,多预后不佳。

(一)青色

主病:气滞、寒证、痛证、瘀证、惊风。

色青为气血不通,经脉瘀滞而成。寒则气血凝滞,经脉不通,不通则痛,气闭血瘀而见青色。如风寒疼痛,可见面色苍白而青;内有瘀血可见面色青灰、口唇青紫;小儿面青或唇青为肝风内动,为抽搐之征。

(二)赤色

主病:热证、实证、真寒假热之戴阳证。

赤色为血液充盈皮肤脉络而致。血得热则行,脉络充盈,故热证多见赤色。实热面赤,见于外感表证;虚证面赤,常午后颧赤,为阴虚火旺、虚火上炎。

(三)黄色

主病:脾虚、湿证。

脾失健运,水湿不化,或气血不足,皮肤失荣,而见黄色。如身目俱黄为黄疸,其鲜明者属阳黄,暗晦者属阴黄,萎黄为脾胃虚。

(四)白色

主病:虚证、寒证、失血证夺气。

阳气不足,寒凝经脉,气血不荣,或耗气失血,经脉空虚,则见白色。如面色㿠白,虚浮,多属阳气虚;面色淡白,形体消瘦,多属血虚;此外,阳气暴脱或里寒腹痛剧烈时,也可面见苍白。

(五)黑色

主病:肾虚、痛证、寒证、水饮、瘀血。

黑色多为阳气虚衰,气血凝滞重证。阳虚则寒,不通则痛。阳虚水湿不化,肾精气虚衰,均可见黑色。若黑而黯淡,为阳衰阴胜;黑而干焦,属火热内伤,肾精亏耗。

中医望诊中对于形体、姿态、头颈五官、九窍、皮肤等部位也都应检查,以了解有关病情。

三、望小儿指纹(观察 3 岁以下儿童)

小儿指纹,分为三关,即风关、气关、命关,即示指的第一节(掌指关节横纹至第二节横纹)、第二节(第二节横纹至第三节横纹)、第三节(第三节指纹至末端)。诊察时面向光,医者以左手握小儿示指,以右手拇指适当用力从小儿的命关向气关、风关直推数次,使脉络明显,便于观察。

三关辨病轻重:脉络显于风关,为邪气入络,邪浅病轻;从风关至气关,其色较深,为邪气入经,邪入病重;脉络显于命关,为邪气深入脏腑,病情危重;脉络直达指端为"透关射甲",病情凶险,预后不佳。

指纹的形色主病:指纹浮现主表,沉没病邪在里。纹色淡,脉纹极细者多属虚证、寒证;色滞(即色浓),脉纹粗大者,属邪盛病重。鲜红多属外感风寒证;红紫或红赤是热证;青色是风寒、惊风、痛证;紫黑是瘀血凝滞,表示病情较重。

指纹的变化虽然可以反映病情轻重、病邪深浅,但不能作为唯一的疾病诊断依据,要结合其他诊法所获得的材料,进行综合分析,才能做出全面正确的诊断。

指纹的辨证要点:浮沉分表里,红紫辨寒热,淡滞定虚实,三关测轻重。

《元汇医镜》中有"紫热红伤寒,青惊白是疳,黑时因中恶,黄即困脾端"的说法。

四、望舌

(一)望舌方法

让患者面向光亮处,将舌自然伸出口外,要充分暴露舌体,舌面自然下垂向两侧展平舒张,不要卷缩,以免使舌质颜色改变,造成假象。

望舌要有充足的自然光线,夜间要在亮光线照射下进行,否则不易分辨舌苔的颜色,如光线过暗可使黄苔看成白苔,使白苔看成灰苔。望舌时应该注意辨别染苔和其他假象。

正常舌象是舌体柔软,转动自如,伸缩自然,颜色淡红,深浅适中而润泽,舌面上有一层薄薄的白苔。

舌质是指舌体本身,舌苔是指舌面上的苔垢。辨舌质可分辨五脏虚实,视舌苔可观察六淫之深浅。

中医学将舌体划分为舌尖、舌中、舌根、舌边四个部位。并认为舌尖属心、肺;舌中属脾、胃;舌根属肾;舌边属肝、胆。

(二)望舌质

舌质能比较早期、客观地反映出疾病的性质、轻重及变化趋势。一般地讲,气血的变化主要反映在舌质上。舌质包括舌质颜色和舌体形态两方面。

1.舌质颜色

舌质颜色包括淡红舌、淡白舌、红舌、绛舌、紫舌、蓝舌、黑舌。

(1)淡红舌:见于健康人。若见于外感表证,说明血不虚,气不衰。若见于其他疾病说明气血充实,病邪尚浅。

(2)淡白舌:舌色红少白多,一般舌体较正常肥大,舌面湿润多津,舌边缘可出现齿印。一般舌体胖嫩见于阳虚、寒湿证;舌体瘦小多见于气血两虚。淡白无苔多是气血两虚;淡白润滑是阳虚、寒证、湿证;淡白少津是阳虚。在一般情况下表示病情较慢,病程较长。

(3)红舌:舌色较正常舌深,呈鲜红色。主热证,说明营血中有热。如里实热证则苔黄少津;阴虚火旺则舌红而无苔。

(4)绛舌:舌色深红,称为绛舌。舌体一般较瘦瘪而干燥。主病热盛。外感热性病多为邪入营分、血分;久病则为阴虚火旺。舌绛光亮无苔,称为镜面舌,为胃阴已亡,病属危重;舌绛不鲜,干枯而痿,为肾阴已竭。

(5)紫舌:紫舌的舌质青紫,或舌上有青紫斑块、瘀点。主病有寒、热之分。舌质青紫、干枯少津,多属热;淡紫湿润,多属寒,或气滞,血瘀。热性病紫舌是绛舌的发展,病情危重。

(6)蓝舌:如有苔,是脏腑虽伤未甚;若光蓝无苔,属气血极亏,病极危重。

(7)黑舌:舌黑而滑润是虚寒;舌黑而干焦是火热。凡见全黑色是气血败伤已极。

2.舌体形态

舌体形态分舌形和舌态。舌形包括舌体老嫩、肿胀、瘦薄、裂纹、齿痕、芒刺;

舌态包括舌体痿软、强硬、震颤、喎斜、舒缩、吐弄。

(1)老嫩:老指舌质坚敛苍老,不论舌苔如何,多属实证、热证。嫩指舌质浮胖娇嫩,多属虚证或虚寒证。

(2)肿胀:指舌体较正常舌体胖大。轻的稍胖,重的塞满口腔,活动不灵活,甚至影响呼吸及言语。淡白而胖,多脾肾阳虚;淡红而胖,多脾虚、痰湿;绛红而胖,多热盛。

(3)瘦薄:指舌体瘦薄而小。舌质淡而瘦薄,气虚不足;舌质红绛瘦薄,多阴虚热盛。

(4)裂纹:指舌体上有各种形状的裂沟或皱纹。红绛而有裂纹者多热盛;淡白而有裂纹者为血虚、营养不良。

(5)齿痕:指舌体上两边的齿印,多见于胖嫩舌。主病:虚证,多见于阳气虚。

(6)芒刺:芒刺干燥,多属于热邪亢盛。并且热邪越盛,芒刺越大、越多。舌尖有芒刺,属心火亢盛;舌边有芒刺,多属肝胆火盛。

(7)痿软:指舌体伸缩无力,不能自主转动。新病舌干红而痿是热盛伤阴;久病舌淡而痿是气血俱虚;舌绛而痿是阴虚已极。

(8)强硬:指舌体既不胖也不短缩,失去应有的柔和,屈伸不便或不能转动,同时伴有语言謇涩,含糊不清,不相连续的一种症候。如外感热性病多属于热入心包、痰浊内阻,或高热伤津,邪热炽盛;杂病多为中风先兆或后遗症。

(9)震颤:指舌体在运动或不运动时不自主地颤抖。久病舌质淡多属气血两虚,或阳气虚弱;舌红少津多是阴虚;外感热性病多为热极生风。

(10)喎斜:指舌体偏向于一侧,是中风先兆或中风现症。

(11)舒缩:舌伸不缩或伸长收缓叫舒;舌体紧缩不能伸长叫缩。舒舌主病,如气虚、热证。缩舌主病,如舌淡湿润或兼青色,属于寒凝筋脉;舌胖属痰湿内阻;舌淡红干多属热病伤阴。

(12)吐弄:舌伸长而弛缓,露出口外为吐舌;舌微出口外,立即收回,或舌舔口唇上下,或口角左右为弄舌。两者都属心脾有热。吐舌可见疫毒攻心或正气已绝,弄舌见于动风先兆。

(三)望舌苔

舌苔包括苔色和苔质。舌苔是胃气蒸发脾湿而成。《辨舌指南》曰:"苔乃胃气之所熏蒸";吴坤安曰:"舌之苔是胃蒸脾湿上潮而生,故是苔。"舌苔能反映胃气强弱、病邪深浅。

1.苔色

主要有白苔、黄苔、灰苔、黑苔。

(1)白苔:主病为表证、寒证、阳虚内寒证。若白苔干裂或如积粉多属邪热内盛,津液已伤;如苔如积粉是暑湿秽浊之邪内蕴,可见于瘟疫初起,亦见于内痈。在舌苔质变化过程中有一分白苔就有一分表证。

(2)黄苔:主病为里证、热证。一般地讲,黄苔颜色越深,邪热越重,薄黄热轻,深黄热重,焦黄热结。苔薄黄是外感风热;苔黄厚是干燥胃热伤津;苔黄厚腻是脾胃湿热或胃肠积滞。

(3)灰苔(即浅黑色):主病常见于里热证,苔灰而干;也见于寒湿证,苔灰而润。

(4)黑苔(较灰苔色深,多由黄苔、灰苔发展而来):主病为里证,或为热极,或为寒盛。舌质红绛,苔黑而干,是热盛津枯;苔黑燥裂,芒刺高起是肾水将竭。

2.苔质

有厚薄、润燥、腐腻、花剥、有无等变化。

(1)厚薄:苔薄表示疾病轻浅,在外感病多见于表证。苔厚表示外邪入里,或里有积滞。

(2)润燥:舌苔湿润表示津液未伤;舌苔干燥是津液已耗。外感热性病多属燥热伤阴;杂病多属阴虚津亏。

(3)腐腻:腐苔是苔厚疏松,像豆腐渣堆铺舌面,多属实热蒸化胃中食浊的表现。腻苔是苔细腻致密,擦之不去,刮之不脱,属痰湿内盛。白腻寒湿,黄腻湿热。

(4)花剥:舌苔剥落不全,剥落处光滑无苔,称为"花剥舌",呈不规则大片脱落,边界清楚为"地图舌"。多属胃阴不足。若兼有腻苔者,表示痰湿未化,正气已伤,病情复杂。

(5)舌苔有无:无苔又称"苔净"。舌苔的有无常表示病情的轻重。初病有苔而脱去,多是胃气大虚,缺乏生发之机,如胃气虚从无苔渐渐有苔,说明胃气渐复。

总之,观察舌苔厚薄,可知病邪深浅;舌苔润燥可知津液存亡;舌苔腐腻,可知脾胃湿浊;舌苔变化,可知病情进退。

3.舌苔变化

一般讲舌苔由白变黄,黄苔退后复生新的薄白苔是顺证;舌苔由白而黄变黑是逆证;舌苔骤退和消失是病情恶化的表现。

凡属热证,舌质必红,苔必黄而干;凡属寒证,舌质必淡,苔白而润滑;凡实证舌体坚敛;凡里证,属热苔黄或黑而干,属寒苔黑而滑。

观察内脏虚实重点看舌质;观察病邪的深浅、胃气的有无重点看舌苔。气病主要表现在舌苔的变化;血病主要表现在舌质的变化。

第二节 闻 诊

闻诊包括听声音和嗅气味两方面。听声音是凭听觉听患者的语言、呼吸变化;嗅气味是凭嗅觉闻患者的口气、痰涎、二便等气味,以了解正气的盈亏、病邪盛衰的一种诊断方法。

一、听声音

《难经·六十一难》曰:"闻其五音,以别其病。"

(一)发音

声哑见于新病,多外感,肺气不宣;久病失音,多是肺阴亏损;发音重浊,高而粗,多属实证;发音轻清,低微细弱,多是虚证。

(二)语言

根据语言的变化可以辨别疾病的寒热虚实表里。患者语声低微,少气懒言,前重后轻,为内伤、虚证、寒证;声音洪亮,烦躁多言,前轻后重多外感、实证、热证。

1.谵语

神识不清,语无伦次,声高有力,为热证、实证。《伤寒论》曰:"实则谵语。"

2.郑声

精神衰疲,语言重复,发音无力,或不接续,为虚证。《伤寒论》曰:"虚则郑声。郑声者,重语也。"

(三)呼吸

呼吸微弱,吸气后感到舒服为虚证,见于内伤久病或久病初愈,正气未复;呼吸气粗,呼气之后感到舒服为实证、热证,见于肺胃实热。呼吸喘促,吸入则快,为肾不纳气;久病肺肾将绝,气粗,但断断续续,是虚证;热入心包,神志昏迷,气息微弱,是实证。

1.短气

呼吸不续,短而急,似喘但不抬肩,呼吸急而无痰声。

2.少气

呼吸微弱,短而低,气不足以息,不能多言,言多则气息不续,为虚证。

3.太息

太息即叹息,是一种深长呼吸,为肝气郁滞。

(四)咳嗽

咳声重浊,多实证;咳声无力多虚证;干咳无痰或少痰为内伤阴亏;咳声阵发,连声不已,终止时有鹭鸶叫声,为顿咳(百日咳);痰白易咳出多是湿痰或寒痰;痰黄稠,难咳出是肺热。

(五)呕吐

有物有声谓之呕,有物无声谓之吐,为胃气上逆所致。吐势徐缓,声低微弱属虚;吐势猛烈,声言壮厉,多属实。

(六)呃逆

呃逆俗称打呃,《内经》谓之哕。有声无物谓之哕,由于胃气上逆所致。呃声低微属虚寒;呃声高昂响亮属实热;久病出现呃逆,多为胃气衰败,属危证。

(七)嗳气

《内经》称为噫。由于肝胃不和,脾胃壅滞,食滞内停,胃虚上逆等原因引起。嗳气腐酸多实;嗳气无酸腐多虚。

二、嗅气味

(一)口气

口气酸臭是胃有宿食;臭秽是胃中实热。

(二)痰

痰腥臭是肺热;如成脓样是肺痈。

(三)二便

大便酸臭是胃热或停食,腥臭是寒证。小便臊臭多是湿热下注。

(四)带下

带下色白、质清、量多、有腥气,多是寒湿;带下色黄而稠、臭秽,是湿热。

第三节 问 诊

问诊是四诊中的重要环节。《素问·疏五过论》曰："凡欲诊病者，必问饮食居处。"《素问·征四失论》曰："诊病不问其始，忧患饮食之失节，起居之过度，或伤于毒。不先言此，卒持寸口，何病能中。"可见中医很早就重视问诊。

有关疾病的很多情况，如自觉症状、个人史、家族史、治疗经过等，只有通过问诊才能了解，通过细致的问诊往往可以为正确的诊断找到线索。《医门法律》曰："凡治病，不问病患所便，不得其情，草草诊过，用药无据，多所伤残，医之过也。"

问诊内容与现代医学基本相合，要抓住主诉和现病史，根据中医基本理论。从整体出发，按辨证要求，有目的地深入询问，收集辨证资料。中医问诊有独特之处，其特点是着重了解症状演变，主症和伴随症间的关系，配合其他三诊，找出并分清主症、兼证；重视与八纲有关的症状，因为寒热、二便、饮食、头胸腹疼痛等情况对八纲辨证是重要依据。古人根据问诊总结了十问歌。张景岳《景岳全书》曰："十问者，乃诊治之要领，临证之首务也。明此十问，则六变具存，而万病形情俱在吾目中矣。"可见问诊的重要性。

一、问一般情况

一般情况包括姓名、年龄、性别、婚姻、职业、籍贯、住址等。上述情况不同，往往有不同的生理状态和不同的病证。

二、问起病

从发病到就诊时疾病发生、发展和变化过程。包括起病时间、原因、症状、部位、性质，突然发病或缓慢起病，有何诱因等。

三、问既往史、家族史、个人史

这些资料可以帮助辨证并作为当前临床用药参考。有传染病、遗传性疾病，可助于诊断。患者的生活习惯、饮食嗜好等可影响病情。

四、问现在症状、主症

问患者主症，它往往是疾病主要矛盾所表现的症状。现在症状包括起病、病情变化规律、缓解条件、治疗经过等。

(一)问寒热

《景岳全书·传忠录》曰:"问寒热者,问内外之寒热,欲以辨其在表在里也。"注意有无发热、恶寒及寒热的轻重、特点、时间等。

1.发热恶寒

发热重恶寒轻是外感风热;发热轻恶寒重是外感风寒。

2.寒热往来

发热恶寒交替发作,伴有胸胁苦闷、口苦咽干、目眩、脉弦等证,为半表半里证。先寒战后发热,汗出而解,发作有定时,一日或间日发作为疟疾。

3.潮热

发热如潮水一样按时发作或按时加重称为潮热。新病潮热多属热证、实证;久病潮热,多属阴虚内热。

4.发热不恶寒

发热、口渴、便秘为里实热证。久病胸中烦热并手足心发热,称为五心烦热;病热自觉骨蒸发热,而肌肤不热,称为骨蒸劳热,均为阴虚发热。

5.恶寒不发热

恶寒不发热称为畏寒。体弱经常怕冷、手足凉者属里虚证。多为阳虚、里寒证。

(二)问汗

注意汗的有无、多少、性质、部位、时间。

1.有汗、无汗

新病有汗,并有发热恶寒等症属表虚证;无汗或汗出不多兼发热恶寒等症为表实证。

2.自汗

日间不因劳动、过热等经常出汗,活动后更甚称为自汗,多见于气虚证和阳虚证。

3.盗汗

入睡出汗,醒后汗止称为盗汗,属阴虚证。

4.战汗

先见寒栗,继而汗出,称为战汗,战汗多是疾病的转折点,汗出热退,脉静身凉为邪去正安,是顺证;若汗出烦躁不安脉大者,为正不胜邪,是逆证。

5.半身出汗

半身出汗多属气血不足之证;"汗出偏沮,使人偏枯"(《素问·生气通天论》),为中风先兆。

6.头汗

出汗局限在头面部,见于热不得外泄,郁蒸于上的湿热证。

(三)问饮食

《景岳全书·传忠录》曰:"问饮食者,一可察胃口之清浊,二可察脏腑之阴阳。"问口干口渴、饮水多少、喜冷喜热可知寒热;问食欲食量,食后反应,可知胃肠强弱。

1.口渴与饮水

(1)口渴多饮且喜冷饮属实热证;口渴不多饮,兼身热不扬,头身困重,胸闷纳呆,苔黄腻者,多属湿热;热病口渴饮水不多,或反不渴属热在营血。

(2)口渴欲饮,但饮后不适,或饮入则吐,小便不利,是水逆证。

(3)口渴咽干,漱水不欲咽,并见腹胀疼痛,舌青紫,脉涩,多属瘀血。

(4)口渴不欲饮水,多属寒证。

2.食欲与进食

病中能食,胃气未伤,预后较好;病中食量增加,为胃气渐复,病虽重亦有转机。

(1)食欲减退(厌食):新病多为饮食停积,久病多属脾胃虚弱,停食必有嗳气酸臭,湿困于脾则有腹胀,脾胃虚弱必有胀而乏力,肾阳不足必有畏寒肢冷。

(2)食后胃痛加重为实证,胃痛减轻为虚证。喜热食为胃寒,喜冷食为胃热。

(3)不欲进食,见食则恶,口干咽燥,舌红少苔,脉细无力,是胃阴不足;多食易饥,为胃火亢盛,注意有无消渴。

(4)嘈杂不食,即似饥非饥,欲食不食,为脾胃虚弱;如兼食后胃中热辣不适,多属郁证或虚证。

(5)久病、重病本不能食,而突然暴食,叫作"除中",是胃气衰败之证。

3.口中异常味觉和气味

《素问玄机原病式》曰:"肝热则口酸,心热则口苦,脾热则口甘,肺热则口辛,肾热则口咸,胃热则口淡。"

口苦属热,多属肝胆有热、心热;口酸腐多属胃肠积滞;口臭多属胃火炽盛;口淡多属胃有湿,或为虚证;口甜属脾蕴湿热;口咸多属肾虚。

(四)问二便

《景岳全书·传忠录》曰:"二便为一身之门户,无论内伤外感,皆当察此,以辨其寒热虚实。"问二便次数、时间、性状、颜色及伴随症状。

1.大便

大便秘结指大便不通,排便时间延长,或欲便而艰涩不畅的一种症状,有虚实寒热之分。新病便秘,腹胀拒按,满痛身热多属实热证;久病、老人、孕妇、产后便秘多属津亏血少,或气阴两虚。此外还有阳虚寒凝的冷秘;肝气不和,气机壅滞的气秘。

(1)泄泻:指排便次数增多,稀软不成形,甚则泻出如水。

(2)寒湿泻:腹泻伴肠鸣腹痛,起病突然。

(3)寒泻:大便清稀,无特殊臭味,或完谷不化,喜按喜温。

(4)脾虚泻:大便稀薄,或如鸭粪,日行数次。

(5)伤食泻:泻下臭秽,腹痛拒按,泻后痛减。

(6)湿热痢:大便黏液,或便脓血,日行数次至数十次,且有腹痛,里急后重。

(7)五更泻:黎明前腹泻,泻前有腹痛、肠鸣,泻后则安,腰膝酸冷。

(8)便血:大便红黑如胶漆,多属远血;大便带血,色鲜红属近血。

2.小便

小便短少,色黄而热多属实热;小便量多而色清白,多属虚寒。

(1)癃闭:"癃闭者,溺闭不通,淋漓点滴也。"(《张氏医通》)。突然尿闭,或只点滴外流,小腹痛而发热,属实证;尿量减少,甚则无尿,伴腰酸肢冷者,属虚证。

(2)失禁:不能自主排尿或不能控制滴沥,多属肾气不固、膀胱失约。

(3)遗尿:睡中不能控制自主排尿,多属肾气不固或肾阳虚损。

(4)淋证:尿频、尿急、尿痛、排尿不畅,或排出困难,或伴血尿、沙石等。老人、久病尿频、尿急色清多属肾气不固。

(五)问疼痛

问头、身、胸、腹疼痛不适:问清部位、性质、时间。

《景岳全书·传忠录》曰:"问其头可察上下,问其身可察表里。"

1.头痛

(1)部位:后头痛连及项背属太阳经,巅顶疼痛属厥阴经,前额连及眉棱骨痛属阳明经,侧头痛属少阳经,头痛连齿属少阴经。

(2)性质:《医学入门》中有"暴痛为外感,久痛为虚损"的说法。头痛无休止,疼痛剧烈,伴发热恶寒是外感;时痛时止,或绵绵作痛,多为内伤;劳累后加重多属气虚;头痛隐隐,兼烦热为血虚;头痛沉重为痰湿;头痛如裹为湿困。头目眩晕,兼耳鸣,多属肝阳头痛;若兼心烦目赤,口苦易怒,为肝火头痛。

(3)时间：上午头痛多属气虚，下午头痛多属血虚，白天头痛多属阳虚，夜间头痛多属阴虚。

2.身痛

全身酸痛，兼发热恶寒，多属外感；久病身痛多属气血不足；腰痛酸软发冷，为肾阳虚；腰痛无冷感，兼有咽干耳鸣等是肾阴虚；四肢关节、肌肉、筋骨疼痛酸麻，或关节肿胀沉重多属痹证。

3.胸痛

胸痛发热，咳吐脓血或黄脓痰为肺热或肺痈；胸痛潮热，干咳少痰，或痰中带血为肺痨；久病胸痛，痛彻肩背，反复发作，剧则面唇青紫，为胸痹；胸痛如刺固定不移，属血瘀。

4.胁痛

如窜痛胀闷为气滞，刺痛为血瘀。如胁痛，并见寒热往来、口苦咽干、目眩、烦呕等为少阳证。

5.脘腹痛

一般讲暴痛，疼痛剧烈，部位固定，按之痛剧或拒按多实；久痛，食后痛减，隐隐作痛，无固定部位，喜按，按之痛减多虚。

(1)胃脘痛：疼痛喜暖恶冷，口吐清水，遇冷加重为胃寒；反酸口渴喜冷饮为胃热；按之痛减，得食痛减，属胃虚；痛如刺，痛处不移，或有包块为血瘀。胃脘胀满，恶食嗳腐，为宿食停滞。胃热便黑为胃脘痈。

(2)腹痛：痛在脐周，得热则减，遇冷则甚，喜温喜按属虚寒；绕脐而痛，乍痛乍止，痛时起包块，异食为虫积痛。腹痛而胀，拒按，便秘，喜热，为实寒痛；痛而喜冷恶热，口渴舌燥，属实热痛；痛处固定不移，痛如针刺，日轻夜重，或有积块，舌有瘀斑，为血瘀痛；痛无定处，痛而胀，时减，为气滞痛；腹痛发热，下痢脓血，里急后重，为湿热实证。

(3)少腹痛：胀满而痛，多属肝郁气滞；刺痛或痛甚于胀属血瘀。

(4)小腹痛：疼痛硬满，小便不利，属膀胱蓄水；小便自利属下焦蓄血。

(六)问睡眠

注意睡眠的时间长短，入睡难易程度，有无多梦及伴随证。

1.失眠

夜不能眠，心烦夜甚，并手足心热，属阴虚火热；若伴心悸、易惊、多梦属心胆气虚；若伴胸脘痞闷，痰多，苔腻，为痰气郁结；若通宵不眠，精神亢奋，言语不休，甚则语无伦次，是痰火扰心。夜寐不安，少睡易醒，心烦，口舌生疮，舌尖红是心火上炎；

失眠,口苦,易怒是肝火亢盛;夜难入眠,嗳气呕恶,脘腹胀痛是胃气不和。

2.多寐

如神倦肢怠多气虚;食后困倦欲睡为脾虚;如在病后为正气未复;兼身重多湿。

(七)问耳聋耳鸣

暴聋是肝胆火旺属实证,久聋多肾虚,温病耳聋为热邪伤阴,耳鸣并心悸、头晕多虚证,并胸闷、胁痛、口苦、便秘多实证。

(八)妇女问诊

问婚否、月经、带下、生育等情况。

1.月经

《景岳全书·传忠录》曰:"女人以血为主,血旺则经调。"

(1)月经先期:量多色鲜红多血热;量少色淡,经后腹痛多气血不足;量少色紫暗有块多实热。

(2)月经后期:量少色淡红,质清稀,喜暖喜暗为阳虚寒证;量少色淡而稀为血虚;血紫暗有块,少腹痛而拒按为气血瘀滞。

(3)月经前后不定期:伴痛经,或经前乳胀为肝郁气滞。

(4)经闭:月经不潮,非孕即经闭。

(5)崩漏:月经来势急,量多为"崩";来势缓,量少淋漓不断称"漏",常合称为崩漏。

2.带下

量多稀白而腥为虚寒;量多黄稠而臭为湿热。

(九)小儿问诊

问发育、既往病史,如囟门闭合、走路、说话迟早、是否预防接种、麻疹、水痘、哺乳等情况。

第四节 切 诊

切诊包括脉诊和按诊两部分。《素问·脉要精微论》曰:"知内者按而纪之。"

一、脉诊

脉诊是中医重要的诊断方法,但不是唯一的诊断方法,必须配合其他三诊所得材料,综合加以分析、归纳,才能做出正确的诊断。

脉诊在我国有悠久的历史,《史记·扁鹊仓公列传》曰:"至今天下言脉者,由扁鹊也。"历代医家积累了丰富的经验,形成了较系统的理论。

从脉象的变化,可以测知脏腑盛衰和正邪的消长情况,对疾病的寒热虚实表里辨别有很大的帮助。五脏六腑之气无不通于血脉,血脉周布全身,机体有病,最终都要影响气血,在脉象上反映出来。《景岳全书》曰:"脉者血气之神,邪正之鉴也,有诸中必形诸外,故血气盛者脉必盛,血气衰者脉必衰,无病者脉必正,有病者脉必乖。"

(一)诊脉部位

诊脉部位有 3 种。

1.三部九候

把人体分成上、中、下三部,每部分成天、地、人三候,共九候。《素问·三部九候论》曰:"何谓三部……有下部、有中部、有上部;部各有三候,有天、有地、有人也。"

2.人迎寸口

颈两旁动脉为人迎,两手动脉为寸口。《灵枢·禁服篇》曰:"寸口主中,人迎主外,两者相应,俱往俱来,若引绳大小齐等。"

3.独取寸口

寸口,又叫脉口、气口。以其脉出太渊,长一寸九分,属手太阴肺经,是肺主气而朝百脉,脉之大会聚于气口之故。《素问·经脉别论》曰:"食气入胃,浊气归心,淫精于脉,脉气流经,经气归于肺,肺朝百脉,输精于皮毛……气归于权衡,权衡以平,气口成寸,以决生死。"《难经·一难》曰:"十二经脉皆有动脉,独取寸口,以决五脏六腑死生吉凶之法,何谓也?寸口者,脉之大会也,手太阴之脉动也……五脏六腑之始终,故法取于寸口也。"

现代一般诊脉,运用寸口诊法,若病至危重,寸口脉不明显时,还诊跗阳脉、人迎脉。现在临床独取寸口,其他诊脉部位很少用。

(二)诊脉方法

诊脉是一项细致的工作,《素问·脉要精微论》曰:"是故持脉有道,虚静为保(《黄帝针灸甲乙经》作'宝')"。患者应在平静安适状态下就诊才能合适,体位要舒适,精神要安静,避免各种干扰,手臂与心脏处于同一水平,前臂平放,手掌向上,使血流舒畅。

寸口脉分3部分,即寸、关、尺。分别用中指、示指、环指切取。先用中指按在掌后高骨关部,示指在关前定寸部,环指在关后定尺部,三指呈弓形斜按在同一水平上,以指目接触脉体,三指疏密,以患者高矮调整。

切脉时运用3种指力分别切取浮、中、沉,又叫举、按、寻。《诊家枢要》曰:"轻手循之曰举,重手取之曰按,不轻不重,委曲求之曰寻。"用以切取,脉来气势、形态、强弱。以分别疾病的寒热、表里、虚实。

脏腑在寸口的分布见表2-1。

表2-1　脏腑在寸口的分布

类别	手	寸	关	尺
第一类	左	心(小肠)	肝(胆)	肾(膀胱)
	右	肺(大肠)	脾(胃)	命门
第二类	左	心(膻中)	肝(膈)	肾(膀胱、小肠)
	右	肺(胸中)	脾(胃)	肾(大肠)

注:第一类是脏腑按表里关系分别反映于六部脉;第二类是寸部反映上焦病,关部反映中焦病,尺部反映下焦病。两种意见均能解释。

(三)正常脉象

《景岳全书》曰:"先识常脉,而后可以察变脉。"三部有脉,不浮不沉,不大不小,不快不慢,均匀和缓,一息四五至,是为平脉(缓脉)。

脉象有顺逆,根据脉象是否有胃气、有神、有根。正常脉象从容和缓,节律正常,柔和有力,尤其是两尺部脉。《素问》曰:"脉弱以滑,是有胃气,命曰易治,取之以时。"《三指禅》曰:"缓即为有胃气也。"

在各种病脉中,带有不同程度的胃气叫顺脉,否则称逆脉。

脉与人体内外环境有密切的关系,一般受年龄、性别、体质、气候及精神状态影响。婴儿一息七八至,五六岁儿童一息六至。成年男子脉多粗大和缓,女子较细弱而略快。胖人多沉小,老人稍弦。夏天脉较洪大,冬天较沉小。活动及情绪波动时可影响脉象。

另外,血管走行异常而有斜飞脉、反关脉,不属病脉。斜飞脉为脉管走行从尺部斜向手背。反关脉为脉管显现于手背部。

(四)病脉(异常脉象)

中医文献记载关于病脉种类数目不全相同。《黄帝内经》记录21种,《脉经》

记录 24 种,《景岳全书》记录 16 种,《诊宗三昧》记录 32 种,《诊家枢要》记录 30 种,《濒湖脉学》记录 27 种,《诊家正眼》记录 28 种,近代多记录 28 种。

1.浮脉(又名毛脉)(阳)

(1)脉象:浮在肌肤表面,轻轻按之即有明显感觉,重按反不明显。特点是脉搏显现部位浅,即脉位高。

(2)主病:外感表证,亦见于虚阳浮越证。有力表实,无力表虚;浮紧表寒,浮数表热,浮而细软为濡脉有湿。多见于感染性疾病的初期,贫血、肝硬化腹水、癌肿等疾病有时也可以出现浮脉。

(3)歌诀:脉行肌肤,轻取即应。浮脉为阳,主病表证,有力表实,无力表虚,浮迟表寒,浮数表热,久病见浮,虚阳外越。邪犯肌表,卫阳抗邪,脉气鼓搏,应指见浮,阳无所依,但浮无力。

2.沉脉(又名石脉)(阴)

(1)脉象:轻按不能察觉,重按才能摸清。特点是脉位低,脉象显现在深部。

(2)主病:主里证,亦见于邪热结聚之里实热证。有力里实,无力里虚。常见于浮肿、慢性腹泻、呕吐、消化不良、某些慢性病。表示病重,或机体处于应激状态。

(3)歌诀:脉行筋骨,如水投石,重按始得,轻取不足。沉脉属阴,其病在里,无力里虚,有力里实,沉数内热,里寒沉迟,沉弦痰饮,沉滑痰食。阳气不舒,邪郁在里,沉而有力,气血困滞;阳虚气陷,沉而无力。

3.迟脉(阴)

(1)脉象:脉搏缓慢,一息三至(60 次/分以下)。特点较正常脉搏次数少。

(2)主病:寒证,亦见于邪热结聚之里实热证。有力寒实,无力虚寒。浮迟表寒,沉迟里寒。见于心脏传导阻滞性心脏病,如风湿性心肌炎、动脉硬化性心脏病、窦性心动过缓、洋地黄中毒。能量代谢减低疾病,如甲状腺功能低下。迷走神经有刺激性病变,如脑震荡、脑出血、颅内肿瘤、脑膜炎等颅内压增高等疾病。

(3)歌诀:往来迟慢,一息三至。迟脉属阴,主病寒证,阳气虚弱,虚寒冷积,邪聚有力,虚寒无力。寒则气收,脉道凝滞,脉行缓慢,阳气失职;邪聚热结,迟而必实。

4.数脉(阳)

(1)脉象:脉搏较快,一息五至以上(90 次/分以上)。特点较正常脉搏次数多。

(2)主病:阳证、热证,亦见于里虚证。有力实热,无力虚热。浮数表热,沉数里热,细数阳虚内热。见于高热、感染性疾病、行动过速和某些心脏疾病、甲状腺功能亢进、贫血等。

(3)歌诀:一息六至,脉来快速。数为阳盛,主证热病,有力实热,无力虚火,虚阳外越,脉必空豁,虚热内生,无力细数。数为阳盛,邪热鼓搏,血行加快,脉来必数。

5.虚脉(阴)

(1)脉象:脉来无力,按之虚软,重按则无。

(2)主病:气血两虚。主要见于久病体虚、失血、脱水、伤暑等。

(3)歌诀:浮而迟软,按之空虚。诸证见此,少血亏气,伤暑痿痹,自汗惊悸。气不运血,脉来空虚,血不充脉,按之无力。

6.实脉(阳)

(1)脉象:浮中沉取皆有力,脉来长大坚实。

(2)主病:实证、阳毒热证。多见于高热、伤食、郁结等。

(3)歌诀:长大坚实,三部有力。邪滞郁结,诸病属实,气壅痰厥,腹痛呕逆。邪气有余,正气未虚,脉道充实,坚满有力。

7.滑脉(阳中阴)

(1)脉象:往来流利,应指圆滑。

(2)主病:痰湿、宿食,实热证。多见于高热、消化不良、甲状腺功能亢进、喘咳等。

(3)歌诀:应指圆滑,往来流利。气实血盛,热结痰食,滑而中和,营卫充实,经停脉滑,妇人孕育。痰食内滞,阳盛热实,指下圆滑,血涌气郁。

8.涩脉(阴)

(1)脉象:往来蹇涩,艰难不均,细而不流利。

(2)主病:血少、伤精、气滞、血瘀。多见于衰弱患者,贫血、失血、腹泻、遗精、滑精、心力衰竭等患者。亦有因停食、停痰、血瘀等。

(3)歌诀:退细而短,往来艰滞。伤精血少,涩而无力,有力而涩,气滞血瘀。精亏血少,血不养气,经脉失濡,艰涩而至;寒湿阻络,气血瘀滞,血行不畅,艰涩有力。

9.长脉(阳)

(1)脉象:首尾端直,超过本位。

(2)主病:阳气有余、热证。见于高热、精神病等。

(3)歌诀:脉来延长,超过本位。脉长和缓,中气充沛,脉长坚满,阳明热累,癫狂痫证,心窍痰迷。阳邪热毒,痰热壅闭,阳气有余,脉长坚满。

10.短脉(阴)

(1)脉象:脉短细小,首尾俱短,中间突起,不及本位。

(2)主病:有力,血瘀气滞、痰滞食积;无力,气虚。多见于神经官能症、哮喘性支气管炎、肺源性心脏病。

(3)歌诀:脉来短小,不能满部。气滞血瘀,中气不足,痰凝食积,寒积痛楚。短为气弱,真阳遏阻,气道阻滞,脉气不舒。

11.洪脉(阳)(附大脉)

(1)脉象:形大来势盛,去势衰,有如洪水之汹涌。浮取即明显。特点:脉阔,且波动大而有力。

(2)主病:热盛阴伤。多见于感染性疾病的极期,亦可见于使血液循环亢进的病证。主动脉瓣关闭不全,动脉导管未闭的心脏病也可见洪脉。

(3)歌诀:状如洪水,来盛去衰。气壅阴伤,火盛燔灼,洪大太过,阴阳离绝,虚劳失血,败证为多。内热充斥,脉道宽阔,脉必汹涌,真气内脱,热邪伤阴,阴气内竭,阳浮于外,洪而有力;洪而无力,虚阳外越。大乃脉大,无汹涌势;有力邪盛,无力证虚,脉大病进,盛衰各异。

12.微脉(阴)

(1)脉象:脉来模糊,极细而软,似有若无,欲绝未断,至数不明。

(2)主病:阴阳气血诸虚,多为阳衰危证。多见于各种原因引起的休克、虚脱等危重患者。

(3)歌诀:细软模糊,似有若无。气血两虚,脏寒利泻,崩中带下,阳气虚竭,久病得此,正气将绝。阳气虚衰,鼓动无力,阴血亏竭,脉道不充,脉来见微,按之欲绝。

13.紧脉(阳)

(1)脉象:脉来绷急,搏动紧张有力,如牵绳转索。特点:脉搏动张力大。

(2)主病:实寒证、痛、宿食。多见于感冒、胃肠炎、胆道蛔虫病、小儿高热、动脉硬化等。

(3)歌诀:牵绳转索,脉来绷急。阴多阳少,寒痛宿食。寒邪搏阳,气行受阻,正气未衰,与邪相击,脉道坚满,或痛所致。

14.缓脉(阴)

(1)脉象:一息四至,来去怠缓。

(2)主病:湿证、脾虚。多见于水肿、心动过缓、疾病恢复期。

(3)歌诀:一息四至,往来和缓,纵而不振,近迟息慢。脾虚湿困,中气不足,和缓不紧,坚大湿壅,缓而有神,不作病论,伤寒初起,脉来和缓,病后见此,恢复之征。

15.弦脉(又名强脉)(阳中阴)

(1)脉象:脉管硬,搏动有力,如按琴弦。特点:脉体本身弛张度大。

(2)主病:肝胆病、诸痛、疟疾、痰饮病、风证。多见于肝胆疾患、疟疾、神经官能症、慢性支气管炎、肺气肿、高血压、动脉硬化等。

(3)歌诀:脉长端直,如按琴弦。风痛痰饮,肝胆疾患,弦而细劲,病危多险;弦而细数,如触刀尖,虚劳内伤,病笃医难。弦为肝脉,肝胆疾患,虚劳内伤,脾胃受牵,中气不足,脉亦见弦。

16.芤脉(阳中阴)

(1)脉象:浮大中空,如按葱管。

(2)主病:失血、伤阴。多见于大失血、吐血、衄血、功能性子宫出血、脱水、再生障碍性贫血、各种原因引起的贫血等。

(3)歌诀:芤大中空,状如慈葱。失血伤阴,阳无依从,胸中积血,肠胃生痈,缓小为虚,脉顺勿惊,若数且大,邪盛堪忧。失血过多,过汗伤津,血虚气浮,脉必见芤。

17.革脉(阴)

(1)脉象:浮而搏指,内空外坚,如按鼓皮。

(2)主病:精血虚寒、半产、崩漏。多见于大出血后、功能性子宫出血、高血压、动脉硬化等。

(3)歌诀:按如鼓皮,中空外坚。亡血失精,崩带半产。精血不藏,气虚不恋,阳气外越,虚寒相搏。

18.牢脉(阴中阳)

(1)脉象:实大弦长,沉取坚强。

(2)主病:阴寒内实、疝气、癥瘕。多见于腹腔内肿瘤、疝气、失血等。

(3)歌诀:沉弦而长,坚大牢实。癥瘕疝气,阴寒痛疾,失血阴虚,为病所忌。气凝血结,浊阴相混。

19.濡脉(阴)

(1)脉象:浮细而小,虚软无力,如棉絮在水中,轻手相得,重按随手而没。

(2)主病:主湿、诸虚。多见于慢性消耗性疾病、水肿、夏季感冒、休克等。

(3)歌诀:浮细极软,帛浮水中。亡血阴虚,盗汗湿崩,气血不足,脉道细小,湿邪在表,挤压脉道。

20.弱脉(阴)

(1)脉象:沉小柔细,重按始得,轻按如无。

(2)主病:气血不足。有此为逆。见于慢性衰弱性疾病。

(3)歌诀:沉细虚小,软弱无力。病后正虚,血弱气虚,新病邪实,见此为逆,阳陷入阴,精血亏虚。

21.散脉(阴)

(1)脉象:浮散不聚,按之则无,来去不明,漫无根柢。

(2)主病:元气耗散。见于严重器质性病变,如心肾衰竭、严重肝肾损害等。

(3)歌诀:浮散无根,至数不齐。气血离散,真元大虚;气血耗极,真元脱离;脏腑气绝,散漫不聚。

22.细脉(即小脉)(阳)

(1)脉象:沉细而小,脉来如线状,但应指明显。特点:脉窄,且波动小而无力。

(2)主病:气血虚。诸虚劳损、湿邪内侵。多见于久病体弱、慢性失血、吐泻、心包积液、严重心肌炎等。正常人受到寒冷或精神紧张时,也可见细脉。

(3)歌诀:细软如线,应指显然。气血亏损,虚劳湿寒,气血俱虚,脉道不充;湿阻脉道,亦见细形。

23.伏脉(阴)

(1)脉象:脉象隐伏,重按推筋着骨始得,甚则伏而不见。

(2)主病:邪闭、厥证、痛极,又主阳衰。见于各种原因所致的休克、脱水、失血、虚脱等。

(3)歌诀:沉极隐伏,推筋着骨。邪闭厥逆,痰食痛极;气血闭塞,经络阻滞,脏器相并,经脉气逆。

24.动脉(阳)

(1)脉象:脉见关上,其形如豆,厥厥动摇,滑数有力。

(2)主病:痛证、惊证。见于疼痛、失血、冠心病和动脉硬化等。

(3)歌诀:滑数鼓指,状如豆形。亡阳阴虚,惊痛利崩;阴阳不和,气为血阻,惊则气乱,脉现动形。

25.促脉(阳)

(1)脉象:脉来急数,时有一止,止无定数。

(2)主病:阳盛实热、气滞血瘀、痰饮、宿食停滞。多见于高热痈肿、感染疾病引起的心肌病变。

(3)歌诀:急促歇止,止无定数。血气痰食,阳盛实热,痛肿狂斑,下利喘咳,促小无力,当防虚脱;阳盛实热,而阴不和,阻遏气血,时现间歇。

26.结脉(阴)

(1)脉象:脉来缓慢,时而一止,止无定数。

(2)主病:阴盛气结,癥瘕积聚,寒痰瘀血。可见于心脏病、期前收缩、二度房室传导阻滞、消化不良等。健康人亦有见促脉,属于正常生理。

(3)歌诀:迟缓一止,止无定数。阴盛气结,痰滞虫积,痛肿亡血,癥瘕积聚,结而微细,预兆不吉;阴盛固结,阳不能和,脉来缓慢,时有间歇。

27.代脉(阴)

(1)脉象:快慢正常,时而一止,不能自还,良久复动,止有定数。

(2)主病:脏气衰弱,风证、痛证,七情惊恐,跌仆损伤。见于器质性心脏病、脏器功能衰竭累及心脏时、过度疲劳、精神刺激、剧烈吐泻或分娩后。

(3)歌诀:脉止定数,良久复来。危恶之证,脏气衰败,伤寒心悸,三月怀胎,七情惊恐,跌仆伤害,风证痛证,则属例外。脏器衰微,脾气脱败,脉气不接,脉亦见代。

28.疾脉(阳)

(1)脉象:脉来急疾,一息七八至以上(120次/分以上)。

(2)主病:阳极阴竭,元气将脱。见于危重患者,心动过速、心房纤颤等。

(3)歌诀:脉来疾急,七八九至。阳极阴竭,元气将脱,心脏疾患,疫疟高热,四诊合参,脉有区别,临产之际,此脉非疴。孤阳上亢,真阴垂竭,阴邪暴虐,虚阳外越。

(五)脉象相兼

引起疾病的原因是多方面的,疾病的表现和变化也是复杂的,临床上以兼脉多见,单一脉象少见。关于脉象有以下3种情况。

相兼脉:两种或两种以上脉象同时出现,叫相兼脉,又称复合脉。只要不是完全相反的两种或几种单脉,都可能同时出现,组成相兼脉。

一般相兼脉主病,等于组成相兼脉的各单一脉主病的综合。以浮、沉、迟、数四种脉为例:浮脉主表,沉脉主里,数脉主热,迟脉主寒。浮数表热、沉数里热、浮迟表寒、沉迟里寒,依此类推。

病脉单独出现在某一部位,如头痛可见寸部独浮,痰饮可见寸部独滑。其余正常。

一种脉象单独出现,单脉象主病如前所述。

临床常见相兼脉象与主病见表2-2。

表 2-2　临床常见相兼脉象与主病简表

脉名	主病	脉名	主病
浮紧	表寒;风痹	滑数	痰热、痰火
浮缓	表寒证有汗者	弦滑	肝热挟痰;停食
浮数	表热或风热	沉滑	痰饮;食积
浮滑	风痰或表证挟痰	沉弦	肝郁气滞;痛证
沉迟	里寒	沉涩	血瘀
沉紧	里寒;痛证	沉细	里虚、气血虚,或阴虚、血虚
弦迟	寒滞肝脉	沉细数	阴虚或血虚有热
弦紧	寒痛;寒滞肝脉	弦细	肝肾阴虚;阴虚肝郁
沉数	里热	细涩	血虚挟瘀
洪数	气分热盛	弦缓	肝脾同病;一般慢性病
弦数	肝热、肝火	细数	阴虚内热

(六)脉证顺逆

脉与证关系密切,临床上常以脉证相应与否,辨别疾病的顺逆。有其脉,必有其病,有其病,必见其脉。阳证见阳脉,阴证见阴脉,是病脉相合,或称脉病相应,是顺证;脉证不合为相逆,为逆证。

(七)脉证从舍

临床上遇到脉证不相应时,如实证见虚脉,虚证见实脉者,就必须掌握脉证的从舍,只有辨别疾病的本质,才能从舍正确,治疗得当。

《景岳全书》曰:"凡治病之法,有当舍证从脉者,有当舍脉从证者,何也？盖证有真假,脉亦有真假,凡见脉证有不相合者,则必有一真一假隐乎其中……如外虽烦热,而脉见微弱者,必火虚也。腹虽胀满,而脉见微弱者,必胃虚也,虚火虚胀,其堪攻乎？此宜从脉之虚,不从证之实也。其有本无烦热,而脉见洪数者,非火邪也;本无胀滞,而脉见弦强者,非内实也,无热无胀,其堪泻乎？此宜从证之虚,不从脉之实也。"

1.雀啄脉

(1)脉象:脉来数次后,即间有歇止,歇而再至,如雀啄食状。

(2)主病:脾绝,又曰肝绝。

(3)歌诀:如雀啄食,连来凑指,脉数疾绝,来三去一;脾元谷气,已绝于内,胃肠空乏,无所禀藏。

2.屋漏脉

(1)脉象:如漏屋滴水,良久脉来一次。

(2)主病:脾绝,又曰胃绝。

(3)歌诀:若残雷下,良久一至,溅起无力,如水滴地;脾胃已绝,谷气空虚。

3.弹石脉

(1)脉象:脉来辟辟凑指,急促而坚,如石搏指。

(2)主病:肾绝。

(3)歌诀:辟辟而至,如指弹石,急促而坚,去疾来迟;真脏脉现,肾绝已期。

4.解索脉

(1)脉象:脉来疏密不匀,乱如解索不规则。

(2)主病:肾绝,又曰脾绝。

(3)歌诀:散乱无序,状若解索;肾命皆亡,精髓耗竭。

5.鱼翔脉

(1)脉象:寸部不动,仅尺部微动,如鱼游泳状,头不动而尾部摆动。

(2)主病:肾与命门绝,又曰心绝、亡阳。

(3)歌诀:头尾动摇,脉行肌肤,浮时一沉,似有若无;阴极亡阳,命门将绝。

6.虾游脉

(1)脉象:脉在沉候搏动,忽然间有一次浮脉,状如虾游,静中一动。

(2)主病:神魂绝,又曰脾胃绝、大肠绝。

(3)歌诀:沉时一浮,虾游水面,来而甚急,依前隐然;脾胃气绝,真气无依。

7.釜沸脉(又名涌泉脉)

(1)脉象:脉来空浮,绝无根脚,如釜中水沸有出无入,又如涌泉,来盛而不返。

(2)主病:膀胱绝,又曰肺绝。

(3)歌诀:如汤涌沸,有出无入;阳极亡阴,膀胱气无。

8.偃刀脉

(1)脉象:浮取小急,按之坚大,脉如仰起刀口,刃利锐背坚厚。

(2)主病:肾绝、肝绝。

(3)歌诀:小急坚大,如循刀刃,无进无退,其数无准;五脏郁热,寒热并肾,心元血枯,卫气独存。

9.转豆脉

(1)脉象:形如豆状周旋辗转,而无息数。

(2)主病：心绝。

(3)歌诀：脉形如豆，躁疾坚搏，周旋辗转，并无息数；脏腑空虚，正气飘散。

10.麻促脉

(1)脉象：脉象散乱，细微至甚，应指如麻子纷乱。

(2)主病：肺绝。

(3)歌诀：形如麻子，应指纷乱，细微至甚，无根萧索；阴阳错乱，卫枯营涩。

怪脉多见于各种严重器质性病变。如各种心脏病、心力衰竭、心律不齐、严重肝肾损害、失血、脱水、电解质紊乱、中毒及感染等。由于病情严重，病死率高，故多见于患者临终前，古人定为"绝脉"。现在许多所谓不治之症都得到了挽救，所以对于"绝脉"患者，也应积极抢救，不应放弃治疗。

二、触诊

触诊又叫按诊，是对患者的肌肤、手足、胸腹及其他病变部位触摸按压的方法。触皮肤以知温凉；触四肢、关节以知有无骨折、脱臼；触胸腹以知软硬、压痛、包块。触诊用以了解、推断疾病的部位和性质。

(一)按肌肤

按肌肤以察明肌表的寒热、荣枯、润燥及肿胀等。皮肤腠理有赖内脏气血的濡润，因而内脏的病变可以反映到肌肤，而肌肤又为人身的最外层，六淫为病必由此而入，所以外感诸病，也可以从肌肤来进行诊断。

按肌肤能从肌表冷暖以知寒热，从热的微甚、浅深而辨别表里虚实。凡身热者初按热重，久按则轻，是热在表；若久按其热更甚，热从内向外蒸发，是热在里。手心热或肌肤热而无蒸腾之感，属阴虚发热。

轻取肌表，可察皮肤润燥，而知有汗与否和津液是否损伤。如皮肤滑润多属津液未伤；如枯燥或甲错，多属津液已伤或有瘀血。重按，可审察肿胀辨别水肿与气肿。按之不能即起，凹陷成坑是水肿；随手而起是气肿。

按疮疡，可辨别证候阴阳和脓成与否。疮疡按之肿硬不热，根盘平塌而漫肿，多属阴证；按之高肿烙手，根盘紧束，多属阳证。按之固定，坚硬而热或热不甚，为无脓；按之边硬顶软而热甚，多为有脓。轻按痛，脓在浅表；重按方痛，脓在深部。按之有波动感为脓已成。肌肤热甚，见于外感疾病，多属温热证。

(二)按手足

按手足以察寒热，诊手温凉，可断阳气盛衰，手足俱冷多属阳虚寒盛；手足俱热多是阳盛热炽。手足心热，多为内伤；手背热盛，多属外感。

(三)按胸腹

1.胸部

胸为虚里所在,为十二经脉所宗,胃气所聚之所,故虚里之动,可辨别疾病的轻重,探查血脉源流变化。

2.脘腹部

其软硬、压痛有否,可鉴别痞气与结胸。《类证治裁》曰:"心下满而硬痛,为结胸;满而不痛,为痞。"心下按之硬满是结胸,属实;按之濡软而不痛,多是痞气,属虚。

3.腹部

腹痛喜按多属虚;按之坚硬,推之不移且痛有定处,为癥积,多属血瘀;肿块时聚时散,或按之无形,而无定处,为瘕聚,多属气滞。

腹部膨大,按之应指而起,叩之如鼓,是气胀;腹部胀大,按之凹陷,不能应指而起的,是水肿。右侧少腹按之疼痛,尤以重按后抬手而痛更甚的,多为肠痈初期。

另外,肝、脾触诊同西医检查,如肝、脾大属于中医癥积的范畴。

(四)经络触诊

在经络的腧穴经行触诊,以寻求病理反应物,如结节、索条状物、痛点、反应过敏等。如肝炎患者在期门、肝俞有压痛点;胆囊患者在胆俞、胆囊区有压痛;溃疡病在足三里压痛明显;阑尾炎在阑尾穴压痛明显等。

第三章 中医针灸疗法

第一节 针灸的诊治概述

针灸学作为中医学的重要组成部分,在几千年的临床实践中有着自身的诊治特色,主要体现在理、法、方、穴、术5个方面,贯穿于针灸临床的各个环节,体现了针灸临床独特的诊疗思路和方法,既根于中医基础理论,又体现出特有的理论与诊疗特点。

一、理

在"理"的方面,阴阳五行、脏腑等是针灸学的基本理论,而经络腧穴理论是针灸学的特色理论。《灵枢·经别》说:"夫十二经脉者,人之所以生,病之所以成,人之所以治,病之所以起,学之所以始,工之所止也。"这说明经络对人体的生理、病理、诊断、治疗等方面有着十分重要的意义,因此明确经络系统的概念,就可以分辨阴阳、表里、气血、虚实,明察天道,辨明邪正。经络是气血运行的通路,《灵枢·本藏》说:"经脉者,所以行气血营阴阳,不可不通。"明确地指出了经络和气血的关系。《难经·二十三难》说:"经络者,行血气,通阴阳,以营于身者也。"说明气血共同运行于经络之中,对全身脏腑有营养滋润作用。同时脏腑与体表、五官、九窍的联系也是通过经络来实现的,《灵枢·海论》说:"夫十二经脉者,内属于腑脏,外络于肢节。"指出通过经络的联系,人体上下内外形成了一个有机的整体,而气血随着经络的分布可以濡养人体各部,保证人体的各种正常生理功能。

经络理论作为针灸学理论核心的另一个重要体现,就是以经络病机为主的辨证论治诊病体系。当人体感受外邪或由于其他原因而导致气血失调时,经络及其所属的脏腑必然会产生相应的病理变化。在临床实践过程中,针灸学与中医学其他学科一样,遵循着辨证论治的原则,但是特有的辨证方式是以经络辨证为主。《黄帝内经·素问》说:"夫邪之客于形也,必先舍于皮毛,留而不去,入舍于孙脉……极于五脏之次也。"就指出病邪侵袭人体首先侵入皮毛,再进入孙脉,再进入络脉,再进入经脉,再延及五脏,再流散到肠胃,这是邪气从皮毛而入,最终影响到五脏的次序。在辨证时侧重疾病所在的部位,尤其要辨别疾病所在部位所属的经络及与其相关经络,在此基础上辨别疾病虚实性质以及气血运行状态,这样才能为正常有效的针灸选穴配方施术提供依据。经络辨证的具体表现包括"是动病""是主所生病"两种,将经络气血发生变动时的症状进行系统的整理,可以作为临床经络辨证以及取穴治疗的重要依据。

二、法

在"法"的方面,包括针灸治疗原则和治疗方法两个部分。

(一)针灸治疗原则

针灸治疗原则,就是应用针灸治疗所需要遵循的准则,在论治过程中,均以治疗原则为指导。关于针灸治疗原则,《灵枢·九针十二原》说:"凡用针者,虚则实之,满则泄之,宛陈则除之,邪盛则虚之。"《灵枢·经脉》说:"盛则泻之,虚则补之,热则疾之,寒则留之,陷下则灸之,不盛不虚以经取之。"针灸施治的方法,是根据疾病发展变化的性质来决定的,疾病性质虽然错综复杂,千变万化,施治时总不离其准则,从中医整体观念出发,根据疾病的表现,灵活施治。

(二)针灸治疗方法

针灸治疗方法的种类丰富,根据病情的不同和治疗目的差异,可以大致分为以下四大类别:针法、灸法、微针疗法和腧穴特种疗法。

1.针法

针法,主要由《内经》中的"九针"发展衍变而来。《灵枢·官针》说:"病在皮肤无常处者,取以镵针于病所,肤白勿取。病在分肉间,取以圆针于病所。病在经络痼痹者,取以锋针。病在脉,气少,当补之者,取以鍉针,于井荥分俞。病为大脓者,取以铍针。病痹气暴发者,取以圆利针。病痹气痛而不去者,取以毫针。病在中者,取以长针。病水肿不能通关节者,取以大针。病在五脏固居者,取以锋针,泻于井荥分俞,取以四时。"用针以毫针为主,还包括三棱针、皮肤针、芒针、火针、鍉针、皮内针等。

2.灸法

灸法,是以艾和艾制品,或者其他药物为治疗工具,燃烧后在经络腧穴或病变皮肤表面进行熏烤烧灼的方法,包括艾灸,即以艾为施治工具,主要有艾炷灸、艾条灸、温灸、器灸等,非艾灸则包括灯火灸、桑枝灸、桃枝灸等。

3.微针疗法

微针疗法,即在人体全息穴区的特殊部位,如足、手、耳、眼等全息反射区,用微小的针具进行刺激以治疗全身疾病的一种方法,包括眼针、耳针、腕踝针、头针、足针、手针等。

3.腧穴特种疗法

腧穴特种疗法,即利用力、热、光、电、磁等物理化学方式,作用于人体经络腧穴上,以治疗疾病的方法,如腧穴注射、激光针、微波针、电磁针等。

不同的治疗方法均应该从临床具体病情出发,选择适宜疗法才能取得更好的临床疗效。

三、方

在"方"的方面,针灸处方是针对患者病情,在辨病辨证基础上,提出的具体治疗方案,主要涵盖腧穴组成和施术方法两大部分,是针灸临床治疗的关键步骤。针灸处方是临床治疗的基本单位,由不同腧穴配伍按照病证特点,根据一定的规律组合而成。腧穴配伍是基于中医理论,在针灸选穴原则的指导下,结合腧穴主治特性,选择两个或两个以上作用相同的腧穴进行配伍,发挥腧穴协同增效作用,以达到特定治疗效果,是提高临床疗效的一种方法,是组成针灸处方的基础。根据针灸临床的诊治特点,腧穴组成一般应该包括主穴配伍和配穴配伍,根据主症选取主穴配伍,辨证兼证选取配穴配伍的原则,针对疾病不同症状和证候确定针灸处方。主穴和配穴的关系一般包括以下几种情况:加强了主穴的治疗作用,如治疗便秘,选取上巨虚和足三里,两个腧穴的作用都是增强胃肠的运动,共同促进排便;或者是针对疾病或症状的不同方面分别进行调理,如治疗腹泻,选取天枢和上巨虚,天枢穴主要是减缓肠运动并且止痛,而上巨虚则主要是针对肠道的运动障碍进行调理,两个腧穴是从疾病的不同症状入手,各有侧重,达到整体治疗的作用。

腧穴配伍与针灸处方中的腧穴组成关系密切,是构成针灸处方的基本要素,有时腧穴配伍就是处方中的腧穴组成,这一现象在古代文献中尤为明显,是古人取穴精炼特点的表现,这也是造成现代人混淆腧穴配伍与针灸处方的原因所在。在内容上,两者都是由腧穴为基本单元所构成,但是腧穴配伍的组成结构较为单一,而针灸处方中的腧穴组成所包含的内容更加丰富,纯的腧穴配伍多为针对某一症状的腧穴选取,而针灸处方中腧穴的选取不仅包括针对某一症状的配伍,还应该包括针对整个疾病病因和兼证的辨证选穴。相对于腧穴配伍而言,针灸处方的内容更加广泛和复杂,腧穴配伍应从处方整体出发。

影响腧穴配伍效应的主要因素是选穴,具有相关主治功能的腧穴称为"同功穴",在疾病治疗过程中,选取同功穴进行治疗是取穴的基本思路。在中医整体观念和辨证论治原则下,把握腧穴与所在部位和所属经脉之间的关系,充分认识腧穴的普遍性和特异性,以按部、循经选穴作为选穴配伍的基本方法,并将辨证选穴及对症选穴有机结合起来,进而选取主治功效相同或相近的同功穴,使腧穴配伍产生协同增效作用,从而达到临床治疗的目的。

四.穴

在"穴"的方面,腧穴理论是针灸学特有的理论,以腧穴为施术部位是针灸的又一特色。腧穴是人体脏腑经络输注于人体的部位,也是人体脏腑经络功能信息表达交换的部位。《灵枢·九针十二原》说:"所言节者,神气之所游行出入也,非皮肉筋骨也。"这就是说,腧穴部位不是一般的皮肉筋骨,而是有神气游行出入的部位。腧穴既包括传统意义的经穴、奇穴、阿是穴,又包括各个微针系统之中的全息反射区等针灸施术部位。

腧穴在机体的不同状态下能够表现出不同的反应性。在生理状态下,腧穴的反应性较低,呈现一种相对静息的状态,即为"常态";在病理状态下,腧穴是疾病的反应点和治疗的刺激点,其对外界刺激的敏感性会增强,此时腧穴反应性较高,呈现一种相对敏感的状态,即为"敏态",敏态腧穴所具有的这种高反应性即为腧穴敏化性,是腧穴的一种生物学特性,决定了腧穴具有以下的作用。

腧穴的第一个作用是反映疾病。腧穴是经气出入人体的部位,也是信息交汇的部位,是联系内脏与体表的桥梁,腧穴对疾病的反映可通过腧穴的压痛、过敏、隆起、穴下松软、肿胀、硬结、痒、热、凉及经络所循行部位皮肤的色泽、瘀点、丘疹、脱屑、肌肉隆起、凹陷等诊断。在病理状态下,与疾病相关的腧穴部位会出现一些变化,患者可以感觉到。如孙思邈《备急千金要方》中有云:"有阿是之法,言人有病痛,即令捏其上,若里当其处,不问孔穴,即得便快成痛处,即云阿是,灸刺皆验,故曰阿是穴也。"胃肠病可在小腿足阳明经上出现自发性疼痛;阑尾穴出现明显的压痛,应考虑是否有阑尾病变;大多数冠心病患者,在背部的神堂穴上有明显压痛等。人体在疾病状态下,相关腧穴对艾灸的热刺激异常敏感,产生一个非局部和(或)非表面的热感,甚至非热感(其他非相关腧穴对艾热仅产生局部和表面的热感),这种现象称为腧穴热敏化现象,并且腧穴能够在艾热的刺激下发生感传,而其他非相关腧穴只会在局部皮肤表面产生一般的温热感;另外人体脏腑发生病变时,相关腧穴皮肤电位、导电量、生物电信号等会发生增高、降低或左右失衡等变化,如病毒性心肌炎患者内关、大陵两穴伏安面积和惯性面积均明显增大,心律失常患者大陵、内关两穴伏安面积明显高于正常人等;最后当机体发生病变时,与病变脏腑或局部相关的腧穴在光学仪器的照射下,其明暗程度完全不同于非相关腧穴。综上所述,腧穴的敏化状态是其诊断功能的体现,而集中体现在"痛敏""热敏""电敏""光敏"等几个方面,根据它们所在部位、所属脏腑经络来判断体内病变,临床上可用于疾病的辅助诊断及鉴别诊断,为临床治疗取穴打下基础。

腧穴的第二个作用是治疗疾病。腧穴的治疗作用一般分为近治作用、远治作用和特殊作用。①近治作用是所有腧穴所具有的共同作用,凡是腧穴均能治疗该穴所在部位及邻近组织器官的病症。在经络学说中叫做"腧穴所在,主治所在"。如上肢病可取曲池、合谷;下肢可取环跳、委中等;悬颅、颔厌治偏头痛;面目浮肿,取水沟;耳聋气闭,取听会、翳风。②远治作用是根据经络理论,每条经脉上所分布的腧穴都可以治疗经脉经过部位的疾病,如果这条经脉发生了异常变化,即出现各种病候,就可以通过刺激这条经脉的腧穴,调整经脉、脏腑气血而治疗疾病。"经脉所过,主治所及"即指出经脉病候与腧穴治疗作用的密切关系。经穴的远治作用与经络循行分布是紧密相连的,这也指明了经穴主治与经络之间的关系。例如手太阴肺经肘以下的腧穴,一般都能主治肺脏、气管、咽喉及相应体表部位疾病,而手太阴肺经所出现的病候,又同该条经脉的腧穴主治基本一致。又如临床上常取合谷治疗牙痛;内关治疗胃脘痛;后溪、中渚治疗颈项扭伤;足三里、上巨虚治疗胃肠疾患等,都是根据经络循行取远道腧穴。③腧穴的特殊治疗作用,主要指腧穴的特定穴属性。如下合穴可以治疗腑病,而郄穴常用来治疗急性病症等。另一方面,腧穴的特殊治疗作用还体现在临床运用中对某些病症的特异性治疗作用,如针刺合谷、颊车、地仓可以治疗口眼㖞斜;刺环跳、风市、委中、阳陵泉可以治疗下肢痹痛。

此外,腧穴还具有双向的良性调节作用,如中极既治尿潴留,又治遗尿;内关既能止吐,又可催吐;足三里既治便秘,又治腹泻;三阴交既治子宫出血,又治闭经;合谷穴在解表时可以发汗,在固表之时又能止汗;百会穴在清气下陷时可以升提清气,在肝阳上亢时可以平肝潜阳……这又是腧穴性质和药性的最大区别。

五、术

在"术"的方面,针灸操作技法是保证针灸临床疗效的关键,也是发挥腧穴及处方功效的重要条件。针灸操作技法的最终目的是能够发挥腧穴的治疗作用,但是由于古往今来针灸手法流派众多,手法特点各异,因此很难找到衡量施术效应的统一标准,以毫针刺法为例,包括得气、候气、行气、补气、泻气、调气等针刺手法,种类繁多,《内经》中的"五刺""九刺""十二刺",《金针赋》中的"治病八法""飞经走气",《针灸大成》中的杨氏凉热补泻手法等,均提出了针灸临床有效的施术手法,虽操作特点各异,但均能取得良好的治疗效果。

毫针刺入皮下,为了使患者产生针刺感应,或进一步调整针感强弱,以及使针感向某一方向扩散、传导而采取的操作方法,称为行针,亦称运针。行针时采用的手法即为行针手法。针刺操作手法按照手法的施术部位,可分为作用于经络的手法与作用于毫针的手法;按照操作术式,分为单式手法与复式手法。单式手法是最基本的行针手法,是复式手法的基础,其操作多比较简单,手法操作方式或运动趋势单一。复式手法的操作相对复杂,一般是两种或多种单式手法的组合。

针刺手法的意义,主要有两点:一是促使得气,二是施行补泻。

促使得气:当针刺入人体,且达到一定深度后,由于"气未至"或者机体正气虚衰"无气可至",而"不得气"时,应用手法可以产生针感,此时应用的手法也称催气法,是针刺发挥治疗作用的关键。其中得气包括以下两种:①保持针感,是在获得针感后,应用适当手法,加强针感刺激量,或延长针感持续时间,以提高治疗效果,此时应用的操作方法也称调气法。②传导针感,是指针刺得气后,施以适当手法,使针感沿一定路线传导,此时所用手法又称行气法。针刺得气后,有时针感自然传向病区,而出现明显的治疗效果,说明针感有一定的趋病性,故称"气至病所",但多数情况,针感并不明显传导,为了提高疗效,就要施以诱发和激发针感传导的手法,也称之为行气法。

施行补泻:补泻手法是需要在得气基础上,根据疾病虚实性质和虚补实泻的治疗原则,施行相应的补泻手法。《灵枢·经脉》说:"盛则泻之,虚则补之,热则疾之,寒则留之,陷下则灸之。"这是针刺治病的一个重要环节,也是毫针刺法的核心内容。补法是泛指能鼓舞人体正气,使低下的功能恢复旺盛的方法。泻法是泛指能疏泄病邪使亢进的功能恢复正常的方法。补泻手法分为基本手法和复合手法。其中提插法和捻转法为基本补泻手法,其他复合手法都是在此基础上组合、综合的应用,如烧山火、透天凉等均是其中的代表。

第二节　针灸的治疗特色

针灸是不同于药物的治疗方法。孙思邈在《千金翼方》中有"凡病皆由血气壅滞,不得宣通,针以开通之,灸以温暖之""表针内药,随时用之,消息将之""汤药攻其内,针灸攻其外""内外相扶,病必当愈"。主张在临床上,应该针灸、药物结合,辨证而施,以提高疗效。实际上,在《黄帝内经》时代,艾灸、针刺、放血诸法远较药物、十三方应用广泛,已经形成具有完备理论基础的针灸治疗体系。

一、针灸治疗特色

(一)经络理论和辨证论治

经络理论是针灸的主要理论基础。《灵枢·本藏》云:"经脉者,所以行血气而营阴阳。"十二经脉是经络的主干,是以三阴三阳理论构建的人体气血循行模型。在《灵枢》诸篇中,存在有迥然不同的经脉循行流注走向体系,其中较重要的是以《经脉》《营气》为代表的十二经(或十四经)周而复始的循行路线,和以《九针十二原》《本输》《根结》为代表的向心性经气(原气)运行流注的循行路线。实际上,前者只是营气流注,是个生理状态模式。类此记述在《黄帝明堂经》《黄帝针灸甲乙经》,乃至后世针灸各医籍均有反映。从临床病变及针灸治疗角度来分析,还是后者更符合临床实际,如循经感传,针感、灸感走向,子午流注用五腧穴等,大都按向心性走行。

经络理论目前最重要的研究内容是经脉-脏腑相关。说得更清楚些,经络理论是解决病变部位、反应部位和治疗部位内在关系的理论。因此,指导针灸临床应以经络辨证为主,更多侧重病变部位和所属十二经脉的关系,以患者气血、寒热、虚实状态变化为主。针灸治疗常以症状发生部位为依据,以经气、络血之盛(实)虚寒热为辨证施治纲领,循经取穴或以痛为输,指导选穴组方。可根据患者具体反应的不同,在选穴、定穴、施术等方面有所调整,形成病症(以症为主)—部位—腧穴的辨证思维方式。其论治一般以"通其经脉,调其血气"(《灵枢·九针十二原》)为总则,主张"凡刺之道,气调而止"(《灵枢·终始》)、"无问其病,以平为期"(《素问·三部九候论》)的效应和目标。因此,针灸与中药治疗(以藏象理论为主,八纲、病因、脏腑辨证结合,以脏腑虚实证候为辨证纲领,论治以中医治病八法为主,扶正祛邪)大不相同。

（二）针灸以腧穴为治疗部位

腧穴是人体"神气游行出入之所"，故称气穴、气府，是机体在疾病状态下的疾病反应点和良性治疗点。作为针灸施术部位，腧穴包括经穴、奇穴和以痛为输的阿是穴，以及耳穴等微针系统穴位。腧穴具有相对特异性和双向调节作用，不论寒热、阴阳、表里均能运用，与中药有寒热补泻偏性不同。较为重要的是，腧穴功能状态的改变，"用针者，必先察其经络之实虚，切而循之，按而弹之，视其应动者，乃后取之而下之"（《灵枢·刺节真邪》）。腧穴取定，"则欲得而验之，按其处，应在中而痛解"（《灵枢·背输》）。针灸技术以经络（腧穴）状态决定，"盛则泻之，虚则补之，热则疾之，寒则留之，陷下则灸之，不盛不虚以经取之"（《灵枢·经脉》）。针灸效能以"气至而有效"（《灵枢·九针十二原》）为基础，都说明了腧穴功能状态变化在临床上的重要性。

现在的研究证明，疾病反应点是动态的、个体化的、敏化态的腧穴。疾病反应点的表现，可分为形态改变和功能改变两方面。形态改变，如皮下组织和肌肉处出现条索、结节状改变，皮肤出现皮疹、浅表血管改变和色泽变化。功能改变，如压痛、低阻点和皮温变化等。压痛点和热敏化是不同性质的穴位敏化类型，压痛点属力敏化，对机械能刺激敏感，如针刺、按压等；热敏化对热能刺激敏感，如艾灸等，两者有时可在同一穴位发生。对艾灸热敏化和针刺得气的研究，可为正确选择针灸适应证和效能机制提供客观依据。

（三）针灸效能和病症性质

针灸调节作用的本质，决定了针灸效能的大小及其局限性。一般而言，凡能直接作用的部位，针灸效果就较为优越，如肌肉骨关节疾病、皮肤病、眼和鼻咽疾病、胃肠疾病、膀胱功能障碍疾病、妇科疾病，可见针灸局部作用的表现尤其突出。

再者，针灸效能和机体整体调节状态密切相关，当针灸局部刺激与依靠经络传导调节的远端效应和整体调节相结合时，其效果要优于单一局部或远端的效能。因此，针灸能有效治疗内分泌代谢障碍、神经系统疾病和精神行为障碍。针灸效能的发挥大多在疾病初始或康复阶段，有一定的时限性，所以必须认真选择介入时段和病症类型。

（四）针灸治疗技术和过程

针灸治疗技术的运用主要包括针刺和艾灸两大类。针刺有刺经得气、刺络放血等区分；艾灸则有直接灸、间接灸等不同。

毫针疗法是主要的针刺方法,其中运用各种得气、候气、行气、补气、泻气、调气、导气手法,尤其是针刺"随气用巧"的核心技术。《灵枢·官能》云:"语徐而安静,手巧而心审谛者,可使行针艾。"这说明针刺时医家要神定气闲、心静手巧、心手合一。针灸治疗过程是医者治神和患者得气的统一,强调医患相得、形神合一。

对同一患者用同样的穴位和针灸方法,不同的医师由于技艺水平的高低,其疗效可大不相同。因此,著名针灸学家王雪苔先生在其著作《雪苔针论》中说:"辨证论治如同棋艺,要靠头脑的运思;针灸操作如同书法、绘画,要靠手下的技巧。"

二、经络诊法和针灸技法

根据经络学说原理,在经络腧穴上进行诊察,以判断疾病性质和部位的方法,称为经络诊法。经络诊法的主要内容有按诊、望诊等,通过这些方法可审察经脉的虚实,络脉的形色变化和皮部、经筋的异常征象,从而指导针灸治疗和技法操作。

(一)经脉和皮部的异常征象

1.经络腧穴按诊

十二经脉内属脏腑,外连体表,各有其循行分布路线,而隶属于相应的脏腑。十二皮部"以经脉为纪"(《素问·皮部论》),其分布区域以十二经分布路线和范围为主。在临床上,通过对经脉和皮部异常征象的诊察,可发现和判断人体内在的病症,来指导针灸取穴和技法操作。故《灵枢·根结》云:"下工不可不慎也,必审五藏变化之病,五脉之应,经络之实虚,皮之柔粗,而后取之也。"对经脉和皮部分区进行循推、按压、戳捏、触摸,可发现腧穴皮下的压痛、麻木、酸胀、陷下、寒热、滑涩和形态变化(包括结节、条索状物等阳性反应物征象),在诊法范畴内,称为经络腧穴按诊,为临床所常用。

2.压痛、酸胀和麻木

压痛、酸胀和麻木是经脉和皮部常见的异常征象,多见于腧穴局部,也可循经脉走向放散。医者用手指按摸经脉腧穴,可发现其疼痛、酸胀、麻木的感觉。压痛主要出现在实证、热证时,酸胀、麻木感则以虚证为多见。"以痛为输"是临床取穴常用的方法,对酸胀、麻木处同样适用,以该处为针刺部位或取穴标志,可采用经刺、巨刺、报刺和各种局部多针刺法,也可用远道刺和有效点针刺法。实证、热证用浅刺、疾刺和针刺泻法,虚证、寒证用深刺、留针和针刺补法来进行操作。根据疼痛和酸麻程度的轻重,随时调整刺激量的强弱,在临床上亦普遍使用。当然,压痛、酸胀和麻木处也常作为艾灸的取穴处;一般久病以直接灸为主,新病则可选间接灸、温和灸、拔罐等法。

3.腧穴皮温

经脉腧穴的皮温高低,常可通过触摸或仪器测试发现。皮温高、局部热者为热证,初按觉热,久按热减为虚热;久按热甚为实热。皮温低、局部寒冷者为寒证,初按觉寒,久按寒减为虚寒;久按寒甚则为实寒。诸此征象又可通过诱导针下寒热的徐疾补泻和烧山火、透天凉等针法来进行治疗调节,寒甚者还可以用艾灸以温通散寒。

4.皮下组织紧张度

皮肤的滑涩、腧穴皮下的组织紧张度,可通过循推、触摸而察知。所谓涩,即皮肤粗糙干燥,局部高出正常皮肤呈隆起状,肌肉紧张,甚而有颗粒状丘疹、赘疣出现,针刺穴内有紧涩阻滞感,是为实证之象,当用针刺泻法或挑刺、络刺等法。所谓滑,即皮肤柔润光滑,肌肉松弛,局部低于正常皮肤呈凹陷状,穴内按揉有囊样柔韧和滑动感,针刺穴内如刺豆腐,可顺手而入,是为虚证之象,当用针刺补法。此时,根据"陷下者灸之"的原则,用艾灸温通举陷,也是常规的治疗方法。

5.阳性反应物

结节和条索状等阳性反应物,多见于脊柱两侧,头颈、四肢也时有发现,常通过脊柱两侧经脉和其他部位的循推、按捏发现。其出现部位、大小、多少和质地软硬及移动固定程度,常与内在病症的性质和部位有密切关系。在临床上,类此征象多表示经脉气血结聚,可用皮肤针重刺激手法,或毫针多针刺法及刺络拔罐等法进行施术,以疏经通络、行气活血。

(二)络脉形色变化

1.浅表皮下血络

络脉是经脉分出的斜行支脉,主要有15条,且包括诸多孙络、浮络、血络等,直到细小分支,由线状延展扩大为面状弥散,同躯体各部发生紧密的联系,是经络系统的重要组成部分。由于络脉多循行分布于体表,所以观察浅表皮下的血络、浮络、孙络变化,常可诊断疾病。

2.络脉的形色变化

络脉的形色变化与皮部相类似,色泽黯淡、青黑者主寒,色泽明亮、红黄者属热,色深者主实证,色淡者主虚证。如络脉瘀阻,则可见充盈怒张的青紫血络显露;如瘀血甚者,又可见局部肿胀疼痛等症。在针刺治疗时,根据络脉形色变化和所出现的部位,采取络刺、缪刺、刺络拔罐,配合艾灸、按摩等方法,可活血通络、化瘀止痛,改善和缓解局部体征。皮肤针、局部多针刺法也可取络脉充盈处施行,常予以重点叩刺,或加强其手法刺激强度。《灵枢·官能》云:"经陷下者,火则当之;结络坚紧,火所治之。"用灸法温通,对瘀阻血络、见结络坚紧者有效。

3.结膜(白睛)血络

眼针是一种现代微刺系统针法,在临床上常可根据结膜(白睛)血络的形色变化来取治。凡见眼球血络变化明显处,即可在该处相应的眶周穴区上,用毫针沿皮横刺或直刺。

(三)经筋缓急变化

1.经筋缓急

十二经筋是经络系统在肢体外周的连属部分,其分布以四肢关节和躯体为主,但不进入脏腑;功能职司肌肉的收缩、关节的屈伸和躯体的运动。经筋的病变,常表现为筋脉的牵引、拘挛、弛缓、转筋、强直等征象,可用缓急体征来归纳。所谓"急",即局部发硬、疼痛,肌肉、肌腱、切带等软组织增厚,按之有较敏锐的放射痛,指拨时有声响出现。所谓"缓",即局部软缓松弛,肌肉无力或萎缩。缓急体征在各类瘫痪、麻痹和骨关节病变、软组织损伤等疾患中常可发现,不少患者还常呈现"阳缓而阴急,阴缓而阳急"的肌群挛急现象,造成关节畸形。

2.相应刺法

根据经筋病候的局部表现,缓则阴有余而阳不足,当用徐疾补法,轻刺进针,三进一退,久留针;急则阳有余而阴不足,当用徐疾泻法,重刺进针,一进三退,少留针或不留针。在治疗中风偏瘫和面瘫等疾病时,可根据病程长短,分别对健侧和患侧施行补泻手法。恢刺、关刺、竖横针刺、报刺、齐刺、傍针刺等刺法,是经筋病常用的针刺方法。此外,采用苍龟探穴、青龙摆尾、接气通经等法,以加强刺激量、扩大刺激范围,也是治疗经筋拘急或弛纵所常用的方法。小儿麻痹后遗症,现代常用"以上带下"的排刺电针法,对肌肉萎缩和肌群挛急常有显著疗效。采用各种运动针刺法,对急慢性软组织损伤引起的疼痛肿胀,常有良效。现代研制的长圆针、松解金针、锋钩针等是治疗经筋病的专用针具,同时也发展了各自的特殊针刺手法。诸此都说明根据经络诊察来选用相应的针刺手法,是临床治疗的重要原则之一。

三、针灸临床处方特点

(一)针灸对症治疗

《灵枢·官针》中对局部症状而设。《灵枢·经筋》中用火针劫刺法治经筋病,也属对症治疗。在杨继洲《针灸大成·治法总要》等医著和针灸歌赋中,不少内容也反映了针灸对症治疗的特点。不少腧穴可治同一内脏不同的病症,如《灵枢·五邪》治"邪在脾胃""皆调于三里",而无须辨其寒热虚实。《四总穴歌》等都说明合谷治头面五官病症、足三里治胃肠病症,表明特定腧穴和特定部位的病症之间有较固定的相应关系。不少腧穴具有双向调节作用,在不同的证候中,使用同样的穴位、针灸方法常能取得同样的疗效。如针刺足三里,无论寒、热、虚、实,皆治脘腹痛。周楣声《灸绳》认为针灸就是通过疏通经脉而治症的,见症治症、以症概病、异病同治、八纲等辨证并不适合针灸临床。

(二)针至病所和气至病所

针至病所和气至病所两法各有所长,适用于不同的病症。一般而言,针至病所,采用《灵枢·官针》"五刺"针法等,常用于定性、定位明确,病在皮、脉、肉、筋、骨,而由气血、痰湿、瘀滞聚结所致的病症;临床以病变局部取穴为主,针至病所,针到气到,通经活络而运行局部血气。气至病所以"刺之要,气至而有效"为治疗宗旨和效应标准,大多取四肢远端特定穴,用行气等手法激发经气,而促使较强针感循经传导;一般多用治内脏病,如用内关治冠心病、足三里治胃肠病等,有时也可用治肢体瘫痪、痿痹风痛等疾病。

(三)阶梯形的针灸处方

古代针灸处方有首选、备选而先后取穴,呈现出"阶梯形治疗"的处方格局,对现代针灸临床有一定的影响。如《灵枢·杂病》治"心痛引背不得息",先"刺足少阴""不已,取手少阳"。《灵枢·厥病》治"厥头痛,贞贞头重而痛""泻头上五行行五,先取手少阴,后取足少阴"。《灵枢·周痹》治周痹,根据疼痛游行方向,或"先刺其下以过之,后刺其上以脱之",或"先刺其上以过之,后刺其下以脱之",以截断病势为要。在杨继洲《针灸大成》等医著和针灸歌赋中,不少内容也反映了针灸处方有取穴先后的特点。如眼红肿痛先刺睛明、合谷、四白、临泣,不已复刺太溪、肾俞、行间、劳宫;中风瘫痪先针无病手足,后针有病手足等。三国曹翕《曹氏灸经》云:"孔穴去病有近远也。头病即灸头穴,四肢病即灸四肢穴,心腹背胁亦然。是以病其处即灸其穴,此为近道法。头病皆灸手臂穴,心腹病皆灸胫足穴,此为远道法。"从古至今,以近道(局部)取穴和远道取穴相结合,从而提高疗效,已成针灸处方组成定例。除刺穴有先后外,还有刺灸先后的针灸治疗处方。

(四)几种特殊的配穴方法

除针灸教科书上已多次详述之外,以下还结合各家经验和个人体会,对几种较特殊的配穴方法进行介绍。

1.相类穴

相类穴即同一穴性类别的特定穴相配处方,较多运用的有背腧穴、原穴、井穴、荥穴等配穴。如用毫针或三棱针点刺少府、前谷治脏躁,劳宫、液门治口疮、口臭,内庭、大都治阳明火热牙痛,足通谷、然谷治产后尿失禁,行间、侠溪治带状疱疹后遗神经痛,鱼际、二间治咳喘肺热内壅者,表里荥穴相配,阴阳表里同调。又如用麦粒灸法,少商、商阳治乳蛾、痄腮、目赤、肿痛,少冲、少泽治面热、面赤、口舌糜烂,大敦、足窍阴治胁痛、崩漏,为表里井穴相配;商阳、厉兑安中止痢、清利头目,少商、隐白止咳平喘、安心宁神等,为上下井穴相配。

2.相平穴

相平穴以背、腹标部穴为主,其穴可相配处方,用治相应脏腑病证。如背部有督脉,足太阳经第1、第2侧线,和相应华佗夹脊穴相平。身柱、肺俞、魄户和第3胸椎棘突相平,配方用治鼻、皮、肺、气病和神志悲伤者;神道、心俞、神堂和第5胸椎棘突相平,配方用治舌、脉、心、血病和喜笑不休者;命门、肾俞、志室和第2腰椎棘突相平,配方用治耳、骨、肾、精病和惊恐不宁者,如此等。腹部有任脉、足少阴、足阳明、足太阴穴相平行。神阙、肓俞、天枢、大横相平,配方用治大肠、小肠病;中脘、阴都、梁门相平,配方用治胃病;中极、大赫、归来相平,配方用治膀胱、胞宫、精室病等,如此等。

3.相应穴

《扁鹊神应针灸玉龙经》所载《玉龙歌》及《穴法相应三十七穴》明确指出,在处方腧穴相配时,各穴之间有主应关系。如治喷嚏、鼻流清涕,风门应列缺等。其中或上下相应(如治肩痛,肩髃应胯骨),或前后相应(治项强,承浆应风府),或远近相应(治耳聋,听会应合谷、足三里),或邻近相应(如治痴呆,神门应后溪),具有标本兼施、相互呼应、相辅相成的作用。实际上,此类配穴很多,有的尚未在书中明确其主应关系,但在针灸临床中应用广泛而有效,如治汗证合谷应复溜,治胎死不下合谷应三阴交,治消渴尺泽应复溜等。现代临床有"同名经相应取穴法",以手足、上下相对为据,取同名经相应部位腧穴配方,治肢体疼痛等病症有效,也属本法范畴。

4.相对穴

相对穴是指四肢内外侧或躯干前后方相对位置上的部分腧穴,具有阴阳相对或阴阳表里相对的特点,故其在沟通阴阳、调和阴阳,从阴引阳、从阳引阴,加强阴阳二经关系,增强针感等方面有特殊作用,取穴少,疗效佳。如杨继洲《针灸大成》用间使、支沟治"鬼击",阴陵泉、阳陵泉治水肿。《玉龙歌》取绝骨、三阴交治寒湿脚气,昆仑、太溪治草鞋风。相对穴常用对刺或透刺之法,可单用一穴,也可两穴并用。常用的有大陵与阳池,少府与中渚,内关与外关,间使与支沟,郄门与三阳络,曲池与少海,肩髃与极泉,血海与梁丘,曲泉与膝阳关,阴陵泉与阳陵泉,商丘与丘墟,蠡沟与光明,悬钟与三阴交,昆仑与太溪,申脉与照海,哑门与廉泉,水沟与风府,神阙与命门,关元与腰阳关等。

第三节　针灸的治疗作用与原则

一、针灸治疗的作用

正常情况下,人体维持在阴阳平衡,经络通畅,气血冲和,脏腑调和,正气内存的状态。在病理条件下,人体阴阳失衡,经络壅滞,气血不和,脏腑失调,正邪相搏。通过针灸疏通经络,调和阴阳,扶正祛邪的治疗作用,可调理人体功能,疏通经络气血,调理脏腑阴阳,达到治病养生的目的。

(一)疏通经络

人体经络"内属于脏腑,外络于肢节",人体脏腑、四肢,筋骨皮肉、五官九窍等器官在经络系统中的经脉、络脉、经筋、皮部等结构的联系下构成一个有机整体,不仅在结构上,更在功能上相互联系。《灵枢·本藏》指出"经脉者,所以行血气而营阴阳,濡筋骨,利关节者也",说明气血是人体生命活动的物质基础,濡养一身组织器官,保证其完成各项生理功能。运行气血是经络的一个重要功能,气血在经络运行畅通时,人体各器官得到濡养,才能发挥正常的生理功能。

《灵枢·经脉》中提到经络可以"决死生,处百病,调虚实,不可不通"。若经络功能失常,气血运行不畅,甚至气滞血瘀,则会影响人体的正常生理功能,出现病理变化,而引发疾病。经络气血不通而引起的后果有二,一是因经络不通,气滞血瘀导致的脏腑肢体肿胀、疼痛、瘀斑等;二是气血无法运行到相应的脏腑、肢体而导致的脏腑功能低下或肢体麻木、萎软、震颤等。

《素问·调经论》称:"五脏之道,皆出于经隧,以行血气。血气不和,百病乃变化而生,是故守经隧焉。"由于人是一个在经络系统联系下形成的有机整体,所以在治疗疾病过程中,针灸疏通经络对于调节一身气血阴阳具有直接作用。针刺腧穴时患者会感到局部酸、麻、胀、痛,甚至出现循经感传,艾灸时亦可出现温热感循经传导的现象,这正是针灸激发了人体的经气,使得经络通,气血行。在具体治疗时,当根据疾病性质,选择对应的经络,在经络上辨证选择腧穴和针刺手法,结合循经按摩、刺络放血、拔罐等,使经络通畅,恢复正常气血运行,以治疗疾病。例如,由于风寒湿邪导致的下肢气血运行不通之疼痛,在循经和局部针刺腧穴时,当以泻法为主,并配合使用灸法,以温散寒邪,通行气血,或放血疗法,祛除寒凝之瘀血以祛瘀通脉,复行气血以止痛。若血瘀阻络日久,肢体不得濡润而见麻木、挛急,甚至痿软,当通经活络,缓急补虚,泻法为主,去病之因,兼以补虚,益气行血。

(二)调和阴阳

《素问·阴阳应象大论》说:"阴阳者,天地之道也,万物之纲纪,变化之父母,生杀之本始,神明之府也。"阴阳的概念一直贯穿于中医理论之中,阴阳之间的关系囊括了人体功能的方方面面,所以阴阳学说不仅用于认识人体生理,而且对认识疾病和辨证论治有着重要的指导意义。"阴平阳秘"是阴阳消长处于动态平衡的理想状态,也就是机体各方面功能正常的状态。阴阳的生化制约正常,也就保证了机体从整体到各器官的功能正常。

当外感六淫、七情内伤等因素影响了这种相对平衡,导致阴阳的偏盛偏衰,则会引起脏腑经络功能失常而使人体处于病理状态。例如"阳盛则热",体内阳热亢盛,人体会出现高热、汗出、口渴、面赤、脉数等症状;又有"阳盛则阴病",即阳气太盛,损伤了阴液,患者在出现以上阳热症状的同时兼有口渴等伤阴症状。"阴盛则寒",即阴邪亢盛,人体会出现腹痛、泄泻、形寒肢冷、舌淡苔白、脉沉等表现;若阴气太盛,损耗阳气,则"阴盛则阳病",体现在人体出现畏寒肢冷等阳虚症状。以上两类病理变化统称为阴阳偏盛,此外还有阴阳偏衰,阴阳互损,阴阳转化等多种类型,此处不加以赘述。

《素问·至真要大论》提出"调气之方,必别阴阳","谨察阴阳所在而调之,以平为期"。《灵枢·根结》提出"用针之要,在于知调阴与阳"。使用针灸调和阴阳,主要通过所选经络的阴阳属性、经穴的配伍和补泻手法的运用。在整体上把握阴阳调和,但疾病具体情况往往较为复杂,应在方法上根据具体情况有所调整。在阴阳一方偏盛而另一方未衰的情况下,当泻其有余。清泻阳热或温散阴寒,以防阳热太过而伤阴或阴寒太过而伤阳。若其中一方偏衰,当在纠正有余者的同时,兼顾另一方的不足,给予益阴或扶阳。在阴阳偏衰时,应该补其不足。如阴虚不能制阳所致的阴虚阳亢虚热证,则"壮水之主,以制阳光",即用滋阴以制阳的办法;若阳虚不能制阴所致的阳虚阴盛阴寒证,则"益火之源,以消阴翳",即用温阳以消阴的办法;当阴阳俱虚时,要阴阳同补。另有《景岳全书·新方八阵》言"善补阳者,必阴中求阳,则阳得阴助而生化无穷",即补阳时兼以滋阴;"善补阴者,必阳中求阴,则阴得阳升而泉源不竭",即滋阴时兼以补阳,这是根据阴阳互根的理论而提出的。《素问·阴阳应象大论》言:"故善用针者,从阴引阳,从阳引阴,以右治左,以左治右,以我知彼,以表知里,以观过与不及之理,见微得过,用之不殆。"在治法上,结合阴阳理论,把握阴阳的对立关系,进而阴阳互治。如选择相表里的阴经或阳经,在配穴时使用俞募配穴、左病右取、上病下取等法,并辨证结合补泻手法使用。例如阳跷脉、阴跷脉主眼睑开合,又二经各与申脉穴、照海穴相通,则在阳盛阴虚的失眠时,当补照海,泻申脉,在阴盛阳虚的多寐时,当补申脉泻照海,调和阴阳。

(三)扶正祛邪

正气是指人体内具有抗病、祛邪、调节、修复等作用的一类精微物质,其作用表现在抵御外邪入侵、祛邪外出、修复调节能力及维持脏腑经络功能等方面。邪气泛指各种致病因素,包括存在于人体以外的或由人体自身产生的某种具有致病作用的因素,其侵害作用主要体现在可导致生理功能失常,造成脏腑组织的形质损害,导致体质类型的改变等方面。《素问·刺法论》说:"正气内存,邪不可干。"正常情况下,人体正气充盛,则可抵御邪气的侵扰,或即使有邪气入侵,也可较快将邪气祛除而不留后患。

倘若正气相对不足,则机体防御能力偏弱,邪气易于侵犯人体,且病后不易治愈,愈后易于复发。疾病发生、发展过程中,正邪相搏,正胜邪退,则疾病向好的方向转归,正不胜邪,则病情趋向严重。此外,还有正邪相持和正虚邪恋的情况。

针灸治疗疾病,一是扶助正气,即提高免疫力,增强抗病能力;二是祛除邪气,消除致病因素,缓解症状,减少邪气对正气的损害。《素问·评热病论》说:"邪之所凑,其气必虚。"因此扶正祛邪是预防疾病以及使疾病向愈的基本保证,也是针灸治疗疾病的必经之路。新病时,邪盛正未虚,以祛邪为主,邪去正自安。久病者,正虚邪亦不盛,扶正为主,正盛邪自除。若正虚邪实者,当攻补兼施;若见正虚为主者,扶正为先,兼以祛邪;邪盛为主者,祛邪为先,兼以扶正。临床上部分腧穴作用偏于扶正,如气海、关元、命门、肾俞等,部分腧穴偏于祛邪,如风池、大椎、委中、十宣等,多数腧穴具有双向调节作用,如合谷、三阴交、足三里、太冲等穴。针刺补法和灸法偏于扶正,针刺泻法和刺血法多用于祛邪。临床上当辨证灵活运用。例如,中风闭证当以祛邪为主,在督脉和十二井穴等,行毫针泻法或点刺出血,平肝息风,开窍启闭。中风脱证当以补法为主,在任脉用大艾炷行灸法回阳固脱。

二、针灸治疗原则

针灸的治疗范围十分广泛,但由于每个人的生理病理状况存在差异,医者在临床上要面对复杂的病情变化。为了能更高效地实施恰当的治疗方法,来解除患者的病痛,在历代医学工作者的归纳、总结下,逐步形成了一套行之有效的针灸治疗基本原则,即补虚泻实、清热温寒、治病求本、三因制宜。

(一)补虚泻实

《素问·通评虚实论》说:"邪气盛则实,精气夺则虚。"正气与邪气是疾病发生、发展过程中的两个对立面,机体的病理状况在正邪相互斗争中会以虚、实,甚或虚实夹杂的形式表现出来。故而补虚、泻实及虚实兼顾是中医治疗疾病的基本原则。就针灸治疗疾病的方法而言,又极具特色,即《灵枢·九针十二原》谓:"凡用针者,虚则实之,满则泻之,宛陈则除之,邪盛则虚之。"《灵枢·经脉》云:"盛则泻之,虚则补之……陷下则灸之,不盛不虚以经取之。"

1.补虚

"虚则补之"是指虚证的治疗要用补法。正气不足即为虚,针对先天不足或久病消耗所致的虚证,当根据具体证型选择腧穴配伍,使用针刺手法中的补法以及艾灸治疗。如补本经或相表里经的原穴、背俞穴,亦可选取本经的母穴或母经的五行所属腧穴使用补法。若针刺,补诸虚皆可适用,而在气虚、阳虚时灸法效彰,亦可针灸并施。在阴虚、血虚,尤其兼有热象时是否使用灸法上,从古至今一直存在争论,但有大量文献及名医经验表明,若使用得当也可取得满意疗效。

"陷下则灸之"是灸法在补虚作用方面的独特体现。陷下指脏腑经络之气虚弱到一定程度时,失于固摄而表现出的一系列证候,如阳气暴脱、汗出不止、肢冷脉微以及久泻、崩漏、脱肛、子宫脱垂等。临床常灸百会、神阙、气海、关元、足三里以补中益气,升阳举陷。若遇阳气暴脱之危候,当大艾炷重灸上述腧穴,有升阳固脱,回阳救逆之效。

2.泻实

"实则泻之"是指实证的治疗要用泻法。邪气盛正气尚未衰弱为实,对外邪或内伤所致的实证,应根据具体情况辨证立法,配伍腧穴,主要使用针刺手法的泻法治疗。多取本经或相表里经的募穴、合穴、郄穴、井穴,也可选择本经的子穴或子经的五行所属腧穴使用泻法,还有许多经外奇穴如八邪、四缝等也常用于泻实。可在上述腧穴施用提插、捻转、开阖等针刺泻法,也可用艾灸,疾吹其火,快燃快灭,开穴散邪的方法。

"宛陈则除之",王冰注云"宛,积也;陈,久也;除,去也。言络脉之中血积而久者,针刺而去之也"。所以此法主要指放血疗法,可用于瘀血、邪入血分等一系列体表脉络引起的疾病,如闪挫扭伤、毒虫咬伤、气滞血瘀、邪热闭阻等,可用三棱针在局部络脉或瘀血肿痛部位点刺出血,破瘀通络,消肿止痛,泄热解毒。若病情急重或瘀血较多,在刺血局部加拔火罐,可排出更多恶血,促进病愈。

(二)清热温寒

《素问·至真要大论》中有"温者清之""寒者热之",指明了治疗热性病证用"清"法,治疗寒性病证用"温"法。《灵枢·经脉》说:"热则疾之,寒则留之。"这是针灸治疗热性、寒性病证的独特治疗原则。

1.清热

《针灸大全》说:"有热则清之。"而《灵枢·经脉》中的"热则疾之"则更具体地说明了针刺治疗热性病证当浅刺疾出不留针,或点刺出血,或留针用泻法,快速提插捻转,以清解热邪。例如外感之邪初犯,束于机表,而成恶寒发热之表证时,可选大椎、曲池、合谷等穴,浅刺疾出,微微发汗为度,以清热解表。若风热犯表伴咽喉肿痛,可在少商穴点刺放血,清热、消肿、止痛之功颇为效验。又《灵枢·终始》指出"刺热厥者,留针反为寒",故针对脏腑实热或邪热入里者,可在相关经脉及表里经脉留针深刺,行快速进针、提插、捻转的泻法,同时可在井穴点刺放血,加强解毒泻热的作用,亦可使用透天凉的复合针法。另外,阴虚火旺或气虚发热者,应当以滋阴或补气为主,配合泻法清热泻火。

2.温寒

《灵枢·经脉》中有"寒则留之""结络坚紧,火所治之"。可以看出针灸治疗寒性病证主要用两种方法:一则深刺久留针,一则以艾火灸之。《太素脉诀》注曰:"有寒痹等在分肉间者,留针经久,热气当集,此为补也。"寒邪凝滞,针刺不易得气,当深刺留针,激发经气。《针灸问对》说:"寒者灸之,使其气复温也。"灸法可助阳散寒,阳气得复则寒邪可散。例如,寒邪在表,留于经络者,可取三阳经泻之或用灸法温散表寒。若寒邪入里,阴盛阳虚之里寒偏于实者,当以灸法为主,壮数宜多;亦可深刺,留针候气,待阳气来复,以散寒邪;或针灸并用,或用烧山火之法,祛邪为主。若为阳气虚弱之虚寒证,当取相关经络针刺补法加灸,温补阳气为主。

临床上也可见到寒热错杂的情况,如上热下寒证,表寒里热证,表热里寒证等。治疗时当根据病证发展,灵活掌握,温清并用,不宜拘泥。

(三)治病求本

"标"与"本"是一组相对的概念,概括了疾病发生发展过程中的各种主次关系。"标"指疾病的征象和次要方面;"本"指疾病的本质和主要方面。从正邪上来讲,正气为本,邪气为标;就病因与症状而言,病因为本,症状为标;在病位上,脏腑为本,体表为标;在病之先后,旧病为本,新病为标。《素问·标本病传论》说:"凡刺之方,必别阴阳,前后相应,逆从得施,标本相移,故曰有其在标而求之于标,有其在本而求之于本。故治有取标而得者,有取本而得者……知标本者,万举万当,不知标本者,是谓妄行。"临床上病证常较为复杂,当在治疗时辨明标本缓急,灵活运用,可概括为急则治标,缓则治本,标本同治三大法则。

1.急则治标

急则治标指患者病情发展较急骤,症状较为严重或如不及时治疗会危及生命时,治疗当以标病为先,及时缓解急迫症状或防止因标病失治而转为危重,甚或危及生命。例如各种原因引起的热极动风,上扰清窍而见神昏抽搐者,当以开窍醒神,息风止痉为先,加以泄热。患有慢性疾病者,又外感新病,当先解表,以防新感失治,加重旧病。阳气暴脱,脉微欲绝之病情急重者,当速灸百会、关元、气海等穴,回阳救逆固脱。

2.缓则治本

缓则治本指针对症状不甚危急,或久病迁延者,当详审疾病的本质,或扶正,或治其病因,或内调脏腑阴阳,或治其先病,则邪气可去,症状可除,外证可解,新病易愈。如素体虚弱,易于外感者,当补气固本,正气足则邪不可犯。脾肾虚寒,纳呆,畏寒肢冷,五更泄泻者,治以温补脾肾,振奋阳气,则症状自除。脾虚失运,加之肾阴亏于下,阴火上攻所致颜面痤疮者,当内调脾肾,健运脾胃,滋阴降火,则外证自愈。有些病证后期,病情较为复杂,常在症状上出现与疾病本质不符的假象,如真寒假热,真热假寒等,当辨清病证本质,给予正确治疗,这也是治病求本的具体运用。

3.标本同治

标本同治即兼顾标病与本病的治疗方法,用于标本并重的情况。例如,气虚感冒者,治疗时当补气与散邪并重,达到去邪不伤正,扶正不留邪的效果。又如素体肝肾不足,后不慎闪挫而致腰痛难愈者,当补益肝肾与活血止痛并重,方能见效。外邪未解,里热炽盛者,当发散外邪的同时兼清里热。邪热壅盛,耗伤阴液,热盛与阴虚症状并见者,泻热的同时兼以滋阴,既可清泻热毒,又可防止进一步伤阴。可见标本同治在临床上运用也较为广泛。

(四)三因制宜

"三因"指因时、因地、因人,三因制宜即指针灸治疗疾病时,应综合考虑时间、地域和个体差异对治疗方法的要求,从而制定合理的治疗方案。

1.因时制宜

《灵枢・终始》说:"春气在毛,夏气在皮肤,秋气在分肉,冬气在筋骨,刺此病者,各以其时为齐。"《标幽赋》有云:"察岁时于天道,定形气于予心。春夏瘦而刺浅,秋冬肥而刺深。"这都说明四时之气对人体气血运行有显著的影响,春夏之际,阳气生发,人的气血也有升浮之势,故病邪伤人多在浅表,治疗时宜浅刺;秋冬时节,阳气内敛,人体气血亦潜藏于内,故治疗时宜深刺。一天之中,人之气血也法于天地,随着阳气的升伏而发生变化。故有子午流注针法、灵龟八法、飞腾八法等按时取穴的治疗方法。另外,根据一些疾病发病与时间紧密相关的规律,治疗时可寻其规律找准时机。例如,针灸治疗月经病当在经前5~7天开始。

2.因地制宜

《素问・异法方宜论》说:"北方者……其地高陵居,风寒冰冽,其民乐野处而乳食,藏寒生满病,其治宜灸焫,故灸焫者,亦从北方来。南方者……其地下,水土弱,雾露之所聚也,其民嗜酸而食胕,故其民皆致理而赤色,其病挛痹,其治宜微针。"这说明由于地理位置不同,气候各异,造成人们饮食起居、生活习惯也各有不同,因而各地人们的生理病理特点有所差别,治疗上有所区别。例如,上述原文提到的,北方气候寒冷地区,治疗多用温灸;而南方气候炎热,少用温灸而多用针刺。

3.因人制宜

《灵枢・逆顺肥瘦》说:"年质壮大,血气充盈,肤革坚固,因加以邪,刺此者,深而留之……婴儿者,其肉脆、血少、气弱,刺此者,以毫针浅刺而疾发针,日再可也。"这说明每个人的体质存在差异,因而治疗时不能一概而论,应根据人的性别、年龄、体质等因素制定恰当的治疗方法。例如,婴幼儿及年老体虚、皮肤嫩薄、针刺敏感者,针刺治疗时手法宜轻;身强体壮、皮肉粗厚、针感不甚明显者,可加重针刺手法,以达到治疗效果。另外,女子经期、怀孕及产后针灸治疗时应特别注意。身体特别虚弱的患者不宜使用针刺治疗。

三、针灸处方

针灸处方是在辨病辨证基础上,针对患者病证情况,提出的具体治疗方案,主要涵盖腧穴组成和治疗方法两大部分,是针灸临床治疗的关键步骤。针灸处方是临床治疗的基本单位。首先是根据疾病主症选取主穴,再根据辨证选取配穴,再次是根据出现的次要的兼证加减腧穴,最后综合处方所要发挥的效应选择针灸的施术方法,这是针灸临床确定处方的一般思路与方法。

(一)选穴与配伍

1.选穴原则

(1)局部选穴:指在病变局部或附近选取腧穴的方法,体现了腧穴的近治作用。例如治疗眼疾,选睛明、攒竹;治疗鼻病取迎香;耳病取听宫、听会;头痛取太阳等。另外,胃病取上腹部穴,肝胆病取胁肋部穴,肠道疾病取脐周穴都有显著的疗效等。对于局部症状较明显的疾病,如皮肤病、腱鞘炎、瘘症等最适合用此选穴方法。特别是闪挫扭伤和痹证的治疗,除了局部选穴之外,也常"以痛为腧",颇为应验。

(2)远部选穴:指选取距离病痛较远部位腧穴的方法。《素问·五常政大论》说:"病在下,取之上;病在上,取之下;病在中,傍取之。"例如,胃病取足三里,虚火牙痛取涌泉,面瘫取对侧合谷等。经络中的标本理论认为,四肢部位经络经气所出部位,为本;头面部为经气灌注弥散的部位,为标,故此法大多选取肘膝关节以下的腧穴治疗头面、五官、内脏、躯干的疾病。子宫脱垂、久泻脱肛灸百会,因为百会为"三阳五会",在人体的位置最高,各经上传阳气都交汇于此。这一选穴原则最能体现"经脉所过,主治所及"的治疗规律。

(3)辨证选穴:指根据患者的证候特点,分析病因病机而辨证选取腧穴的方法。一些疾病如发热、昏迷、失眠、癫狂等,没有明确的病变部位,呈现全身症状,治疗时适宜辨证选穴,如失眠心阴虚加阴郄、心俞、太溪、照海,心肾不交取太溪、肾俞,心脾两虚取脾俞、足三里、关元,胆气虚怯取胆俞、足临泣,痰热扰心取曲池、丰隆、劳宫、足三里等;面瘫在局部取穴的基础上,风寒证加风池,风热证加曲池等。

(4)经验选穴:是根据疾病的特殊或主要症状而选取腧穴的原则,是腧穴特殊治疗作用及临床经验在针灸处方中的具体运用,多选用经外奇穴,或者是医家多年的临床用穴心得,如外感发热身痛,可取大椎、合谷;腰痛选腰痛点;落枕颈项强痛选外劳宫;月经过多、崩漏选断红穴(手背第二、三掌指关节间向前1寸处,当指蹼缘上)等。

2.配伍方法

配伍指将针对某一病症具有相同主治作用的腧穴相配伍使用的方法。腧穴经过配伍后可显著提高疗效。配伍方法总体可分为两大类:按经配伍和按部配伍。

(1)按经配伍:按经配伍指按照经脉主治规律或相关经脉主治规律进行配伍的方法。主要包括本经配伍法、表里经配伍法、同名经配伍法、交会经配伍法和子母经配伍法。

本经配伍法:在治疗某一脏腑病或该脏腑本经病时,选择本经脉上的腧穴配伍治疗。例如肝气不疏引起的胁肋胀痛,可选择足厥阴肝经上的期门与太冲穴。胃火循经上扰引起的牙痛,可取足阳明胃经上的颊车、内庭、二间穴。

表里经配伍法:根据人体脏腑、经脉的表里关系,在治疗某一脏腑经脉疾病时,可选择互为表里的经脉上的腧穴配合使用。例如肝阳上亢,风火上扰引起的偏头痛,可选取肝经太冲与胆经的率谷、悬颅、足临泣等。原络配伍法属于此类,当表里经同病时,可用原络配伍法,即取先病经的原穴,与后病经的络穴相配使用。如肺与大肠相表里,肺经先病,则取肺经的原穴太渊与大肠经络穴偏历。

同名经配伍法:根据"同气相求"的理论,可选用手足同名经的腧穴配合使用。如牙痛、咽喉肿痛取手阳明经的合谷配足阳明经的内庭;癫证可选用手足厥阴经的间使、太冲。

交会经配伍法:有些经脉之间在循行路线中有所交会,相交会的腧穴称为交会穴,选取交会穴进行腧穴配伍,可治疗经脉交会部位或相交会经脉的病变。如足太阴脾经、足少阴肾经、足厥阴肝经交会于三阴交穴,所以常用三阴交配太溪滋补肝肾,三阴交配太冲治肝气郁结导致的诸多妇科疾病等。

子母经配伍法:脏腑、经络都有五行属性,特定穴中的五输穴也有明确的五行属性。按照"虚则补其母,实则泻其子"的原则,运用五输穴进行配伍的方法称为子母经配穴法。如虚劳咳嗽,在选肺俞的同时可选脾俞、足三里等穴,培土生金;肝阳上亢者,可用太溪、照海、三阴交等穴配伍,滋水涵木。肺经的咳嗽实证,可取本经的子穴尺泽,或子经肾经的子穴阴谷用泻法,亦可配用相表里经的腧穴使用。

(2)按部配伍:按部配伍指按照人体部位划分来配伍的一类方法。包括上下配伍法、前后配伍法、左右配伍法等。

上下配伍法:"上"指腰部以上的腧穴,包括上肢穴;"下"指腰部以下的腧穴,包括下肢穴。例如肝阳上亢之头痛,可取风池、百会、悬颅、侠溪、行间。阴虚火旺之鼻衄可取上星、迎香、照海。另外,特定穴中的合募配穴、下合穴可治疗腑病,在下;募穴在腑的附近,在上,上下相配,治疗腑病有良效。如治疗急性泄泻时,可取大肠募穴天枢及其下合穴上巨虚。

前后配伍法:前后配伍法同《内经》中的偶刺,即在人体的腹面及背面取穴配伍的方法。例如哮喘,可前取天突、膻中,后取肺俞、定喘;脾虚久泻,前配天枢、气海,后配脾俞、肾俞。特定穴中的俞募配穴属于此类,背俞穴为脏腑之气输注于背部之处,募穴为脏腑之气输注于腹部之处,且背俞穴善治脏病,募穴善治腑病,前后阴阳相配,脏腑同调。例如治疗脾胃不和可选章门、中脘与脾俞、胃俞;治疗肝病可取期门配肝俞等。

左右配伍法:是指将躯干、肢体左侧和右侧的腧穴配伍应用的方法。本方法是基于人体十二经脉左右对称分布和部分经脉左右交叉的特点总结而成的。《黄帝内经》中的"巨刺""缪刺"就是左右配穴法的运用。在临床上常选择左右同名腧穴配合运用,是为了加强腧穴的协同作用,如胃痛可选双侧足三里、梁丘等。当然左右配伍法并不局限于选双侧同名腧穴,如左侧偏头痛,可选同侧的太阳、头维和对侧的外关、足临泣,左侧面瘫可选用同侧的太阳、颊车、地仓和对侧的合谷等。

(二)主穴与配穴

主穴,是针灸处方中的主要腧穴,也是针对疾病主症而选取的一组腧穴;配穴是相对主穴而言的,是针对辨证、兼证选取的一组,与主穴共同构成针灸组穴。

1.确定主穴与配穴

主穴,即主穴配伍,是针对主症选取的一组腧穴;配穴,即配穴配伍,是针对辨证或兼证选取的一组腧穴。主症即为主要症状,是疾病的主要症状与体征,是病理本质的外在表现,每种疾病都有其特定的主症,主症可以是一个单独的症状,如便血、脱肛等,也可是二三个相关症状共同组成,如心下痞,呕吐;证是以主症为核心的症候群,病症发展到一定阶段,所有症状的总称,是辨证论治的基础,也是对引起主症的病因病机的客观体现;兼证,是主症发展和变化过程中出现的继发症状,或同时出现的相关症状。在制定针灸处方过程中,在根据主症确定主穴配伍后,再综合证、兼证来确定配穴配伍,共同形成针灸组穴。如项强症,本身是一个症状,但根据常见证候的不同,分出了风寒项强、风湿项强、热病项强、瘀血项强,同时可能会出现头痛等兼证。治疗时根据主症选取的主穴为风池、天柱、大椎、后溪、颈部夹脊穴,配穴则根据证、兼证选取,风寒项强可加风府,风门;风湿项强可加阴陵泉,丰隆,太冲;热病项强可加肝俞,合谷,列缺;瘀血项强可加膈俞,血海,兼证头痛可配太阳、天柱等。又如针刺治疗痢疾,根据主症,常选取天枢、上巨虚、关元、合谷穴,若兼见下痢赤白相杂,肛门灼热,小便短赤,或恶寒发热、心烦口渴等症，同时可能还会出现腹痛、胀满等兼证，通过辨证诊断为湿热型痢疾，选取配穴曲池、内庭，最后针对腹痛、胀满等选取太白、脾俞等。

2.配穴与配伍

腧穴配伍是基于中医理论，根据针灸选穴原则，结合临床和腧穴功能主治特性，选择两个或两个以上作用相同的腧穴进行配伍，发挥腧穴的协同增效作用，以达到特定治疗效果，提高临床疗效的一种方法。配穴是相对主穴而言的，是针对证、兼证所选取的腧穴配伍，与主穴共同构成针灸组穴。在以往的文献与教材之中，常常出现"俞募配穴""原络配穴""按经配穴"等，将配伍与配穴的概念相互混淆。腧穴配伍与配穴概念内涵不同，意义有别，配穴可以包含配伍，也可以是单穴，而配伍是指两个或两个以上具有相同主治功能的腧穴组成，也称为"同功穴"，因此，将两者概念和内涵界定清楚对针灸理论的发展具有重要的现实意义。

（三）施术与时间

施术方法是针灸处方的要素，针灸处方中施术方法主要包括所选疗法、操作手法、治疗时间等内容。

针灸治疗方法种类繁多，主要有毫针刺法、艾灸、火针、拔罐、刺络放血、皮肤针、耳针、腧穴注射、腧穴敷贴等，临床可根据患者的病情和具体情况选取适宜的治疗方法，正所谓"针所不为，灸之所宜"。说明不同的针灸用具各有其适应的病证。操作手法主要指补泻方法，如补法、泻法或平补平泻，应根据所要达到的治疗目的进行选取并对具体操作进行说明。如毫针疗法用补法还是泻法，艾灸用艾条灸还是艾炷灸。尤其是对于处方中的部分腧穴，当针刺的深度、方向等不同于常规的方法时，要特别强调。相同的腧穴采用不同的操作手法可产生不同的治疗效果，如补合谷，泻复溜可以发汗，而泻合谷，补复溜则可以止汗。

治疗时间主要指每次治疗的时间、疗程天数、治疗间隔等内容，治疗时机是提高针灸疗效的重要方面，临床上，针灸治疗部分疾病在时间上有着极其重要的意义。一般来说，如果疾病的发作和加重有明显的时间规律性，应在发作前进行针灸治疗。如疟疾在发作前半小时左右针灸效果更好；痛经可在月经来潮前3～7天开始针灸，直到月经过去为止，这样可明显提高针灸疗效，同时，应用子午流注和灵龟八法治疗疾病，对治疗时机则有着特殊的要求，需另加注意。

第四章 内 科 病 证

第一节 感 冒

感冒是感受触冒风邪或时行疫毒,引起肺卫功能失调,出现鼻塞、流涕、打喷嚏、头痛、恶寒、发热、全身不适等主要临床表现的一种外感疾病。感冒又有伤风、冒风、伤寒、冒寒、重伤风等名称。

西医学的上呼吸道感染、流行性感冒可参考本病辨证论治。

一、病因病机

感冒的病因有外因和内因。外因包括六淫之邪和时行疫毒,六淫之中,又以风邪为首。内因主要是正气虚弱,肺卫功能失常。病位主要在肺卫,而又以卫表最为关键。感冒的基本病机是卫表不和。

(一)外感六淫邪气或疫毒

六淫邪气或疫毒从皮毛或口鼻侵犯人体,使肺卫失和而发病。六淫邪气中以风邪为主。因风流动于四时之中,风邪为六淫之首,故外感病常以风邪为先导,且往往是在不同季节,与当令之邪气相合为患,冬季易夹寒,春季易夹热,夏季易夹暑湿,秋季易夹燥,梅雨季节多夹湿。

时行疫毒是具有强烈传染性的致病因素,多由于四时之令不正,非其时而有其气所产生。特点是发病快、病情重,易于流行,且不限季节。时行疫毒也可兼夹六淫,以风寒、风热居多。非时之气夹疫毒伤人,更易发病,且病情多重。

风袭肺卫,卫表不和。风性轻扬,多犯上焦。肺处上焦,司呼吸,喉为其系,开窍于鼻,外合皮毛,职司卫外。外邪从口鼻、皮毛入侵,肺卫首当其冲,感邪之后,很快出现卫表及上焦肺系症状。常见恶寒、发热、头痛、身痛、鼻塞、流涕、咳嗽、咽痛等。因病邪从表自上而入,内合于肺,故尤以卫表不和为其主要方面。

(二)正气虚弱,肺卫功能失常

若气候突变,寒温失常,或生活起居不当,寒温失调,或过度劳累,可使肌腠不密,易受外邪侵袭发病。若体虚之人,气血阴阳不足,腠理不固,正气无力托邪外出,易形成体虚感冒。另外,肺经素有痰热、伏火,或痰湿内蕴,肺卫失于调节,易感受外邪。感邪性质与体质有关,如素体阳虚,易受风寒,阴虚者易受风热、燥热之邪,或痰湿偏盛者易受外湿。

总之,感冒的病因不同,病变过程有所区别。由于四时六气不同,以及人体禀赋素质的差异,故临床表现的证候有风寒、风热和暑湿兼夹之证,在病程中且可见寒与热的转化或错杂。如感受时行疫毒则病情多重,甚或有变生他病者。

二、诊断

(一)临床表现

普通感冒初起多见鼻窍和卫表症状。鼻、咽作痒不适,鼻塞,流清涕,打喷嚏,声重而嘶,头痛,恶风等;继而恶寒发热,咳嗽,咽痛,肢节酸重不适等。部分患者病及脾胃,而表现胸脘痞闷、恶心、呕吐、食欲减退、大便稀溏等症。

时行感冒,多呈流行性,一家、一处众人同时突然发病,首发症状常见憎寒、发热,体温常为 39～40 ℃,周身酸痛,疲乏无力。1～3 日后出现明显的鼻塞、流涕、打喷嚏、咳嗽、咽痛等,病情较一般感冒为重,体力恢复较慢。

(二)病程

病程较短,一般 3～7 日可愈,普通感冒一般不传变。

(三)发病季节

四时皆可,以冬、春季多见。

三、鉴别诊断

(一)中医鉴别诊断

感冒以恶寒、发热、鼻塞、打喷嚏、流涕等为主要临床表现,中医临床当与温病初起和鼻鼽相鉴别。

1.温病

感冒主要与温病,尤其是与风温早期鉴别。温病多有类似感冒的症状,风温初起,更与风热感冒相似。因此,在各种温热病的流行季节,应该特别警惕,注意鉴别。一般说来,感冒发热多不高,或不发热,以解表宣肺之药即可汗出热退身凉,多不传变;而温病则高热、壮热,传变迅速,由卫而入,入营入血,甚者谵妄、神昏、惊厥等,病势急骤,病情较重。另外,各种温病均有明显的季节性,而感冒则四时可发。

2.鼻鼽

鼻鼽是以突然和反复发作的鼻痒、打喷嚏、流清涕、鼻塞等为特征的一种常见、多发性鼻病，又称鼽涕。一般症状发作突然，发作与环境或气温骤变有关，先感鼻腔发痒、酸胀不适，继则喷嚏频作，鼻塞，流清涕，质稀量多，嗅觉暂时减退。鼻鼽具有突然发作的特征，通常无恶寒发热、汗出身痛、四肢无力等，在数分钟至数小时内自行缓解，缓解后如常人，但易反复发作。临床上可以根据其典型临床表现与感冒相鉴别。

(二)西医鉴别诊断

一些传染性疾病的初起阶段表现为发热、头痛、打喷嚏、流涕等，与感冒症状类似，需要在临床上鉴别。

1.麻疹

麻疹是由麻疹病毒引起的急性传染病，多发生于儿童。发病即可见发热、畏光、流泪、流涕、咳嗽等症状，但其典型特点为口腔麻疹斑，即在麻疹发病第2～3天可在病人黏膜及唇内侧，出现直径0.5～1 mm的小白点，周围环绕红晕，用压舌板刮不掉，出少逐渐增多，且可相互融合，此斑一旦出现，即可确诊。

2.猩红热

猩红热是由A组β型溶血性链球菌所致的急性呼吸道传染病，多见于小儿，尤以5～15岁居多，潜伏期1～7天。发病后，虽有发热、咽痛等感冒症状，但猩红热咽部明显红肿疼痛，持续发热，一昼夜内出现典型皮疹，舌鲜红无苔如杨梅，与感冒有明显不同，可资鉴别。

四、辨证治疗

(一)辨证要点

1.辨普通感冒与时行感冒

普通感冒无流行性，症状较轻，少有传变，病程为5～7天。时行感冒有流行性，发病急，突然恶寒，甚则高热寒战，周身酸痛，全身症状显著，多数发生传变，化热入里，继发或合并他病，病程大于7天，具有广泛的流行性和传染性。

2.辨一般感冒与虚人感冒

一般感冒以青壮年多见，患者形体壮实，多无慢性病，诱因多为寒温失调、过度疲劳，证候特点为形实、邪实、症实，属实证，病情较轻，病程较短；虚人感冒以老年人或久病体虚者多见，患者形体虚弱，多有慢性病，稍不谨慎即可诱发，证候特点为虚实夹杂，寒热错综，病情轻重不一，病程多较长。

3.辨风寒与风热

风寒感冒者,多见于一般体质或阳虚体质,冬季为多,症见恶寒重,发热轻,头痛,身痛,鼻塞,流清涕,口不渴,咽不痛、不肿,咽痒,苔白,脉浮紧。

风热感冒者,多见于一般体质或阴虚或阳盛之体,春季易发,以发热重,恶寒轻,鼻塞,流黄涕,口渴,咽痛,苔白少津或薄黄,脉浮数为特征。

4.辨兼夹症

夹湿者,好发于梅雨季节,以身热不扬,头重如裹,骨节疼痛,胸闷口黏,纳谷不馨为特征。

夹暑者,好发于长夏,以身热有汗,心烦口渴,小便短赤,苔黄腻为特征。

夹燥者,好发于秋季气候干燥之时,以身热头痛,鼻燥咽干,咳嗽无痰或少痰,口渴,舌红为特征。

夹食者,好发于小儿或老人,多见于饱食过度,以身热,脘胀纳呆,恶心腹泻,大便恶臭不化,苔腻等为特征。

(二)治疗原则

感冒的基本治疗原则是解表达邪。感冒的病位在卫表肺系,治疗应因势利导,从表而解,遵"其在皮者,汗而发之"之义。

风寒感冒治以辛温解表,风热感冒治以辛凉解表,暑湿杂感者又当清暑祛湿解表。虚人感邪则应扶正与解表并施,标本兼顾。外邪入里,表里均见者当解表清里。时行感冒多为风热重症,除辛凉解表外,应重用清热解毒之品。

(三)证治分类

1.风寒感冒

主要证候:轻者鼻塞声重,打喷嚏,时流清涕,重者恶寒重,发热轻,无汗,头痛,肢节酸痛,咽痒,咳嗽,痰稀薄色白,口不渴或渴喜热饮。舌苔薄白而润,脉浮或浮紧。

证候分析:外受风寒,肺卫失宣。影响及鼻咽则鼻塞声重,打喷嚏,时流清涕,咽痒,影响及气道则咳嗽;风寒外束,卫阳被郁,不能宣达于外,而见恶寒,发热,无汗,头痛,肢节酸痛;寒为阴邪,伤于寒邪,故见口不渴或渴喜热饮,痰清稀色白。舌苔薄白而润,脉浮或浮紧均为外受风寒之象。

治法治则:辛温解表,宣肺散寒。

常用中成药:感冒清热颗粒。

方药:轻者用葱豉汤,较重者用荆防败毒散。前方药用葱白 10 g,豆豉 10 g。

后方用荆芥 10 g,防风 10 g,生姜 10 g,柴胡 10 g,薄荷 6 g,川芎 10 g,前胡 10 g,桔梗 10 g,枳壳 10 g,茯苓 10 g,甘草 6 g,羌活 10 g,独活 10 g。

前方中葱白通阳散寒,豆豉透表达邪。后方荆芥、防风、生姜辛温散寒,柴胡、薄荷解表退热,川芎活血散风止痛,前胡、桔梗、枳壳、茯苓、甘草宣肺理气、止咳化痰,羌活、独活祛风散寒除湿。

加减:风寒夹湿邪侵袭,症见头重如裹,肢体酸重,可用羌活胜湿汤;夹痰浊见咳嗽痰多者,可予二陈汤;夹气滞见胸闷不舒者,可予理气之品;寒包火见口渴、咽痛等内热者,可予麻杏甘石汤。

2.风热感冒

主要症候:发热,微恶寒,汗出不畅,头痛,流黄浊涕,口干而渴,咽喉红肿疼痛,咳嗽,咳痰黄稠,咽燥。舌边尖红,舌苔薄白或微黄,脉浮数。

证候分析:风热邪气犯表,卫表失和。正邪交争,而见发热,微恶寒,即使有汗,也汗出不畅;风热邪气上犯清窍,而见头痛;影响及鼻咽,而见鼻流黄浊涕,口干口渴,咽喉红肿疼痛;影响及肺气,而见咳嗽,咳痰黄稠;舌边尖红,舌苔薄白或微黄,脉浮数也为风热邪气伤于卫表的见证。

治法治则:辛凉解表,清肺透邪。

常用中成药:桑菊感冒片、银翘解毒丸。

方药:银翘散。药用金银花 10 g,连翘 10 g,薄荷 6 g,荆芥 10 g,淡豆豉 10 g,桔梗 10 g,牛蒡子 10 g,甘草 6 g,淡竹叶 10 g,芦根 15 g。

方中金银花、连翘辛凉解表、清热解毒;薄荷、荆芥、淡豆豉疏风解表,透热外出;桔梗、牛蒡子、甘草宣肺利咽;淡竹叶、芦根清热生津,除烦止渴。本方一是芳香辟秽,清热解毒;一是辛凉中配以小量辛温之品,且又温而不燥,既利于透邪,又不背辛凉之旨。

加减:发热、咽喉疼痛明显,加板蓝根、玄参清热解毒利咽;头痛明显可加桑叶、菊花清利头目;咳嗽痰多,加桑白皮、前胡;咳痰稠黄,加黄芩、贝母;如风热化燥伤津,咳呛痰少,鼻咽干燥,舌红少津,苔薄等燥象者,加南沙参、天花粉。

3.暑湿感冒

主要症候:暑湿感冒发于夏季,症见身热,汗出热不解,微恶风,汗少,肢体重或疼痛,头昏重胀痛,面垢,鼻塞流浊涕,口中黏腻,渴不多饮,咳嗽痰黏,心烦,胸闷,泛恶,小便短赤。舌苔薄黄而腻,脉濡数。

证候分析:夏季伤于暑湿,卫表不和。伤于暑,而见身热,汗出,恶风;伤于湿,而见虽汗出而热不解,肢体疼重,头昏、头重、头涨;湿为阴邪,重着黏滞,伤于此则清阳不展,而可伴见面垢,流浊涕,胸闷泛恶,虽渴而不多饮;暑为阳邪,易于伤津耗气,故可见口渴,心烦,小便短赤;舌苔薄黄而腻,脉濡数也为暑热夹湿之象。

治法治则:清暑祛湿解表。

常用中成药:藿香正气水。

方药:新加香薷饮。药用香薷 10 g,金银花 12 g,连翘 10 g,厚朴 10 g,扁豆 10 g。

方中香薷祛暑发汗解表,金银花、连翘辛凉解表,厚朴、扁豆和中化湿。

加减:湿盛可选用藿香、佩兰,暑热盛可加黄连、黄芩、青蒿等,小便短赤加六一散、茯苓。

4.体虚感冒

(1)气虚感冒。

主要症候:恶寒较甚,发热,头痛鼻塞,气短懒言,反复发作,稍有不慎则发病。咳嗽,咳痰无力,身体酸楚倦怠。舌质淡,苔薄白,脉浮而无力。

证候分析:正气虚弱,卫外不固,稍受外邪,即见恶寒,发热,头痛鼻塞,甚至时有反复;因于气虚,故气短懒言,身体倦怠,虽有咳痰也无力;咳嗽为邪气伤及肺气所致;舌质淡,苔薄白,脉浮而无力为气虚邪在卫表之象。

治法治则:益气解表。

常用中成药:参苏丸、人参败毒胶囊。

方药:参苏饮。药用人参 9 g,茯苓 10 g,甘草 6 g,苏叶 10 g,葛根 10 g,前胡 10 g,桔梗 10 g,枳壳 10 g,半夏 9 g,陈皮 10 g。

方中人参、茯苓、甘草益气扶正祛邪,苏叶、葛根疏风解表,前胡、桔梗、枳壳、半夏、陈皮宣肺理气,化痰止咳。

加减:气虚甚可加黄芪,平素气虚自汗、形寒、易感风邪者,可服玉屏风散;若阳气虚衰而感寒,见身热轻,恶寒重,头痛、身痛,四肢不温,语声低微,舌胖淡,苔薄白,脉沉无力,当温阳解表,可选麻黄附子细辛汤或再造散。

(2)阴虚感冒。

主要症候:身热,微恶风,无汗或微汗,心烦潮热,口干口渴,干咳痰少。舌质红,苔剥落或无苔,脉细数。

证候分析:平素阴虚之体,受邪之后易于热化燥化,从于热化而见身热,微恶风,无汗或微汗,并可见心烦潮热;从于燥化,而见口干口渴,即使咳嗽有痰也痰少;舌质红,苔剥落或无苔,脉细数,为其阴虚有热之象。

治法治则:滋阴解表。

常用中成药:养阴清肺丸。

方药:加减葳蕤汤。药用玉竹 10 g,葱白 10 g,豆豉 10 g,桔梗 10 g,薄荷 6 g,白薇 10 g,大枣 10 g,甘草 6 g。

方中玉竹滋阴生津以助汗源,葱白、豆豉、桔梗、薄荷解表散邪,白薇清热养阴,大枣、甘草甘润和中,助玉竹育阴。

加减:心烦口渴明显者,加天花粉、竹叶;若产后或月经过多,见头痛身热,微寒无汗,面色不华,唇甲色淡,心悸头晕,舌淡苔白,脉细,属血虚外感,当养血解表,宜选葱白七味饮加减。

五、其他治疗

(一)体针治疗

治则:祛风解表。以手太阴、手阳明经及督脉穴位为主。

主穴:列缺、合谷、大椎、太阳、风池。

配穴:风寒感冒者,加风门、肺俞;风热感冒者,加曲池、尺泽、鱼际;暑湿感冒者,加阴陵泉;体虚者,加足三里;鼻塞流清涕者,加迎香;咽喉疼痛者,加少商;全身酸楚者,加身柱;高热惊厥者,三棱针点刺水沟、十宜。

操作:主穴用毫针泻法。风寒感冒,大椎行灸法;风热感冒,大椎行刺络拔罐。配穴中足三里用补法或平补平泻法,少商、委中用点刺出血法,余穴用泻法。

方义:感冒为外邪侵犯肺卫所致,太阴、阳明互为表里,故取手太阴、手阳明经穴列缺、合谷以祛邪解表。督脉主一身之阳气,温灸大椎可通阳散寒,刺络出血可清泻热邪。风池为足少阳经与阳脉的交会穴,"阳维为病苦寒热",故风池既可疏散风邪,又可与太阳穴相配而清利头目。

(二)拔罐治疗

选大椎、身柱、大杼、肺俞,拔罐后留罐 15 分钟起罐,或用闪罐法。本法适用于风寒感冒。风热感冒者可用刺络拔罐法。

(三)耳针治疗

选肺、内鼻、屏尖、额,用中强刺激。咽痛加咽喉、扁桃体,毫针刺。

第二节 咳 嗽

咳嗽是指肺失宣降,肺气上逆作声,以咳声或伴有咳吐痰液为主症的一种肺系病证。分别言之,有声无痰为咳,有痰无声为嗽,一般多为痰声并见,难以截然分开,故以咳嗽并称。咳嗽既是具有独立性的病证,又是肺系多种疾病的一个症状。

西医学中急慢性支气管炎、慢性咳嗽、慢性阻塞性肺病、部分支气管扩张症、慢性咽炎等以咳嗽为主要表现者,可参考本病辨证论治。

一、病因病机

咳嗽的病因有外感、内伤两大类。外感咳嗽为六淫外邪侵袭肺系;内伤咳嗽为脏腑功能失调,内邪干肺。不论邪从外入,还是自内而发,均可引起肺失宣肃,肺气上逆作咳。

(一)外邪袭肺

外邪袭肺所致咳嗽多因肺的卫外功能减退或失调,以致在天气冷热失常、气候突变的情况下,六淫外邪或从口鼻而入,或从皮毛而受。《河间六书·咳嗽论》谓:"寒、暑、燥、湿、风、火六气,皆令人咳嗽。"即是此意。由于四时主气的不同,因而人体所感受的致病外邪亦有差别。风为六淫之首,其他外邪多随风邪侵袭人体,所以外感咳嗽常以风为先导,夹有寒、热、燥等邪,张景岳提倡"六气皆令人咳,风寒为主"之说,认为以风邪夹寒者居多。

(二)情志不畅

由于情志不遂,肝气郁结,气郁化火,气火循经上逆犯肺,肺气失于宣降,引发咳嗽。肝郁化火,耗伤肺津,炼液为痰,痰邪贮于肺而咳嗽。亦或思虑日久伤脾,脾失健运,津液不布,凝结成痰,贮于肺而为咳。

(三)饮食不节

饮食不当,或嗜烟好酒,熏灼肺胃;或过食肥厚辛辣;或脾失健运,水谷不能化为精微上输以养肺,反而聚为痰浊,上贮于肺,肺气壅塞,上逆为咳。若久延脾肺两虚,气不化津,则痰浊更易滋生,此即"脾为生痰之源,肺为贮痰之器"的道理。

(四)肺脏自病

由于肺系多种疾病迁延不愈,肺脏虚弱,如肺阴不足而致阴虚火旺,灼津为痰,肺失濡润,气逆作咳;或肺气亏虚,肃降无权,气不化津,津聚成痰,气逆于上,引起咳嗽。

外感咳嗽属于邪实,为外邪犯肺,肺气壅遏不畅所致,若不能及时使邪外达,可演变转化,表现风寒化热、风热化燥,或肺热蒸液成痰等情况。内伤咳嗽多属邪实与正虚并见,病理因素主要为"痰"与"火",但痰有寒热之别,火有虚实之分;痰可郁而化火,火能炼液灼津为痰。

外感咳嗽与内伤咳嗽还可相互影响为病,久延则邪实转为正虚。外感咳嗽如迁延失治,邪伤肺气,更易反复感邪,而致咳嗽屡作,肺气益伤,逐渐转为内伤咳嗽;肺脏有病,卫外不强,易受外邪引发或加重,特别在气候转寒时尤为明显。久则从实转虚,肺脏虚弱,阴伤气耗。由此可知,咳嗽虽有外感、内伤之分,但有时两者又可互为因果。

二、诊断

(1)咳嗽伴或不伴咳痰。

(2)外感咳嗽,起病急,病程短,常伴肺卫表证;内伤咳嗽,常反复发作,病程长,多伴其他兼证。

(3)血常规、红细胞沉降率、痰培养、胸部 X 线透视或摄片等,有助于协助诊断与鉴别诊断。

三、鉴别诊断

(一)中医鉴别诊断

1.感冒

感冒以外感表证为主要表现,咳嗽症状不突出。感冒常可转为咳嗽,当外感症状逐渐消失,而渐转为咳嗽时,即可诊断为咳嗽。

2.肺痈

肺痈各期均以咳嗽为主要症状,但常有其他兼夹证存在,此为与咳嗽鉴别之要点。肺痈初期多为外感风热或寒包火证,但病情进展,可以咳嗽、胸痛、发热、咳吐大量腥臭脓血痰为特征。

3.肺痨(肺结核)

肺痨也以咳嗽为主要表现。但肺痨多见咳嗽,咳血,潮热,盗汗,身体消瘦等,病程较长,是具有传染性的慢性虚损疾患。胸部 X 线检查及痰细菌学检查可以鉴别。

4.喘证、哮病

喘证、哮病也可以兼有咳嗽,但喘证、哮病分别以呼吸困难、喉中哮鸣有声为主要临床特点,据此可以鉴别。哮病具有发作性、反复性、顽固性、遗传性,主要表现为呼吸不利,喉中痰鸣气吼。喘证可见于多种急慢性疾病过程中,以呼吸困难,甚至张口抬肩、鼻翼煽动、不能平卧为特征。咳嗽日久,可以转变为喘证。

(二)西医鉴别诊断

引起咳嗽的病因很多,以下是以咳嗽为主症的几种常见疾病,需掌握其临床特征,加以鉴别。

1.慢性咳嗽

咳嗽时间持续在 8 周以上,又无明显肺疾病证据的咳嗽称为慢性咳嗽,咳嗽往往是患者唯一的就诊症状。主要包括各种鼻、咽、喉疾病引起的咳嗽、胃食管反流性咳嗽、咳嗽变异性哮喘、嗜酸粒细胞性支气管炎等。

2.急性气管-支气管炎

急性气管-支气管炎常见于寒冷季节或气候突变时,也可由急性上呼吸道感染蔓延而来。全身症状一般较轻,可有发热,38 ℃左右,多于 5 天降至正常。常需结合胸部体征和胸部影像学检查排除其他肺部疾患确诊。

3.慢性支气管炎

慢性支气管炎为临床出现有连续两年以上,每年持续 3 个月以上的咳嗽、咳痰或气喘等症状。早期症状轻微,多在冬季发作或加重;疾病进展又可并发慢性阻塞性肺气肿,发展为肺源性心脏病,临床依据病史和临床表现,并结合胸部 X 线、心电图等检查可予明确诊断。

4.弥漫性间质性肺疾病

弥漫性间质性肺疾病是以肺间质损害为特征的一类疾病群的统称,通常以持续干咳和(或)进行性加重的呼吸困难等为主要临床症状,胸部高分辨 CT、肺功能检查和血气分析是鉴别诊断的重要依据。

四、辨证治疗

(一)辨证要点

1.外感与内伤

(1)外感咳嗽:多为新病,常突然发生,病程短,初期多兼有寒热、头痛、鼻塞等肺卫表征,属于邪实。

(2)内伤咳嗽:多为久病,常反复发作,迁延不愈,常兼他脏病证,多属邪实正虚。

2.据咳嗽特征辨病性

(1)咳嗽时作,白天多于夜间,咳而急剧,声重,咽痒而咳;或咳声嘶哑,病势急而病程短者,多为外感风寒或风热。

(2)咳声重浊者多为风热或痰热伤津所致。

(3)早晨咳嗽阵发加剧,咳嗽连声重浊,痰出咳减者,多为痰湿或痰热咳嗽。

(4)咳嗽势缓而病程长者多为阴虚或正虚。

(5)午后、黄昏咳嗽加重,或夜间时有咳嗽,咳声轻微短促者,多属肺燥阴虚。

3.据咳痰特点及兼证分寒热虚实

(1)恶寒,鼻涕清稀色白,多属寒;恶风,鼻涕稠黏而黄,多属热。

(2)病势急,病程短,咳声洪亮有力属实;病势缓,病程长,咳声低弱乏力属虚。

(3)咳嗽痰少、干咳无痰,属燥热、阴伤;痰多者,属痰湿、虚寒;痰黄而黏稠者,属痰热;痰白清稀者,属风、寒;痰白稠厚者,属湿;痰中带血者,多属肺热或肺阴虚。

(二)治疗原则

咳嗽的治疗应分清邪正虚实。外感咳嗽多是新病,属邪实,治疗以宣肺散邪为主,按病邪性质分为风寒、风热、风燥论治。因肺居高位,用药宜轻扬,使药力易达病所;宜重视化痰顺气,痰清气顺,肺气宣畅,则咳嗽易愈。内伤咳嗽多有宿病,常反复发作,多属邪实正虚,治当祛邪扶正,标本兼治,分清虚实主次处理。若属虚证,则当根据虚之所在,予以培补。

咳嗽的治疗,除直接治肺外,还应从整体出发,注意治脾、治肾、治大肠等。咳嗽初期一般忌敛涩留邪,当因势利导,肺气宣畅则咳嗽自止;咳嗽日久,治以祛邪止咳,扶正补虚,标本兼顾。

(三)证治分类

1.外感咳嗽

(1)风寒袭肺证。

主要症候:咳嗽声重,气急,咽痒,咳痰稀薄色白,鼻塞,流清涕,头痛,肢体酸楚,或见恶寒发热,无汗。舌苔薄白,脉浮或浮紧。

症候分析:本病证病机要点为风寒之邪外束肌表,内袭于肺,肺气失宣。风寒之邪外束肌表,内袭于肺,肺卫失宣,肺气闭郁,不得宣通,故咳嗽声重,气急咽痒;寒邪郁肺,气不布津,凝聚为痰,故痰白清稀;鼻为肺之窍,风寒外束肌表,皮毛闭塞,卫阳被遏,故见鼻塞、流清涕、头痛、肢体酸楚、恶寒、发热、无汗等风寒表证;舌苔薄白,脉浮或浮紧均为风寒袭肺、肺气失宣之征象。

治法治则:疏风散寒,宣肺止咳。

常用中成药:通宣理肺丸、三拗片。

方药:三拗汤合止嗽散加减。药用炙麻黄 6 g,杏仁 10 g,甘草 6 g,荆芥 10 g,桔梗 10 g,陈皮 10 g,白前 10 g,百部 9 g,紫菀 10 g。

前方用麻黄、杏仁、甘草,重在宣肺散寒,适用于初起风寒闭肺。后方以荆芥疏风解表;桔梗、白前升降肺气;紫菀、百部润肺止嗽;桔梗、甘草、陈皮宣肺化痰利咽,适用于外感咳嗽迁延不愈,表邪未净,或愈而复发,喉痒而咳痰不畅者。两方合用,尤宜于风寒外束肌表、内郁肺气之咳嗽。

加减:若夹痰湿,咳而痰黏,胸闷,苔腻可加半夏、茯苓燥湿化痰;表寒未解,里有郁热,可用麻杏石甘汤解表清里。

(2)风热犯肺证。

主要症候:咳嗽频剧,声重气粗或咳声嘶哑,咽喉燥痛,咳痰不爽,痰黏稠或黄,咳时汗出,鼻流黄涕,口渴,头痛,或见恶风,身热。舌苔薄黄,脉浮数或浮滑。

症候分析:本病证的病机要点为风热犯肺,肺失清肃;起居不慎,感受风热,或者感受风寒,寒邪郁而化热。风热犯肺,肺失清肃,则咳嗽频剧,气粗或咳声暗哑;热伤津液,则见口渴,喉燥咽痛;肺热内郁,蒸液成痰,故痰黏稠而黄,咳吐不爽;风热犯表,卫阳被郁,卫表不和而见鼻流黄涕、头痛、汗出、肢楚、恶风、身热等表热证;舌苔薄黄、脉浮数为风热袭表犯肺、肺失清肃之征象。

治法治则:疏风清热,宣肺止咳。

常用中成药:金莲花胶囊、双黄连口服液。

方药:桑菊饮加减。药用桑叶 10 g,菊花 10 g,连翘 10 g,薄荷 6 g(后下),桔梗 10 g,杏仁 10 g,芦根 20 g,甘草 6 g。

方中桑叶清透肺络之热;菊花清散上焦风热;薄荷辛凉解表,宣透风热;桔梗、杏仁,一升一降,解肌肃肺以止咳;连翘、芦根清热生津;甘草既有宣肺祛痰止咳之功,又有调和诸药之效。亦可加前胡、牛蒡子以增强宣肺之力。

加减:热盛加黄芩、知母清肺热;咽痛明显,可加射干、山豆根、玄参清热利咽;热伤肺津,可加沙参、天花粉清热生津;夏令夹暑,可加鲜藿香、鲜荷叶清解暑邪。

(3)风燥伤肺证。

主要症候:干咳,连声作呛,无痰或痰少而黏,不易咳出,或痰中带有血丝,喉痒,咽喉干痛,唇鼻干燥,口干,初起或伴鼻塞、头痛、畏寒、身热等表证。舌质红干而少津,苔薄白或薄黄,脉浮数。

症候分析:本病证的病机要点为风燥伤肺,肺失清润。风燥伤肺,肺失清润,故见干咳,连声作呛;燥伤津液,则咽喉口鼻干燥,痰黏不易咳吐;燥热伤肺,肺络受损,络破血溢,故痰中夹血。本证多发于秋季,乃燥邪与风热并见的温燥证,故见风燥外客、卫气不和的表证;舌质红干而少津,苔薄白或薄黄,脉浮数,均为温燥伤肺、卫表不利、肺失清润之征象。

治法治则:疏风清肺,润燥止咳。

常用中成药:止咳橘红丸。

方药:桑杏汤加减。药用桑叶10 g,杏仁10 g,沙参12 g,贝母10 g,淡豆豉9 g,栀子皮10 g,梨皮10 g。

方中桑叶清宣肺热,止咳平喘,杏仁宣肺止咳,降逆平喘,同为君药;热者应寒之,故用沙参、贝母清肺化痰,淡豆豉清热除烦作为臣药;栀子皮清泄肺热,燥者应润之,故用梨皮润肺生津作为佐使之药。

加减:津伤较甚,干咳,舌干红少苔者,加麦冬、玉竹养阴润肺;热重者见心烦口渴,酌加石膏、知母清肺泻热;痰中夹血,配白茅根、藕节清热止血;若辨证属燥邪伤肺之重证,也可选用清燥救肺汤;若凉燥犯肺,症见干咳少痰或无痰,咽干鼻燥,兼有恶寒发热,头痛无汗,舌苔薄白而干,脉弦,治以疏风散寒,润肺止咳,主方用杏苏散加减。

2.内伤咳嗽

(1)痰湿蕴肺证。

主要症候:咳声重浊,痰多,因痰而嗽,痰出咳减,痰黏或稠厚成块,色白或带灰色,每于早晨或食后咳甚痰多,进甘甜油腻食物加重,胸闷,脘痞,呕恶,食少,体倦,大便时溏。舌苔白腻,脉象濡滑。

证候分析:本病证病机要点为脾湿生痰,上渍于肺,壅遏肺气。痰湿蕴肺,肺失宣降,故咳嗽痰多,咳声重浊,痰黏或稠厚或稀薄;晨间痰壅,故咳痰尤甚,痰出则咳缓;痰湿为阴邪,故痰白或带灰色;痰湿停于胃,胃失和降,则食少,恶心呕吐;阻于胸膈,气机不畅,则胸闷脘痞;湿邪流注肌肉,则肢体困重;脾为湿困,脾失健运,则大便溏薄,舌苔白腻,脉濡滑,均为脾虚痰湿内盛之征象。

治法治则:燥湿化痰,理气止咳。

常用中成药:二陈丸、痰咳净片、蛇胆陈皮口服液。

方药:二陈汤合三子养亲汤加减。药用清半夏9 g,陈皮10 g,茯苓15 g,甘草6 g,苏子10 g,白芥子9 g,莱菔子10 g。

前方用半夏燥湿化痰、降逆和胃,陈皮理气燥湿,茯苓健脾渗湿,甘草调和诸药,兼润肺和中。后方以白芥子温肺利气化痰;苏子、莱菔子降气化痰消食。两者合用具有降气化痰、止咳作用,适用于咳逆痰涌、胸满气急、苔浊腻的痰浊蕴肺证。

加减:痰湿较重而见咳,痰多稠厚,胸闷,脘痞,苔腻,加苍术、厚朴以增强燥湿化痰之力;若寒痰较重,痰白如沫,怯寒背冷,加干姜、细辛温肺化痰;久病脾虚加党参、白术健脾益气;症状平稳后,可服六君子汤健脾化痰。

(2)痰热郁肺证。

主要症候:咳嗽,气息粗促,或喉中有痰声,痰多质黏或稠黄,咳吐不爽,或有热腥味,或咳血痰,胸胁胀满,咳时引痛,面赤,或有身热,口干而黏,欲饮水。舌质红,苔薄黄腻,脉滑数。

证候分析:本病证病机要点为痰热壅肺,肺失肃降。感受外邪,入里化热,或痰浊内阻,郁而化热,痰热壅阻肺气,肺失清肃,故咳嗽气息粗促,痰多质黏稠、色黄、咳吐不爽;痰热郁蒸,则痰有腥味;热伤肺络,故胸胁胀痛,咳时引痛,或咳吐血痰;肺热内郁,则有身热,口干欲饮;舌质红,苔薄黄腻,脉滑数,均为痰热蕴肺之征象。

治法治则:清热化痰,肃肺止咳。

常用中成药:复方鲜竹沥液、牛黄蛇胆川贝液、清肺抑火丸。

方药:清金化痰汤加减。药用黄芩 10 g,栀子 10 g,桔梗10 g,麦冬 12 g,桑白皮 10 g,贝母 10 g,知母 10 g,瓜蒌仁 15 g,橘红 6 g,茯苓 15 g,甘草 6 g。

方中橘红理气化痰,使气顺则痰降;茯苓健脾利湿,湿去则痰自消;更以瓜蒌仁、贝母、桔梗清热涤痰,宽胸开结;麦冬、知母养阴清热,润肺止咳;黄芩、栀子、桑白皮清泻肺火;甘草补土而和中。

加减:痰热甚者,可加竹沥水、天竺黄、竹茹清热化痰;痰热郁蒸,痰黄如脓或有腥味,加鱼腥草、金荞麦根、冬瓜子、薏苡仁清热化痰解毒;痰热壅盛,腑气不通,胸满咳逆,痰涌,便秘,配葶苈子、大黄、芒硝清热通腑;痰热伤津,口干,舌红少津,配南沙参、天花粉清热生津。

(3)肝火犯肺证。

主要症候:上气咳逆阵作,常感痰滞咽喉而咳之难出,量少质黏,咳时面赤,胸胁胀痛,咳时引痛,症状可随情绪波动而增减。舌红或舌边红,舌苔薄黄少津,脉弦数。

证候分析:本病证的病机要点为肝郁化火,上逆侮肺,肺失清肃。肝失条达,郁结化火,上逆侮肺,肺失肃降,以致气逆作咳,咳则连声;肺失清肃,津液不布,凝结成痰,痰气交结,结于咽喉,故常感痰滞咽喉,咳之难出;肝火上炎,故咳时面红,口苦咽干;木火刑金,炼液成痰,肺热津亏,则痰黏量少,难以咳吐;肝脉布两胁,上注于肺,肝肺络气不和,故胸胁胀痛,咳而引痛;舌质红,苔薄黄少津,脉弦数,皆为肝火肺热之征象。

治法治则:清肺平肝,化痰止咳。

常用中成药:羚羊清肺丸、清肺抑火丸。

方药:黄芩泻白散合黛蛤散加减。药用黄芩10 g,桑白皮12 g,地骨皮10 g,甘草6 g,粳米10 g,青黛3 g,海蛤壳15 g。

前方能清肺泻热,用桑白皮、地骨皮、黄芩清肺泻火;甘草、粳米化痰止咳。后方用青黛、蛤壳清肝化痰。二方相合,使气火下降,肺气得以清肃,咳逆自平。

加减:胸闷气逆者,加瓜蒌、桔梗、枳壳、旋覆花利肺降逆;胸痛者配郁金、丝瓜络理气和络;痰黏难咳,加海浮石、贝母、瓜蒌清热化痰降气;咽燥口干酌加沙参、麦冬、天花粉清热生津。

(4)肺阴亏耗证。

主要症候:干咳,咳声短促,痰少黏白,或痰中带血丝,或声音逐渐嘶哑,口干咽燥,或午后潮热,颧红,盗汗,日渐消瘦,神疲。舌质红少苔,脉细数。

证候分析:本病证的病机要点为肺阴亏虚,虚热内灼,肺失滋润,肃降无权。久病肺脏自伤或他病及肺,致肺阴亏虚,虚热内灼,肺失滋润,肃降无权,肺气上逆,则干咳,咳声短促;虚火灼津为痰,肺损络伤,故痰少黏白或见夹血;阴虚肺燥,津液不能濡润上承,则咳声逐渐嘶哑,口干咽燥;阴虚火旺,故午后潮热,手足心热,颧红,夜寐盗汗;阴精不能充养而致形瘦神疲;舌质红,少苔,脉细数,均为肺阴亏虚、阴虚内热之征象。

治法治则:养阴润肺,化痰止咳。

常用中成药:养阴清肺口服液、百合固金口服液。

方药:沙参麦冬汤加减。药用沙参12 g,麦冬12 g,玉竹10 g,桑叶10 g,甘草6 g,天花粉15 g,生扁豆10 g。

方中主要用沙参养肺胃之阴,并辅以麦冬、天花粉清肺胃之热,用玉竹以补虚,扁豆以和中作为兼制之药,最后引用桑叶之苦而轻宣肺热,和以甘草之甘而生津液。津液生,燥热除,各症自愈。本方侧重于肺胃阴伤者,证比桑杏汤略重,又比清燥救肺汤略轻一点,故临证应用应各有侧重。

加减:痰中带血,加牡丹皮、白茅根、仙鹤草、藕节清热止血;潮热,酌加功劳叶、银柴胡、青蒿、鳖甲、胡黄连以清虚热;盗汗,加乌梅、生牡蛎、浮小麦收敛止涩;咳吐黄痰,加海蛤粉、知母、黄芩清热化痰;手足心热,梦遗,加知母、黄柏、女贞子、墨旱莲、五味子滋肾敛肺；病久不愈，肺气不敛，咳而气促，加五味子、诃子。

五、其他治疗

(一)针灸治疗

1.外感咳嗽

治则：疏风解表，宣肺止咳。以手太阴经穴为主。

主穴：肺俞、中府、列缺。

配穴：外感风寒者，加风门、合谷；外感风热者，加大椎。

操作：毫针泻法，风热可疾刺，风寒留针或针灸并用，或针后在背部腧穴拔罐。中府、风门、肺俞等背部穴不可深刺，以免伤及内脏。

方义：咳嗽病变在肺，按俞募配穴法取肺俞、中府以理肺止咳、宣肺化痰；列缺为肺之络穴，可散风祛邪，宣肺解表。

2.内伤咳嗽

治则：肃肺理气，止咳化痰。以手、足太阴经穴为主。

主穴：肺俞、太渊、三阴交、天突。

配穴：痰湿侵肺者，加丰隆、阴陵泉；肝火灼肺者，加行间；肺阴亏虚者，加膏肓。

操作：主穴用平补平泻法，可配用灸法。

方义：内伤咳嗽易耗伤气阴，使肺失清肃，故取肺俞调理肺气；太渊为肺经原穴，可肃肺、理气、化痰；三阴交可疏肝健脾，化痰止咳；天突为局部选穴，可疏导咽部经气，降气止咳。四穴合用，共奏肃肺理气、止咳化痰之功。

(二)穴位注射治疗

选定喘、大杼、风门、肺俞，用维生素 B_1 注射液或胎盘注射液，每次取 1～2 穴，每穴注入药液 0.5 mL 选穴由上而下依次轮换，隔日 1 次。本法用于慢性咳嗽。

(三)穴位贴敷治疗

选肺俞、定喘、风门、膻中、丰隆，用白附子（16%）、洋金花（48%）、川椒（33%）、樟脑（3%）制成粉末。将药粉少许置穴位上，用胶布贴敷，每 3～4 小时更换 1 次，最好在三伏天应用。亦可用白芥子、甘遂、细辛、丁香、苍术、川芎等量研成细粉，加入基质，调成糊状，制成直径 1 cm 圆饼，贴在穴位上，用胶布固定，每 3～4 小时更换 1 次，5 次为 1 个疗程。

第三节 头 痛

头痛是指由于外感或内伤导致脉络不畅或失养,清窍不利,以患者自觉头部疼痛为特征的一种常见病证。本病可单独出现,也可见于多种急、慢性疾病过程中,有时亦是某些相关疾病加重或恶化的先兆。若头痛属某一疾病过程中所出现的兼证,则不属本节讨论范围。

头痛的记载源于《内经》,在《素问·风论》中称之为"脑风""首风",提出外感内伤均可导致本病发生,如《素问·风论》说:"新沐中风,则为首风。"《素问·五藏生成》说:"是以头痛巅疾,下虚上实。"同时指出六经病变皆可导致头痛。

汉代张仲景在《伤寒论》中指出了太阳病、阳明病、少阳病、厥阴病头痛的见证,创立了不同头痛的治疗方药。李东垣在《东垣十书》中将头痛分为外感与内伤两类,根据病因和症状不同,指出头痛有湿热头痛、偏头痛、真头痛、气虚头痛、血虚头痛、厥逆头痛等,还在《内经》和《伤寒论》的基础上,补充了太阴头痛和少阴头痛,为头痛分经用药奠定了基础。

《丹溪心法·头痛》中又提出了痰厥头痛和气滞头痛,并指出头痛"如不愈各加引经药,太阳川芎,阳明白芷,少阳柴胡,太阴细辛,厥阴吴茱萸",至今对临床仍有指导意义。

部分医著中还有"头风"的记载,实际上仍属于头痛。如《证治准绳·头痛》说:"医书多分头痛、头风为二门,然一病也,但有新久去留之分耳。浅而近者名头痛,其痛卒然而至,易于解散速安也;深而远者为头风,其痛作止不常,愈后遇触复发也。皆当验其邪所从来而治之。"

清代医家王清任在《医林改错·头痛》中论述血府逐瘀汤证时提出"头痛无表证,无里证,无气虚、痰饮等证,忽犯忽好,百方不效,用此方一剂而愈",并提出了瘀血导致头痛的学说。至此,对头痛的辨证施治理论已基本完备。

头痛见于西医学之内科、外科、精神科、神经科、五官科等各科疾病中。本节主要讨论内科范畴的头痛,如血管性头痛、紧张性头痛、三叉神经痛、外伤后头痛、神经官能症等,其他各科头痛也可参考本节内容辨证论治。

一、病因病机

头痛的发生是因外感或内伤导致邪扰清窍,或脉络失养而为病。外感者以风邪为主,内伤者与肝、脾、肾关系密切。

(一)感受外邪

多由起居不慎,感受风寒湿热之邪,邪壅经络,气血受阻而发为头痛。因风为百病之长,"伤于风者,上先受之""巅高之上,惟风可到",故六淫之中以风邪为主要病因。

若夹寒邪,寒凝血滞,脉络不畅,不通则痛;若夹热邪,风热上炎,侵扰清窍而为头痛;若夹湿邪,风伤于巅,湿困清阳,蒙蔽清窍而为头痛。若感湿较重,湿邪困脾,尚可致痰湿内生,清窍蒙蔽,形成外感与内伤并存。

(二)情志内伤

情志不遂,忧郁恼怒,肝失疏泄,郁而化火,上扰清窍,可发为头痛;若火郁日久,火盛伤阴,肝失濡养,肾精被伐,肝肾精血不能上承,也可引发头痛。

(三)先天不足或房事不节

先天禀赋不足,或纵欲过度,可使肾精亏虚。肾主骨生髓,脑为髓海,肾精亏损日久,可致髓海空虚而为头痛。少数肾虚头痛与阴损及阳、清阳不升有关。

(四)饮食劳倦或久病体虚

饮食不节或劳倦过度可使中焦脾胃受伤,脾为气血生化之源,脾虚气血生化乏源,气血不能上荣脑髓脉络,则发为头痛。

久病、产后、失血等也可形成营血亏损,脑髓失充,脉络失荣而头痛。若脾失健运,痰湿内生,痰浊闭阻清窍,清阳不升,又可形成痰浊头痛。

(五)头部外伤或久病入络

跌仆闪挫,头部外伤,或久痛不解,均可导致气滞血瘀,脑络痹阻,不通则痛;久病瘀血不去,新血不生,常在瘀血之中夹有血虚,形成虚实错杂之证。

总之,头痛的病位虽在头,但病变涉及脾、肝、肾等脏腑,风、火、痰、瘀、虚为致病之主要因素,脉络阻闭、清窍失养为其主要病机。

二、诊断

(一)诊断要点

1.病史

常有感受外邪、情志不遂、劳倦过度、头部外伤等诱因,或有反复发作病史。疼痛持续时间、发作频率、疼痛轻重等常与病程有关,病程长者多发作频繁、持续时间长、疼痛重;病程短者多偶尔发作、持续时间短、疼痛轻。

2.临床特征

突然发病或反复发作,以前额、额颞、巅顶、顶枕部或全头部疼痛为主症,多表现为跳痛、胀痛、昏痛、刺痛、隐痛等。有突然而作,痛无休止者;也有反复发作,时痛时止者;头痛发作可持续数分钟、数小时、数天或数周不等。

(二)辅助检查

外感头痛可伴有血常规异常,内伤头痛常有血压改变,必要时作脑脊液、脑电图检查,有条件者可作经颅多普勒、颅脑 CT 和 MRI 等检查,以排除器质性疾病。

三、鉴别诊断

本病应与下列头痛症状突出的疾病鉴别。

(一)真头痛

真头痛表现为突然剧烈头痛,或持续痛而阵发加重,甚至呈喷射状呕吐不已,以致肢厥、抽搐,是临床急重症之一。

(二)眩晕

眩晕与头痛可单独出现,也可同时出现。眩晕以头晕眼花,站立不稳,甚则天旋地转为主要特征,多为虚证,以内伤为主要病因;头痛以头部疼痛为主,多为实证,其病因有外感和内伤之分。

四、辨证治疗

(一)辨证要点

1.辨疼痛轻重

一般来说,以外感者疼痛较重,内伤者疼痛较轻;寒厥头痛、偏头痛较重,气虚、血虚、肝肾阴虚头痛较轻;气虚头痛早晨加重;血虚头痛午后加重。

2.辨疼痛性质

痰湿头痛多重坠或胀;肝火头痛多跳痛;寒厥头痛多刺痛伴有寒冷感;阳亢者头痛而胀;气血亏虚、肝肾阴虚者隐痛绵绵或空痛。

3.辨部位

前额为阳明头痛,后部为太阳头痛,两侧为少阳头痛,巅顶为厥阴头痛。一般气血亏虚、肝肾阴虚以全头作痛为多;阳亢者痛在枕部,多连颈肌;寒厥者痛在巅顶;肝火者痛在两颞。

4.辨影响因素

气虚头痛与过劳有关;肝火头痛因情志波动而加重;寒湿头痛常随天气变化而变化;肝阳上亢头痛常因饮酒或暴食而加重;肝肾阴虚者每随失眠加重而加重;偏头痛者常遇风寒则痛发。

5.辨外感内伤

外感头痛起病急,一般疼痛较重,多表现为跳痛、灼痛、重痛、掣痛、胀痛,痛无休止,多有感邪病史,属实证;内伤头痛起病缓,一般疼痛较轻,多表现为隐痛、昏痛、空痛,痛势悠悠,时作时止,遇劳或情志刺激加重,属虚证或虚实错杂证。

(二)证治分类

本病的发生是因脉络痹阻或清窍失养而成,因此治疗时须以缓急止痛为基本原则。外感者宜祛邪活络,内伤者宜调理脏腑气血阴阳;实证者攻邪为主,虚证者补虚为要。

1.外感头痛

(1)风寒头痛。

主要证候:起病较急,头痛剧烈,连及项背,恶风畏寒,遇风尤剧,口淡不渴;舌淡苔薄白,脉多浮紧。

证候分析:本证以风寒侵袭,脉络痹阻为主要病机。寒性收引凝滞,风寒袭表,脉络痹阻较甚,故头痛剧烈;风寒首犯太阳,太阳主一身之表,故见恶风畏寒、脉浮紧等表证;太阳经脉布于项背,故痛连项背;口淡不渴、脉浮紧均为风寒外袭之征。本证以头痛剧烈,连及项背,遇风尤剧,脉浮紧为辨证要点。

治法治则:疏风散寒。

方药:川芎茶调散加减。若风寒表证明显,重用川芎,加苏叶、生姜,减薄荷;鼻塞者加苍耳子、辛夷;素体阳虚,恶寒较重者,加制川乌、麻黄、桂枝。

若巅顶头痛,干呕,吐涎沫,甚则四肢厥冷,苔白,脉弦,为寒犯厥阴,治当温散厥阴寒邪,宜用吴茱萸汤加半夏、藁本、川芎。

若头痛、背冷、脉沉细或弦紧,为寒邪客于少阴,治当温散少阴寒邪,宜用麻黄附子细辛汤加白芷、川芎。

(2)风热头痛。

主要证候:头胀痛,甚则头痛如裂,发热或恶风,口渴喜饮,面红目赤,便秘溲黄;舌红苔黄,脉浮数。

证候分析:本证以风热上扰清窍,脑络失和为主要病机。风热上扰,故见头胀痛,甚则头痛如裂;风热袭表,故见发热或恶风,口渴喜饮;热伤津液,故见便秘溲黄;面红目赤、舌红苔黄、脉浮数均为风热袭表之象。本证以头胀痛,甚则头痛如裂,发热或恶风,舌红苔黄,脉浮数为辨证要点。

治法治则:疏风清热。

方药:芎芷石膏汤加减。热盛者去藁本,改用黄芩、薄荷、蔓荆子、山栀子辛凉清热;若热盛伤津,症见舌红少津,加知母、麦冬、石斛、天花粉清热生津;若大便秘结,口舌生疮,腑气不通者,合用黄连上清丸,以苦寒通腑泄热。

(3)风湿头痛。

主要证候:头痛如裹,肢体困重,胸闷纳呆,腹胀,或大便稀溏;苔白腻,脉濡滑。

证候分析:本证以风湿上蒙清窍,阻遏清阳为主要病机。湿性黏滞,易阻遏阳气,而头又为诸阳之会,故风湿最易致清阳不升而出现头痛如裹,肢体困重;湿邪最易困阻脾胃,故见胸闷纳呆,腹胀,便溏;苔白腻,脉濡滑均为湿象。本证以头痛如裹,肢体困重,苔白腻,脉濡滑为辨证要点。

治法治则:祛风胜湿。

方药:羌活胜湿汤加减。若症见胸闷纳呆、便溏,证属湿浊中阻,加苍术、厚朴、陈皮等燥湿宽中;若恶心呕吐者,加生姜、半夏、藿香等化浊降逆止呕;若身热汗出不畅,胸闷口渴,为暑湿所致,宜用黄连香薷饮加藿香、佩兰等清暑化湿。

2.内伤头痛

(1)肝阳头痛。

主要证候:头胀痛,眩晕,心烦易怒,或兼胁痛,夜寐不宁,口干口苦;舌红苔薄黄,脉沉弦有力。

证候分析:本证的病机主要是肝阳上亢,风阳上扰。虚阳亢于上,气血并走于头面,故见头胀痛;阳亢生风,故见眩晕;阳热有余,故心烦易怒,夜寐不宁,口干口苦;舌红苔薄黄、脉沉弦有力均属肝阳上亢之征。本证以头胀痛,眩晕,舌红苔薄黄,脉沉弦有力为辨证要点。

治法治则:平肝潜阳。

方药:天麻钩藤饮加减。眩晕重者加生龙牡以加强重镇潜阳之力;若头痛朝轻暮重,或遇劳加剧,脉弦细,舌红苔薄少津,属肝肾阴虚,酌加生地、何首乌、女贞子、枸杞子、旱莲草滋养肝肾;失眠重者,加枣仁、柏子仁,配合琥珀粉冲服。

(2)痰浊头痛。

主要证候:头痛昏蒙,胸脘痞闷,呕恶痰涎;苔白腻,脉沉弦或沉滑。

证候分析:本证的病机主要是痰浊中阻,上蒙清窍。痰为阴邪,易阻滞气机,并可随气升降,若痰浊内盛,既可阻滞清阳上升,又可占据阳位而上蒙清窍,故可引起头痛昏蒙;痰湿中阻脾胃,脾失健运,升降失和,故见胸脘痞闷,呕恶痰涎;苔白腻、脉滑均为痰浊内盛之征。本证以头痛昏蒙,胸脘痞闷,呕恶,苔白腻为辨证要点。

治法治则:健脾化痰,降逆止痛。

方药:半夏白术天麻汤加减。若痰郁化热显著,症见舌苔黄腻、口干苦,加竹茹、枳实、黄芩清热燥湿化痰;胸脘痞闷重,加厚朴、枳壳、瓜蒌;呕恶痰涎,加生姜、砂仁、藿梗。

(3)瘀血头痛。

主要证候:头痛如刺,固定不移,经久不愈,或头部有外伤史;舌紫或有瘀斑、瘀点,苔薄白,脉沉细或细涩。

证候分析:本证的病机主要是瘀血阻窍,络脉不通,不通则痛。瘀血为有形之邪,阻滞经络较甚,故见头痛固定,痛如锥刺;瘀血化解较难,故多病势缠绵,经久不愈;舌紫脉涩均为瘀血之征。本证以头痛如刺,固定不移,舌紫或有瘀斑、瘀点,苔薄白,脉沉细或细涩为辨证要点。

治法治则:活血化瘀通窍。

方药:通窍活血汤加减。头痛日久酌加全蝎、蜈蚣等虫类药搜逐风邪、活络止痛;病久多伴气血两虚,可加四君子汤健脾益气,另加当归养血活血,以助活络化瘀之力;若因受风寒而头痛加重,可加细辛、桂枝,待痛缓再予调理。

(4)血虚头痛。

主要证候:头痛而晕,心悸不宁,失眠多梦,面色萎黄;舌淡苔薄白,脉沉细而弱。

证候分析:本证的病机主要是营血不足,脑络失养。"血主濡之",血对各脏腑组织具有营养作用,血虚头目失养则头痛而晕;心失所养则心悸失眠多梦;肌肤失养则面色萎黄;舌淡苔薄白、脉沉细而弱也是血虚之征。本证以头痛眩晕,心悸失眠多梦,舌淡苔薄白,脉沉细而弱为辨证要点。

治法治则:养血疏风止痛。

方药:加味四物汤加减。方以四物汤加菊花、蔓荆子组成,具有养血疏风之功,临证可酌加阿胶、龟板胶、鸡子黄等血肉有情之品;若心悸失眠,加龙眼肉、枣仁、远志、茯神;兼气虚者,加党参、黄芪,或以八珍汤加减;本证常有食少纳呆等脾虚见症,可酌加山楂、麦芽、神曲等助运化,以促气血化生。

(5)气虚头痛。

主要证候:头痛绵绵,遇劳则重,神疲乏力,面色㿠白,自汗,气短,畏风,食欲不振;舌淡苔薄,脉细无力。

证候分析:本证病机主要是气虚清阳不升,清窍失养。头为诸阳之会,清阳不升,头目失养,故头痛绵绵,面色㿠白;劳则气耗,故遇劳则重;气虚运化无力,故食欲不振;气虚鼓动无力,故神疲乏力,气短;气虚卫外不固,故自汗,畏风;舌淡苔薄、脉细无力亦气虚之象。本证以头痛绵绵,遇劳加重,神疲乏力,舌淡苔薄,脉细无力为辨证要点。

治法治则:益气升清。

方药:顺气和中汤加减。以补中益气汤加细辛、蔓荆子、川芎组成,有益气升清止痛之功,为气虚头痛的有效方剂。自汗、气短、畏风者加五味子、煅牡蛎,或配合玉屏风散常服;若心悸失眠,属气血两虚,可加龙眼肉、枣仁、茯神,待痛减以归脾丸善后。

(6)肾虚头痛。

主要证候:头空痛,眩晕,耳鸣少寐,腰痛酸软,遗精,带下,神疲乏力;舌红少苔,脉沉细无力。

证候分析:本证的病机主要是肾精亏虚,髓海不足,脑失所养。脑为髓海,肾主骨生髓,肾虚髓海空虚,故头空痛、眩晕;肾虚腰府失养,故腰痛酸软,耳鸣少寐;肾气亏虚,精关、带脉不固,故遗精、带下;舌红少苔、脉沉细无力均为肾虚之象。本证以头空痛,眩晕,耳鸣少寐,舌红少苔,脉沉细无力为辨证要点。

治法治则:补肾养阴。

方药:大补元煎加减。眩晕重者加菊花、枸杞子、钩藤;遗精或带下者加芡实、煅牡蛎、益智仁;耳鸣重者加磁石、生龙骨、珍珠母;待病情好转,可常服杞菊地黄丸或六味地黄丸补肾阴、潜肝阳以巩固疗效。

若肾虚头痛属肾阳不足者,多伴畏寒肢冷,小便清长,舌淡胖,脉沉细,可用右归丸加减以温补肾阳、填精补髓。若兼见外感寒邪者,可予麻黄附子细辛汤。

上述各证的治疗应根据头痛部位而选用不同的引经药,如太阳头痛选用羌活、防风;少阳头痛选用川芎、柴胡;阳明头痛选用白芷、葛根;太阴头痛选用苍术;少阴头痛选用细辛;厥阴头痛选用吴茱萸、藁本等。

此外,临床可见头痛如雷鸣,头面起核或憎寒壮热,名曰"雷头风",多为湿热夹痰所致,宜用清震汤加味以清宣升散、除湿化痰。

另外还有偏头风,其病暴发,痛势甚剧,或左或右,或连及眼、齿,痛止如常人,又称偏头痛,此多为肝经风火所致,治宜平肝熄风为主,可予天麻钩藤饮或羚角钩藤汤。

五、其他疗法

(一)体针治疗

主穴:神庭、太阳、印堂、头维。

配穴:外感风寒者加风池、风府;外感风热者加曲池、大椎;外感风湿者加风池、列缺;肝阳上亢者加太冲、太溪;中气虚弱者加中脘、足三里;血虚阴亏者加膈俞、三阴交;瘀血阻络者加血海、内关;痰浊上蒙者加丰隆、脾俞。

方义:神庭为督脉,足太阳、足阳明之会,刺之可镇静安神、清头散风;印堂、太阳为局部取穴,具有疏通经络、活血止痛的作用;刺头维可祛风明目、清热泻火。配风池、风府疏风散寒,通络止痛;曲池、大椎疏散风热,通络止痛;风池、列缺祛风化湿,通络止痛;太冲、太溪滋阴潜阳,平肝止痛;中脘、足三里补中益气,通络止痛;膈俞、三阴交滋阴养血,活血通络;血海、内关活血化瘀,通络散结;丰隆、脾俞健脾化痰,开窍止痛。

操作:穴位常规消毒,神庭平刺 0.5~0.8 寸,行提插捻转平补平泻法;印堂提捏局部皮肤,平刺 0.3~0.5 寸,行提插捻转泻法;太阳直刺 0.3~0.5 寸,行提插捻转平补平泻法;头维平刺 0.5~1 寸,行提插捻转平补平泻法。配穴根据虚补实泻的原则,采用提插捻转补泻的方法。针刺得气后,留针 30 分钟。

(二)耳针治疗

取穴:取枕、颞、额、皮质下、肝阳、神门。

针法:针刺强刺激,或用压籽法;顽固性头痛取耳背静脉点刺放血。

第四节　痞　满

痞满是由于表邪内陷、饮食不节、痰湿阻滞、情志失调、脾胃虚弱等原因导致脾胃功能失调、气机升降失司、胃气壅滞而引起的以胸腹痞闷胀满为主症的一种脾胃病证。

西医学中的慢性胃炎、胃神经官能症、胃下垂、功能性消化不良等疾病,出现上腹部满闷不适为主要表现时,可参考本节辨证论治。

一、病因病机

脾胃同居中焦,脾主升清,胃主降浊,共司水谷的纳运和吸收。清升浊降,纳运如常,则胃气调畅。若因表邪内陷入里,饮食不节,痰湿阻滞,情志失调,或脾胃虚弱等原因,导致脾胃损伤,气机升降失司,胃气壅滞,胃失和降,从而发生痞满。

(一)表邪入里

外邪侵袭肌表,治不得法,误用攻里泻下,致脾胃受损,外邪乘虚内陷入里,结于心下;或外邪直入胃腑,阻塞中焦气机,升降失司,胃气壅滞,遂成痞满。《伤寒论》所云:"脉浮而紧,而复下之,紧反入里,则作痞,按之自濡,但气痞耳。"

(二)食滞中阻

或暴饮暴食,或恣食生冷粗硬,或偏嗜肥甘厚味,或嗜浓茶、烈酒及辛辣过烫饮食,损伤脾胃,以致食谷不化,阻滞胃脘,升降失司,胃气壅塞,而成痞满。《类证治裁·痞满》云:"饮食寒凉,伤胃致痞者,温中化滞。"

(三)痰湿阻滞

脾胃失健,水湿不运,酿生痰浊,痰湿中阻,气机升降失常,胃失和降,痞塞不通,而成痞满。《兰室秘藏·中满腹胀》云:"脾湿有余,腹满食不化。"

(四)情志失调

多思则气结,暴怒则气逆,悲忧则气郁,惊恐则气乱等,均可导致中焦气机郁滞,升降失常,引发痞满。其中尤以肝郁气滞,横犯脾胃,致胃失和降而成痞满为多见。《景岳全书·痞满》云:"怒气暴伤,肝气未平而痞。"

(五)脾胃虚弱

素体脾胃虚弱,中气不足;或饥饱失常,酒食不节,或素体脾胃虚寒,阳气不足,或久病胃气未复,胃阴亏虚,均可致胃失和降,脾失健运,气机升降不利,发生痞满。《兰室秘藏·中满腹胀》云:"或多食寒凉,及脾胃久虚之人,胃中寒则胀满,或脏寒生满病。"

痞满的病机有虚、实之分。实为实邪内阻,包括外邪入里,饮食停滞,痰湿阻滞,肝郁气滞等,影响中焦气机升降;虚为脾胃虚弱,虚气留滞,气机不运,升降无力。实邪内阻,多与中虚不运、升降无力有关。反之,中焦转运无力,最易招致实邪的侵扰。两者可互相转化。如脾胃虚弱,健运失司,既可停湿生饮,又可食滞内停;而实邪内阻,又会进一步损伤脾胃,终至虚实并见。另外,各种病邪、病机之间,亦可互相影响,互相转化,形成虚实夹杂、寒热错杂的病理变化,为痞满的病机特点。总之,痞满的病位主要在胃,与肝、脾有密切关系。基本病机为脾胃功能失调,气机升降失司,胃气壅滞。

二、临床表现

本病证以胃脘部痞满、满闷不舒为主症,其痞按之柔软、压之不痛,视之无胀大之形。常伴有胸膈满闷、饮食减少、得食则胀、嗳气稍舒、大便不调、消瘦等症。发病和加重常与饮食、情志、起居、寒温等诱因有关。多为慢性起病,时轻时重,反复发作,缠绵难愈。

三、诊断

(1)以胃脘部痞满、满闷不舒为主症,其痞按之柔软,压之不痛,视之无胀大之形。

(2)常伴有胸膈满闷、饮食减少、得食则胀、嗳气则舒等症。

(3)发病和加重常与饮食、情志、起居、寒温等诱因有关。

(4)多为慢性起病,时轻时重,反复发作,缠绵难愈。

(5)纤维胃镜检查、上消化道钡剂检查、胃液分析等异常,有助于本病的诊断与鉴别诊断。

四、鉴别诊断

(一)痞满与胃痛

两者病位同在胃脘部,且常相兼出现。然胃痛以疼痛为主,痞满以满闷为主,可累及胸膈。胃痛起病可急可缓,胃脘部可有压痛,而胃痞起病较缓,压之无痛感。

(二)痞满与鼓胀

两者同为腹部病证,且均有胀满之苦。鼓胀早期易与胃痞混淆。鼓胀腹部胀大膨隆,胀大之形外现,胃痞则自觉满闷痞塞,外无胀大之形。鼓胀按之腹皮急;胃痞胃脘部按之柔软。鼓胀有胁痛、黄疸、积聚等疾病病史;胃痞可有胃痛、嘈杂、吞酸等胃病病史。

(三)痞满与胸痹心痛

痞满常伴有胸膈满闷,胸痹偶有脘腹不舒,但两者有病在心胸和病在胃脘之不同,可予区别。胸痹心痛属胸阳痹阻、心脉瘀阻、心脉失养为患,以胸痛、胸闷、气短为主症,伴有心悸、脉结代等症状;痞满系脾胃功能失调、升降失司、胃气壅滞所致,以胃脘痞塞满闷不舒为主症,多伴饮食减少、得食则胀、嗳气则舒等症状。但当老年人突然出现胃脘痞满时,应警惕心痛的发生。

(四)痞满与聚证

痞满是脘腹部痞塞胀满,是一种自觉症状,并无块状物可触及。聚证则腹内可触及包块,时聚时散,或痛或胀。

五、辨证治疗

(一)辨证要点

1.辨虚实

痞满时减,喜揉喜按,不能食或食少不化,大便多溏,多属虚;痞满持续不减,按之满甚或硬,能食,便秘,多属实。

2.辨寒热

痞满绵绵,得热则舒,遇寒则甚,口淡不渴,苔白,脉沉者,多为寒;痞满势急,胃脘灼热,得凉则舒,口苦便秘,口渴喜冷饮,苔黄,脉数者,多为热。

同时,应注意辨别寒热虚实的兼夹错杂情况。

(二)治疗原则

痞满的基本病机是脾胃功能失调,升降失司,胃气壅滞。因此,其治疗原则是调理脾胃,理气消痞,和胃通降。实者分别施以泄热、消食、化痰、理气,虚者则重在补益脾胃。对于虚实并见之候,治疗宜攻补兼施,消补并用。治疗中应注意理气不可过用香燥之物,以免耗津伤液。对于虚证,尤当慎重。

(三)证治分类

1.邪热内结证

主要证候:胃脘痞满,灼热急迫,按之满甚,心中烦热,咽干口燥,渴喜饮冷,身热汗出,大便干结,小便短赤;舌红,苔黄,脉滑数。

证候分析:外邪入里,邪热结于心下,阻塞中焦气机,升降失司,热伤津液。

治法治则:泄热消痞,理气开结。

常用中成药:胃力康颗粒。

方药:大黄黄连泻心汤加减。大黄 9 g,黄连 6 g,黄芩 9 g,枳实 10 g,厚朴 10 g,木香 10 g。水煎煮 2 次或 3 次,煎液混合后分 2 次或 3 次服用。连服 7 日后复诊。

2.饮食停滞证

主要证候:脘腹痞满不舒,按之尤甚,嗳腐吞酸,恶心呕吐,不思饮食,大便不调;苔厚腻,脉弦滑。

证候分析:食滞不化,或阻塞胃脘,浊气上逆,或阻塞肠胃,传化失常。

治法治则:消食导滞,行气消痞。

常用中成药:保和丸、加味保和丸、木香槟榔丸。

方药:保和丸加减。山楂10 g,神曲10 g,莱菔子10 g,半夏10 g,陈皮10 g,茯苓10 g。水煎煮2次或3次,煎液混合后分2次或3次服用。连服7日后复诊。

3.痰湿内阻证

主要证候:脘腹痞满,闷塞不舒,胸膈满闷,头重如裹,身重肢倦,恶心呕吐,不思饮食,口淡不渴,小便不利;舌体胖大、边有齿痕,苔白厚腻,脉沉滑。

证候分析:脾不运化,痰湿内生,壅塞中焦,或痰湿上蒙清窍,或水湿内停,浊阴不降。

治法治则:除湿化痰,理气宽中。

常用中成药:枳实导滞丸。

方药:二陈汤合平胃散加减。半夏10 g,陈皮10 g,茯苓15 g,苍术10 g,厚朴10 g,甘草6 g。水煎煮2次或3次,煎液混合后分2次或3次服用。连服7日后复诊。

4.肝郁气滞证

主要证候:胃脘痞满闷塞,脘腹不舒,胸膈胀满,心烦易怒,喜太息,恶心,嗳气,大便不爽,常因情志因素而加重;苔薄白,脉弦。

证候分析:情志不舒,肝气郁结,横逆犯胃,中焦气机失畅。

治法治则:疏肝解郁,理气消痞。

常用中成药:越鞠丸、四磨汤、木香和胃丸、气滞胃痛颗粒、三九胃泰颗粒(无糖型)、胃苏颗粒、达立通颗粒。

方药:四逆散合越鞠丸加减。柴胡10 g,香附10 g,枳实10 g,白芍12 g,川芎10 g,苍术10 g,神曲10 g,栀子10 g。水煎煮2次或3次,煎液混合后分2次或3次服用。连服7日后复诊。

5.脾胃虚弱证

主要证候:胃脘痞闷,胀满时减,喜温喜按,食少不饥,身倦乏力,少气懒言,大便溏薄;舌质淡,苔薄白,脉沉弱或虚大无力。

证候分析:脾胃虚弱,健运失职,气机不畅,或腐熟无力,或运化无权。

治法治则:健脾益气,升清降浊。

常用中成药:补中益气丸、香砂六君子丸、复方田七胃痛胶囊、胃乃安胶囊、参苓白术丸。

方药:补中益气汤。人参10 g,黄芪10 g,白术10 g,甘草6 g,升麻6 g,柴胡

6 g,当归 9 g,陈皮 10 g,木香 10 g,砂仁 6 g。水煎煮 2 次或 3 次,煎液混合后分 2 次或 3 次服用。连服 7 日后复诊。

六、其他治疗

(一)体针治疗

脾胃虚寒者取穴:脾前、胃前、章门、中脘、足三里,用补法,并可加灸。胃热阴虚者取穴:胃俞、中脘、内关、三阴交、太溪、内庭,便秘者加承山。胃俞、中脘平补平泻;内关、内庭用泻法;三阴交、太溪用补法。肝胃不和者取穴:中脘、肝前、期门、内关、足三里、阳陵泉、太冲,呕血、黑便加膈俞、血海。肝前、期门、内关、太冲、阳陵泉皆用泻法;中脘足三里平补平泻;血海、膈前用泻法。

(二)耳针治疗

取穴:胃、脾、神门、交感、内分泌、皮质下、肝、胆。

针法:耳针常规方法操作,留针 20 分钟,左右耳交替使用,每周治疗 2 次,10 次为 1 个疗程。

第五节 呕 吐

呕吐是指因胃失和降、胃气上逆而导致胃内容物由口中吐出的病证。

有声有物为"呕",有物无声为"吐",无物有声为"干呕",又名"吐逆"。呕吐多因饮食不调,情志失调导致胃失和降、胃气上逆而成。呕吐临床常见,可单独发生,也可伴发于其他疾病的过程中。

现代医学中急性胃炎、慢性胃炎、急性胆囊炎、胃黏膜脱垂、胃肠神经官能症、阑尾炎、胰腺炎、不完全性幽门梗阻、肠梗阻,药物反应及妊娠反应等,以呕吐为主要临床表现者,可参照本节进行辨证论治。

一、病因病机

呕吐的病因是多方面的。内因有饮食不节,情志失调,病后体虚;外因有外邪犯胃。且内因与外因常相互影响,兼杂致病。

(一)饮食失调

多因暴饮暴食,饮食过量,过食生冷、辛辣、肥甘、油腻、腥秽之品,嗜饮酒浆,或食用不洁食品,损伤胃腑,碍胃滞脾,饮食停滞于胃腑不化,胃气不能和降,上逆而呕吐。

(二)情志失调

(1)平素性情急躁,郁怒伤肝,肝郁不达,横逆犯胃,肝胃不和,胃气不降,上逆而为呕吐。

(2)忧思过虑,所愿不遂,精神抑郁,则伤脾。脾失健运,纳食不化,清阳不升,浊阴不降,胃气上逆而呕吐。

(三)外邪犯胃

感受风、寒、暑、湿、火之邪,或秽浊之气,邪犯胃腑,导致气机不利,胃失和降,水谷随逆气上出,发生呕吐。

(四)脾胃虚弱

素体脾胃虚弱,病后体虚,劳倦过度,耗伤中气,胃虚不能受纳水谷,脾虚不能化生精微,停积胃中,上逆成呕;脾阳不振,寒浊内生,气逆而呕;热病伤阴,或久呕不愈,以致胃阴不足,胃失濡养,不得润降,而呕吐难愈。

呕吐的基本病机是胃失和降、胃气上逆。胃居中焦,受纳腐熟水谷,其气机以和降为顺,若外感六淫,内伤饮食,情志失调,脏腑虚弱,导致胃失和降、胃气上逆,发为呕吐。病位在胃,与肝、脾密切相关。

呕吐的病理性质有虚、实之分。实证多因外邪、食滞、痰饮、气郁等犯胃导致胃气上逆;虚证多因脾胃虚弱、胃阴不足,运纳失常,不能和降,致胃气上逆。

二、临床表现

呕吐的临床表现不尽一致,常有恶心的先兆,发作或有声而无物吐出,或吐物而无声;或食后即吐,或良久复出;或呕而无力,或呕吐如喷;或呕吐新入之食,或呕吐不消化之宿食;或呕吐涎沫,或呕吐黄绿苦水。呕吐物亦有多有少。呕吐常有诱因,如饮食不节、情志不遂、寒暖失宜及闻及不良气味等,皆可诱发呕吐或使呕吐加重。常伴有恶心厌食、胸脘痞闷不舒、吞酸嘈杂等症状。呕吐多阵发,也有反复发作者。

三、诊断

(1)具有饮食、痰涎、水液等胃内容物从胃中上涌,自口而出的临床特征,也有干呕无物者。

(2)常伴有脘腹不适、恶心纳呆、泛酸嘈杂等胃失和降之症。

(3)起病或缓或急,常有恶心欲吐之感,多由饮食、情志、寒温不适、闻及不良气味等因素诱发,也可由服用化学药物、误食毒物所致。

(4)上消化道造影检查、纤维胃镜检查、呕吐物实验室检查等有助于脏腑病变的诊断。

四、鉴别诊断

(一)反胃与呕吐

反胃与呕吐同是胃部病变,同系胃失和降、胃气上逆,胃内容物上逆,故反胃亦可归属呕吐范畴,但反胃又有其特殊的临床表现和病机。因此,呕吐应与反胃相区别。反胃病机为胃之下口障碍,幽门不放,多系脾胃虚寒所致,症状特点是食停胃中,经久复出,朝食暮吐,暮食朝吐,宿谷不化,食后或吐前胃脘胀满,吐后好转,呕吐与进食时间间距较长,吐出量一般较多;呕吐的病机为胃失和降,胃气上逆,症状特点是呕吐与进食无明确时间关系,吐出物多为当日之食,呕吐量有大有小,食后或吐前胃脘并非一定胀满。

(二)噎膈与呕吐

噎膈虽有呕吐症状,但其病位在食管、贲门,病机为食管贲门狭窄、贲门不纳,症状特点是饮食咽下过程梗塞不顺,初起并无呕吐,后期出现呕吐,系饮食不下或食入即吐,呕吐与进食关系密切。因食滞食管,并未入胃,故吐出量较少。多伴胸膈疼痛。噎膈病情较重,病程较长,治疗困难,预后不良。呕吐病位在胃,病机为胃失和降,胃气上逆,症状特点是进食顺利,食已入胃,呕吐与进食无明确时间关系,呕吐量有大有小,可伴胃脘疼痛。

五、辨证治疗

(一)辨证要点

主要是辨虚实。实证病因为外邪侵犯,饮食内停,情志失调,起病较急,病程短,呕吐物多,多有酸腐味,可伴有发热恶寒、腹痛腹泻等症状,脉实有力;虚证因素体脾虚或久病伤及脾胃或者胃阴不足,起病缓,病程长,吐出物量少,常没有异味,并伴有虚象,精神萎靡,倦怠乏力,脉象虚弱无力。

(二)治疗原则

总的治疗原则为和胃降逆止呕。实证呕吐伴有表实者,加解表祛邪;伴饮食停滞者,加消食导滞;痰湿内阻者,加燥湿化痰;肝气不舒横逆犯胃者,疏肝解郁。虚证呕吐和胃降逆的同时兼以健运脾胃,益气养阴。

(三)证治分类

1.实证

(1)外邪犯胃证。

主要证候:突然呕吐,胸脘满闷,伴发热恶寒,头身疼痛,可伴有泻下臭秽;舌苔白腻,脉濡缓。

证候分析:患者系外邪犯胃,扰动胃府,浊气上逆,湿阻中焦,气机不利,故胸脘满闷;邪束肌表,卫阳被郁,则发热恶寒,头身疼痛。外邪犯胃,中焦气滞,浊气上逆,故致呕吐。

治法治则:疏邪解表,化浊和中。

常用中成药:藿香正气水、藿香正气软胶囊。

方药:藿香正气散加减。藿香 10 g,紫苏 10 g,白芷 15 g,半夏 6 g,陈皮 6 g,生姜 10 g,大腹皮 15 g,厚朴 10 g,茯苓 15 g,白术 15 g。水煎煮 2 次或 3 次,煎液混合后分 2 次或 3 次服用。连服 7 日后复诊。

(2)食滞内停证。

主要证候:呕吐酸腐,脘腹胀满,嗳气厌食,大便或溏或结,舌红,苔厚腻,脉滑实。

证候分析:患者系食滞内阻,浊气上逆,脾失健运,气机受阻,食滞于中,升降失常,传导失司。食滞内停,气机受阻,浊气上逆,导致呕吐。

治法治则:消食化滞,和胃降逆。

常用中成药:保和丸、大山楂丸。

方药:保和丸加减。山楂 20 g,神曲 15 g,莱菔子 10 g,半夏 6 g,陈皮 10 g,茯苓 15 g,连翘 6 g。水煎煮 2 次或 3 次,煎液混合后分 2 次或 3 次服用。连服 7 日后复诊

(3)痰饮内阻证。

主要证候:呕吐清水痰涎,脘闷不食,眩晕,心悸,呕而肠鸣有声;舌苔白腻,脉滑。

证候分析:患者系脾不运化,痰饮内停,胃气上逆,水饮上犯,清阳之气不展,水饮凌心,痰饮停胃,痰饮停留之证。痰饮内停,中阳不振,胃气上逆,导致呕吐。

治法治则:温中化饮,和胃降逆。

常用中成药:补脾丸、参苓白术丸。

方药:小半夏汤合苓桂术甘汤。半夏 6 g,生姜 10 g,茯苓 15 g,白术 10 g,甘

草 6 g,桂枝 10 g,桔梗 10 g,旋覆花 10 g,代赭石 15 g。水煎煮 2 次或 3 次,煎液混合后分 2 次或 3 次服用。连服 7 日后复诊。

(4)肝气犯胃证。

主要证候:呕吐吞酸,嗳气频繁,胸胁满闷,可因情志不遂而呕吐、吞酸更甚;舌质红、苔薄腻,脉弦。

证候分析:患者系肝气不舒,横逆犯胃,胃气失于通降,肝脉布于胸胁,气滞不舒,肝郁气滞,肝胃不和。肝气不舒,横逆犯胃,胃失和降,导致呕吐。

治法治则:疏肝理气,降逆和胃。

常用中成药:舒肝颗粒、柴胡疏肝散、四逆散。

方药:四逆散合半夏厚朴汤。柴胡 10 g,枳壳 15 g,白芍 15 g,厚朴 10 g,紫苏 15 g,半夏 6 g,茯苓 15 g,生姜 10 g,甘草 6 g。水煎煮 2 次或 3 次,煎液混合后分 2 次或 3 次服用。连服 7 日后复诊。

2.虚证

(1)脾胃气虚证。

主要证候:食欲缺乏,食入难化,饮食稍有不慎,即易呕吐,时作时止,脘部痞闷,面色少华,倦怠乏力,大便不畅或溏泻;舌苔白滑,脉象虚弦。

证候分析:患者系脾胃气虚,纳运无力,无力和降,食入难消,食滞胃脘;脾虚不运气,血生化不足。脾胃气虚,纳运无力,胃虚气逆,导致呕吐。

治法治则:健脾益气,和胃降逆。

常用中成药:六君子丸、补中益气丸、参苓白术丸。

方药:香砂六君子汤加减。党参 15 g,白术 10 g,茯苓 15 g,甘草 6 g,半夏 10 g,砂仁 6 g,陈皮 10 g,木香 10 g。水煎煮 2 次或 3 次,煎液混合后分 2 次或 3 次服用。连服 7 日后复诊。

(2)脾胃阳虚证。

主要证候:饮食稍多即吐,时作时止,面色苍白,倦怠乏力,大便溏薄,恶寒喜暖,四肢不温,口干而不欲饮;舌质淡,脉濡弱。

证候分析:患者系脾胃虚寒,失于温煦,运化失职和降失司,脾胃阳气亏虚,运化无力,阳虚则外寒。脾胃虚寒,失于温煦,运化失职,导致呕吐。

治法治则:温中健脾,和胃降逆。

常用中成药:理中丸、附子理中丸、参苓白术丸、六君子丸。

方药:理中汤加减。人参 15 g,白术 10 g,干姜 6 g,甘草 6 g,砂仁 6 g,半夏 10 g,吴茱萸 6 g,肉桂 6 g。水煎煮 2 次或 3 次,煎液混合后分 2 次或 3 次服用。

连服 7 日后复诊。

(3)胃阴不足证。

主要证候:呕吐反复发作或时作干呕,呕吐量不多,或仅吐涎沫,似饥而不欲食,口燥咽干;舌红少津,脉细数。

证候分析:患者系胃热不清,耗伤胃阴,致胃失和降,胃阴不足,胃失濡润,受纳无权,津液耗伤,不能上承。胃阴不足,胃失濡润,和降失司,导致呕吐。

治法治则:滋养胃阴,降逆止呕。

常用中成药:左归丸、一贯煎。

方药:麦门冬汤加减。人参 10 g,麦冬 15 g,粳米 10 g,甘草 6 g,石斛 10 g,天花粉 15 g,知母 10 g,半夏 6 g,竹茹 15 g,陈皮 6 g,炙枇杷叶 15 g,大枣 6 g。水煎煮2次或3次,煎液混合后分2次或3次服用。连服7日后复诊。

六、其他治疗

(一)体针治疗

治则:和胃降逆,行气止呕。以足阳明、手厥阴经穴位及相应募穴为主。

主穴:内关、足三里、中脘。

配穴:寒邪客胃者加上脘、胃俞;热邪内蕴者加合谷,并可用金津、玉液点刺出血;痰饮内阻者加膻中、丰隆;肝气犯胃者加阳陵泉、太冲;脾胃虚弱者加脾俞、胃俞;腹胀者加天枢;肠鸣者加脾俞、大肠俞;泛酸欲呕者加公孙;食滞者加梁门、天枢。

操作:毫针刺,平补平泻法。配穴按虚补实泻法操作;虚寒者,可加用艾灸。呕吐发作时,可在内关穴行强刺激并持续运针 1～3 分钟。

方义:内关为手厥阴经络穴,宽胸理气,降逆止呕;足三里为足阳明经合穴,疏理胃肠气机,通降胃气;中脘乃胃之募穴,理气和胃止呕。

(二)耳针治疗

选胃、交感、肝、皮质下、神门每次 2～3 穴,毫针刺,留针 20～30 分钟,或用埋针法,或贴压法。

(三)穴位注射治疗

选穴参照针灸治疗主穴。用维生素 B_1 或维生素 B_{12} 注射液,每穴注射 0.5～1.0 mL,每日或隔日 1 次。

第六节 胁 痛

胁痛是指以一侧或两侧胁肋部疼痛为主要表现的一类病证。胁指胁肋部，位于胸壁两侧由腋部以下至十二肋骨之间。本病古代又称为胠胁肋痛、季肋痛或胁下痛。

胁痛是一个常见病证，大多与肝胆疾病相关，故与肝胆病证有关的疾病多伴有胁痛症状。本病可见于西医学的多种疾病，如各种原因引起的急性肝炎、慢性肝炎、肝硬化、肝癌、肝寄生虫病、肝脓肿及急性胆囊炎、慢性胆囊炎、胆道蛔虫病、肋间神经痛等，临床上凡以胁痛为主要症状表现者，均可参考本节进行辨证论治。

一、病因病机

胁痛的病因主要为外邪侵袭、肝气郁结、湿热蕴结、瘀血阻络及肝阴不足。《内经》虽力主寒邪客脉、血涩脉急的外感说，但综合现今社会现状，以湿热蕴结、情志所伤最为多见。不论肝气郁结、瘀血阻络或湿热蕴结所导致的脉络不通，或由肝阴不足导致的脉络失养，均可引发"不通则痛"或"不荣则痛"的病理变化。

(一)肝气郁结

肝在胁下，肝胆经脉分布于两胁，故肝胆疾病往往能引起胁痛。肝主疏泄，性喜条达恶抑郁。若悲哀恼怒、情志不遂或暴怒伤肝，以致肝气抑郁，疏泄失司，气阻络痹，则见胁痛。

(二)肝经湿热

久居湿地，湿邪乘虚搏结于胁下，或饮食不节，损伤脾胃，脾虚失运而致水湿内蕴，日久郁而生热，湿热相搏，壅塞肝经，以致肝失疏泄条达，胁痛渐现。

(三)外邪侵袭

风寒外袭，表邪不解，邪传少阳，留滞经脉，气血凝滞，发为胁痛。另外，外感湿邪或湿热邪气，也易侵犯肝胆，亦能导致胁痛。

(四)瘀血阻络

凡邪气外袭，阻遏气血运行，或负重劳力，损伤脉络，或肝气郁滞日久，血行不畅，皆可导致瘀血停着，阻塞脉络，脉络不通，不通则痛，以致胁痛。

（五）肝阴不足

肝郁日久化火，灼伤肝血，或劳欲过度，肾精亏损，精不化血，水不养木，令肝脉失养，不荣则痛。

胁痛病位主要在肝胆，肝胆郁滞，疏泄失调，枢机不利，脉络闭阻或失养，是胁痛病机的关键。病因则有外感、内伤的不同。病性有虚、实之别，实者以气滞、血瘀、湿热为主，虚者以肝阴不足或肝肾精血亏虚为主。病机可相互转化，常见由气及血，气血同病，或由实致虚而致虚实夹杂。

二、临床表现

临床常见一侧或双侧胁肋部反复发作性疼痛，疼痛性质可为胀痛、刺痛、灼热疼痛或隐痛等。

三、诊断

（1）以一侧或双侧胁肋部反复发作性疼痛为主要临床表现，疼痛性质可多样。

（2）常有情志不遂、饮食不节、感受外邪或劳倦伤身等病史。

（3）肝功能、各型肝炎病毒标志物、自身免疫抗体以及腹部B超等影像学检查有助于诊断。

四、鉴别诊断

（一）胁痛与胃痛

两者均可有肝郁的病机，但胃痛的病位在胃脘，兼有嗳气频作、吞酸嘈杂等胃失和降的症状；胁痛的部位在胁肋，常伴有目眩、口苦等症状。

（二）胁痛与胸痛

胸痛中的肝郁气滞证与胁痛中的肝气郁结证病机基本相同，但是胸痛以胸部胀痛为主，可涉及胁肋，伴有胸闷不舒、心悸少寐；胁痛是指一侧或两侧胁肋部胀痛为主要表现的病证，常伴有目眩、口苦等，两者有别。

五、辨证治疗

（一）辨证要点

1.辨疼痛性质

疼痛以胀痛为主，走窜不定，时痛时止者，多属肝郁不舒，气阻络痹；以重着疼痛为主，痛有定处，触痛明显，疼痛多为持续性，间歇加剧，多为湿热结于肝胆，肝胆疏泄功能不畅所致;以刺痛为主,痛有定处,触之坚硬,间歇发作,入夜更甚,多为气滞血瘀,瘀血阻滞经脉所致;以隐痛为主,疼痛轻微,但绵绵不绝,疲劳后可使疼痛加重,按之反较舒适,多属肝阴血不足,不能养肝,络脉失养。

2.辨证候虚实

根据胁痛的病因、疼痛的性质及脉象、舌象等,对胁痛属虚属实,一般不难辨别。需要强调的是,临床很多胁痛患者,往往是虚实互见,既有湿热,又有血虚,或是兼有瘀血停着,因此在治疗上应统筹兼顾,才能取得良好的疗效。

(二)治疗原则

胁痛一证,可根据证候虚实予以治疗,总以实证理气活血、虚证滋阴柔肝为主要原则。胁痛内伤实证多因气滞血瘀所致,应以理气疏肝、祛瘀通络为主;对于外感湿热导致胁痛者,应以祛邪为主,利湿清热解毒,并应辨明湿重热重,分别用药。胁痛虚证多因肝血不足所致,则应滋补肝肾,养血柔肝。临床中,各个证型常常互相错杂,虚中有实,实中有虚,应详加辨证,审慎用药。

(三)证治分类

1.肝气郁结证

主要证候:胁肋胀痛,走窜不定,疼痛每因情志变化而增减,可兼有胸闷脘痞,饮食减少,嗳气频作,善太息等症;苔薄,脉弦。

证候分析:患者多为情志抑郁,肝失条达,脉络不和,故见胁肋胀痛;情志变化最易影响气机,故疼痛每因情绪变化而增减,且走窜不定;气机阻滞于胸则胸闷,犯及于脾则脘痞食少、嗳气频作;肝郁欲条达以疏,故善太息;苔薄,脉弦为肝郁之象。

治法治则:疏肝理气止痛。

常用中成药:舒肝颗粒、逍遥丸。

方药:柴胡疏肝散加减。柴胡 12 g,枳壳 9 g,芍药 9 g,香附 9 g,川芎 12 g,甘草 6 g。水煎煮 2 次,煎液混合后分 2 次或 3 次服用。连服 7 日后复诊。胀痛较甚者,可加青皮、川楝子理气止痛;日久化火而见心烦、口苦者,可加牡丹皮、栀子、黄芩清肝泻火;气郁化火伤及肝阴而见口干目涩、舌红少津、脉弦细者,酌加沙参、石斛、栀子、牡丹皮等清热养阴;肝气犯脾而见腹痛泄泻者,可加茯苓、白术、芍药等健脾止泻。

2.肝经湿热证

主要证候:胁痛口苦,脘腹痞闷,兼见胁痛牵及后背,或恶心,厌食油腻,或有黄疸,小便黄赤;舌质红,苔黄腻,脉弦滑。

证候分析:患者系湿热蕴结肝经,脉络失和,疏泄失职,故胸胁闷痛口苦,甚则牵引后背,湿热中阻,升降失常,则脘腹痞闷,恶心,厌食油腻;肝病及胆,胆汁外溢,则出现黄疸;湿热下注膀胱,则小便黄赤;湿热上蒸,则见舌质红、苔黄腻、脉弦滑等肝经湿热之象。

治法治则:清热利湿。

常用中成药:龙胆泻肝丸。

方药:龙胆泻肝汤加减。龙胆草10 g,泽泻12 g,通草9 g,车前子12 g,当归15 g,生地黄15 g,柴胡10 g,黄芩9 g,栀子9 g。水煎煮2次,煎液混合后分2次或3次服用。连服7日后复诊。胁痛牵及后背者,可加郁金、川楝子、延胡索理气止痛;若见黄疸者,加茵陈、虎杖利湿退黄;小便黄赤、大便闭结者,可加大黄、黄柏通滞导积,清热除湿。

3.瘀血阻络证

主要证候:胁肋刺痛,痛有定处而拒按,入夜尤甚,兼见面色晦暗,或胁下有癥块;舌质紫黯,脉沉涩。

证候分析:患者多因肝气郁结日久,血因气滞而瘀,或因跌仆损伤,血溢脉外而成瘀血,瘀血停滞胁络,不通则痛,故胁肋刺痛,痛有定处而拒按;血得阳则行,遇阴而凝,夜属阴分,故胁痛入夜尤甚;瘀血内阻,血不能上荣面颊,故见面色晦暗;若瘀血日久不化,可渐积为癥块;舌质黯,脉沉涩均为瘀血内停阻络之征。

治法治则:祛瘀通络。

常用中成药:大黄䗪虫丸。

方药:血府逐瘀汤、旋覆花汤或金铃清肝汤加减。川楝子15 g,生乳香12 g,生没药12 g,三棱9 g,莪术9 g,甘草3 g。水煎煮2次,煎液混合后分2次或3次服用。连服7日后复诊。疼痛较甚者,可加延胡索、郁金以理气止痛;瘀血日久化热者,可加牡丹皮、栀子等凉血清热;若久瘀气虚者,可加黄芪、党参以补气行血。

4.肝阴不足证

主要证候:胁肋隐痛,绵绵不休,遇劳加重,兼见口干咽燥,心中烦热,头晕目眩;舌质红,少苔,脉弦细数。

证候分析:患者多因肝郁或瘀血日久化火,耗伤阴血,或素体阴虚,精血不旺,阴血难以濡养肝络,而见胁肋隐痛,绵绵不休;劳则气血更耗,故遇劳加重;阴血亏虚,虚热内生,故见口干咽燥,心中烦热;精血亏虚,不能上荣,则头晕目眩;

舌质红,少苔,脉弦细数,均为肝阴不足,虚热内生之象。

治法治则:滋阴养血柔肝。

常用中成药:六味地黄丸或大补阴丸。

方药:可选一贯煎加减。生地黄9g,枸杞子9g,女贞子9g,当归9g、沙参9g,麦冬9g,白芍9g,川楝子4.5g。水煎煮2次,煎液混合后分2次或3次服用。连服7日后复诊。若头晕剧烈者,加黄精、菊花以益肾清肝;口干舌燥者,可加石斛、玉竹以养阴生津;心中烦热者、可加栀子、酸枣仁以清热安神。

六、其他治疗

(一)体针治疗

治则:疏肝利胆,行气止痛。以足厥阴、足少阳经穴位为主。

主穴:期门、阳陵泉、支沟、足三里。

配穴:肝气郁结者加行间、太冲;瘀血阻络者加膈俞、期门、阿是穴;湿热蕴结者加中脘、三阴交;肝阴不足者加肝俞、肾俞。

操作:主穴毫针刺,用泻法。期门、膈俞、肝俞等穴不宜直刺、深刺,以免伤及内脏;瘀血阻络者,可用三棱针点刺膈俞、期门、阿是穴出血或再加拔火罐。

方义:肝胆经布于胁肋,故近取肝经期门、远取胆经阳陵泉疏利肝胆气机,行气止痛;取支沟以疏通三焦之气,配足三里和胃消痞,取“见肝之病,当先实脾”之意。

(二)耳针治疗

选肝、胆、胸、神门,毫针浅刺,留针30分钟,也可用贴压法。

(三)皮肤针治疗

用皮肤针叩胸胁疼痛部位,加拔火罐。本法适用于劳伤胁痛。

(四)穴位注射治疗

用10%葡萄糖注射液10 mL,或加维生素B_{12}注射液0.1 mg,注入相应部位的夹脊穴,每穴注射0.5～1.0 mL。适用于肋间神经痛。

第五章 外科病证

第一节 疖

疖是一种生于皮肤浅表的急性化脓性疾病,即是单个毛囊及其所属皮脂腺的急性化脓性感染。炎症常扩大到皮下组织,可以发生在任何有毛囊的皮肤区。致病菌大多数为金黄色葡萄球菌,或者是表皮葡萄球菌或其他菌属。临床特点是局部红肿热痛,肿势局限,根浅,脓出即愈。常发生于颈、背、臀部。好发于青壮年,多见于皮脂腺代谢旺盛和糖尿病患者,亦可见于抵抗力差、营养不良的婴幼儿。

《中华人民共和国中医药行业标准·中医病证诊断疗效标准》称本病为"疖"。

疖之名首见于《肘后备急方》。《诸病源候论》谓:"肿结长一寸至二寸,名之为疖。赤如痛,热痛,久则脓溃,捻脓血尽便瘥。亦是风热之气,客于皮肤,血气壅结所成。"《外科理例·疮名有三》云:"疖者,初生突起,浮赤,无根脚,见于皮肤,止阔一二寸,有少疼痛,数日后微软,薄皮剥起,始出清水,后自破脓出。"这说明了本病的特点是皮肤上有1～2寸范围的色红、灼热的肿块,自觉疼痛,出脓即愈。《太平圣惠方》云:"疖者,由风湿冷气搏于血,结聚所生也。人运役劳动,则阳气发泄,因而汗出,遇冷湿气搏于经络,血得冷析,则结涩不通,而生疖。"疖的症状一般较轻易于治疗,因此民间通俗说"疖无大小,出脓就好"。但亦有因治疗或护理不当而形成"蝼蛄疖",或反复发作,日久不愈,形成"多发性疖病",则不容易治疗。

一、病因病机

中医学认为,本病是因外感火热毒邪,正虚染毒,以致湿热毒邪蕴蒸肌肤,气血凝滞,热盛肉腐而成。

(一)暑湿蕴结

夏秋季节,气候炎热,感受暑毒;或因天气闷热,汗泄不畅,热不外泄,暑湿热毒蕴蒸肌肤,引起痱子,复经搔抓,破伤染毒而生疖肿。

(二)热毒蕴结

饮食不节,脾胃受损,或情志不畅,肝胆气郁,或膀胱开阖不利等均可导致湿火内蕴;湿火外泛肌肤,肌肤防御能力降低,易外感风邪。内外两邪相搏,热毒蕴结,致经络阻塞,气血凝滞而生疖肿。

(三)正虚染毒

素患消渴,脏腑燥热,阴虚火旺,消灼肾阴,津液不荣肌肤,或脾虚便溏,运化失职,气虚不足以抗邪等,均可导致皮毛不固,邪毒侵袭肌肤,正虚邪恋,局部气血凝滞,营气不从。

二、诊断要点

(1)好发于毛囊、皮脂腺较多,且经常受摩擦和刺激的部位,如头、面、颈、背、臀部、腋下、会阴部等。

(2)初起时为稍呈圆形的结块,局部红、肿、痛,范围仅 2 cm 左右。随之呈锥形隆起,3~5 天化脓,中央组织坏死、软化,出现黄白色脓栓,继则脓栓破溃流出即愈。

(3)除自觉局部疼痛外,一般无全身症状,或有轻的发热、胸闷等症。

(4)颜面部特别是鼻、上唇及周围的疖症状较严重,如果处理不慎或受挤压时有可能造成疔疮走黄,出现颜面部肿胀,可伴有寒战、高热、头痛、昏迷等,甚至引起死亡。

三、鉴别诊断

(一)小汗腺炎

小汗腺炎多见于婴幼儿头皮、颈部、上胸部,产妇小常发生;夏季多见,为多个黄豆至蚕豆大小,紫红色结节,中心无脓栓,愈合无瘢痕。

(二)急性淋巴结炎

局部有红肿热痛,但肿胀范围较大,常为单个,表皮紧张光亮,多伴有明显的全身症状。

(三)痈

红肿范围大,有多个脓栓,溃后状如蜂窝,全身症状明显。

(四)沥青皮炎

发病前有沥青接触史及日光照射史;以夏秋季节发病最为严重;皮损以暴露部位最为多见;有丘疹或黑头粉刺样皮疹,或有小硬结等类似本病的症状。

(五)集团性痤疮

集团性痤疮虽也有红色结节,但伴有丘疹和黑头并限于面部和躯干。

四、辨证治疗

(一)暑湿蕴结证

主要证候:疖肿发生于夏秋季节,好发于头、面、颈、背、臀。单个或多个成片,或入夏以后即生出,并有此愈彼起的特点。疖肿红、热、胀、痛,破流脓水;伴心烦,胸闷,口苦咽干,便秘溲赤等症状。舌苔腻而黄,脉滑数。

证候分析:暑湿热毒之邪,蕴阻肌肤而成暑疖。暑湿蕴遏,体内热气不得外泄,故湿热内郁而有心烦,胸闷,口苦咽干,便秘溲赤等症;湿邪留恋故有此愈彼起的特点。

治法治则:清暑化湿,解毒散结。

方剂:清暑汤(《外科证治全生集》)加味。

药物组成:连翘 10 g,花粉 10 g,赤芍 10 g,金银花 15 g,滑石 10 g,车前子 10 g,泽泻 10 g,甘草 5 g。

加减:热毒盛者,加黄连 10 g、黄芩 10 g、生山栀 10 g 等苦寒直折火热之邪;大便秘结者,加大黄 10 g 以通便泻热。

(二)热毒蕴结证

主要证候:好发于项后发际、背部、臀部。轻者疖肿只有 1～2 个,多则可散发全身,或簇集一处,或此愈彼起;伴发热,口渴,尿黄,便秘,苔黄,脉滑数。

证候分析:外感湿热火毒,或内蕴热毒,外泛肌表,气血凝滞,故局部成疖肿。热毒伤津则见口渴、小便黄、大便结;舌苔黄、脉滑数均为热毒蕴结之证。

治法治则:清热解毒,消肿散结。

方剂:五味消毒饮(《医宗金鉴》)加减。

药物组成:金银花 15 g,野菊花 15 g,蒲公英 15 g,紫花地丁 15 g,天葵子 10 g,赤芍 10 g,黄芩 10 g,牡丹皮 10 g,黄连 6 g。

加减:热毒盛者,加黄连、山栀子以清热解毒;大便秘结者,加大黄、芒硝、枳实以通腑泄热。

(三)脾虚毒结证

主要症候:多见于小儿头皮。疖肿相连,疮不敛口,宛如蝼蛄串穴,或结块迟不化脓;伴神疲乏力,面色无华。舌质淡,脉虚细。

证候分析:素体脾虚,运化失职,气虚不足以抗邪,易感染邪毒。正虚邪恋,邪毒内结,故疖肿相连,疮不敛口,或结块迟不化脓;脾虚而气血生化乏源,故神疲乏力、面色无华、舌质淡、脉虚细。

治法治则:健脾养血,解毒化瘀。

方剂:四君子汤(《和剂局方》)合清瘟败毒散(《医宗金鉴》)加减。

药物组成:人参 10 g,白术 10 g,茯苓 10 g,石膏 20 g,生地黄 15 g,水牛角 10 g,黄连 10 g,栀子 10 g,甘草 5 g。

加减:暑湿明显者,加连翘 10 g、金银花 15 g 以清暑利湿。

五、局部外治

(一)初期

初期用千捶膏盖贴;或金黄散、玉露散用金银花露或冷开水调成糊状围敷;或三黄洗剂外搽;或新鲜的穿心莲,蒲公英,紫花地丁,马齿苋等任选 1～2 种捣烂外敷。

(二)成脓期

成脓期宜切开排脓。

(三)溃后期

溃后期用九一丹掺太乙膏盖贴;疮口久不收敛,或虽收口,复日又高肿者,用九一丹或八二丹药捻插入疮口,外盖绿药膏或千捶膏。脓尽用生肌散收口。

六、其他治疗

(一)体针治疗

1.取穴

主穴取神道透至阳;配穴取大椎、命门。

2.治法

取准穴后用左手固定棘突上缘皮肤,右手持针以 30°角快速刺入皮下,继而将针体压低贴近皮肤,循脊中线向下缓缓进针。主穴进针 55 mm,配穴约 40 mm,针体须与脊中线平行,留针 1～6 小时(病久者 3 小时左右)。每天 1 次,10 次为 1 疗程。

(二)电针治疗

1.取穴

主穴取阿是穴;配穴取合谷、曲池、足三里。

2.治法

仅取阿是穴,如疼痛剧烈、发热头痛者酌加配穴。以28号1.5～2.5寸长毫针自患处(阿是穴)基底部向中心横刺四针。针尖集中于中心点,针柄接通G6805电针仪。采用断续波,频率240～300次/分钟,强度以患者能耐受为宜,每次电刺激15～20分钟。配穴,用毫针泻法,中强刺激,留针15分钟,并予间断运针。每天或隔天1次。

(三)拔罐治疗

1.取穴

主穴取阿是穴;配穴按经络走行,在病灶附近或远道取穴。

2.治法

以主穴为主,如效不显可酌加配穴。阿是穴即指部,可用三棱针或毫针在疖肿中央部位点刺,点刺前应严格消毒。然后以闪火法或抽吸法拔罐。一般出血30 mL左右,如血出如涌,宜即去罐。每天或隔天吸拔1次,不计疗程,以愈为期。注意:刺络拔罐不适宜应用于面部疖肿,对尚未成熟之身体其他部位疖肿,亦宜慎用。

第二节 乳 痈

乳痈是发生在乳房部的最常见的急性化脓性疾病。临床上以乳房局部结块,红肿热痛,并伴有发热为特征。大多数发生于产后哺乳期的最初3～4周内,尤以初产妇多见,亦可在非哺乳期及怀孕期发生。主要由乳汁淤积和细菌入侵引起。是乳房疾病中的常见病。

《中华人民共和国中医药行业标准·中医病证诊断疗效标准》称本病为"乳痈"。在古代文献中,亦属于"妒乳""吹乳""吹妳""乳毒"等的范畴。

乳痈之名,最早见于晋代皇甫谧《针灸甲乙经·妇人杂病第十》,有"乳痈,凄索寒热,痛不可按,乳根主之""乳痈有热,三里主之"的记载。而在历代文献中又称"妒乳""女石乳""吹妳""乳毒"等。如晋代葛洪《肘后备急方》将之称为"妒乳""女石乳""乳痈""吹妳"。南齐龚庆宣《刘涓子鬼遗方·卷第三》提出"治发背、乳痈,已服生地黄汤,取利后服此淡竹叶汤方""治妇人妒乳,辛夷汤方""治妇人妒乳生疮,雌黄膏方"。宋王怀隐等编《太平圣惠方·治妇人乳痈诸方》说:"妇人乳汁不下,内结成肿,名为乳毒。"宋陈自明《妇人大全良方·卷之二十三·产后妒乳方论第十四》认为"吹乳、妒乳、乳痈其实则一,只为轻重而已。轻则为吹乳、妒乳,重则为痈"。由于发病原因和发病时期不同,乳痈常被分为外吹乳痈、内吹乳痈、不乳儿乳痈 3 种,如明代赵宜真《秘传外科方·妇人乳发》指出"有儿者名为外吹,有孕者名为内吹"。清·顾世澄《疡医大全·卷二十·乳痈门主论》引胡公弼语"不乳儿妇人,患乳名曰害干奶子"。清·高秉钧《疡科心得集》中论及乳痈初始及脓成时的临床表现,"始时疼痛坚硬,乳汁不出,渐至皮肤焮肿,寒热往来,则痈成而内脓作矣"。明·陈实功《外科正宗》则强调了早期治疗的重要性,"迟则迁延日久,将产出脓,乳汁亦从乳窍流出,其口难完"。

一、病因病机

本病多因妇女产后乳头破碎、外邪入侵、乳汁过多、情志内伤、饮食不节等导致乳汁蓄积,乳络阻塞,气血凝滞,热毒蕴结而成。毒盛时久则可化腐成脓。

(一)肝气郁结

产妇精神紧张,或心情不畅,暴怒忧郁,以致肝气不畅而郁结,致使乳汁分泌不畅,壅滞成块,闭阻乳络而成乳痈。清·冯楚瞻《冯氏锦囊秘录·外科》有详细认识:"乳子之母,不知调养,怒忿所逆,郁闷所遏……以致厥阴之气不行,故窍不得通,而汁不得出,阳明之血热沸腾,故热胜而化脓。"

(二)乳汁淤积

初产妇乳头较易破碎,或乳头畸形可影响充分哺乳;或哺乳方式不当;或乳汁过多;或断乳不当,均可导致乳汁淤积,乳络阻塞,壅积化热而成乳痈。如晋代葛洪《肘后备急方》最早提出乳痈形成的病因是乳汁淤积,"乳汁不得泄,内结名妒乳""产后不自乳,蓄积乳汁作痈"。

(三)胃热壅盛

产后气血亏虚,脾胃失于濡养,运化乏力,加之产妇饮食不节,过用膏粱厚味进补,损伤脾胃,运化失司,阳明积热,胃热壅盛,导致气血凝滞,乳络闭阻而发病。

(四)邪毒外侵

产后体虚汗出受风,或露胸哺乳外感风邪,或乳儿含乳而睡,热气鼻风吹入乳头乳窍,或乳头破碎,毒邪入侵,均可使乳络阻塞,化热成痈。如清代高秉钧《疡科心得集》所云:"夫乳痈之生也,有因乳儿之时,偶尔贪睡,儿以口气吹之,使乳内之气闭塞不通,以致作痛,因循失治而成者。有因所乳之子,膈有滞痰,口气燉热,贪乳而睡,热气吹入乳房,凝滞不散,乳汁不通,以致结核化脓而成者。"

二、诊断要点

(1)患者多为产后哺乳的妇女。

(2)临床上以乳房肿胀疼痛,发热等为主症。

(3)乳房患部可扪及炎性结块,压痛明显,或按之有波动感,皮肤发红灼热,或溃破流黄白而稠厚的脓液。

(4)血常规、B型超声波等检查有助于诊断。

三、鉴别诊断

(一)炎性乳癌

炎性乳癌好发于年轻妇女,多见于妊娠期或哺乳期;局部症状显著,发病后患乳迅速增大,常累及整个乳房的1/3或1/2以上,甚至可增大2~3倍;患部皮肤水肿、潮红、热、轻触痛,但无明显肿块可扪及,患侧腋窝常出现转移性肿大的淋巴结;病变可迅速波及对侧乳房,全身炎症反应较轻;血液白细胞计数及中性粒细胞计数无明显升高;抗炎治疗无效;针吸细胞学病检可查到癌细胞。本病病情严重,发展较快,甚至数月内死亡。

(二)乳腺导管扩张症

患者多有先天性乳头凹陷畸形,乳头孔有粉刺样或油脂样物溢出。在急性期,其表现类似急性乳腺炎;主要表现为乳房红肿疼痛、乳头溢液(浆液或脓液)、乳头内陷、乳房肿块与皮肤粘连,溃后疮口经久不敛或愈合又复发,形成多个通向乳头孔的瘘管。一般抗炎治疗无效,乳腺导管造影显示乳腺导管扩张;乳头或乳晕下触到增粗的导管。

(三)哺乳期外伤性乳房血肿

哺乳期外伤性乳房血肿患者有乳房外伤史;局部可见红肿热痛,偶可触及边缘不清的肿块;局部穿刺吸出物为血液。

四、辨证治疗

(一)肝胃郁热证

主要证候:初期。乳房肿块胀痛,皮肤不红或微红,乳汁排泄不畅;伴有恶寒发热,头痛,胸闷不舒,口干口苦。舌苔薄黄,脉弦数。

证候分析:乳头为肝经所属,肝主疏泄,能调节乳汁分泌。若产后气血暴伤,情志不畅,肝气不舒,肝木失于条达,肝郁气滞,加之产后饮食不节,阳明积热,致肝郁胃热,乳络阻塞,不通则痛,故乳房胀痛。乳汁壅阻则出现乳房肿块,毒热内蕴则乳房皮色微红。邪热内盛,正邪相搏,故恶寒、发热、头痛、胸闷;胃中有热,故口干口苦、苔薄黄,脉弦属肝,脉数则因热。

治法治则:疏肝清胃,通乳消痈。

方剂:瓜牛蒡汤(《医宗金鉴》)加减。

药物组成:柴胡10 g,赤芍12 g,当归12 g,牛蒡子10 g,蒲公英12 g,全瓜蒌10 g,忍冬藤10 g,王不留行12 g,金银花10 g,连翘10 g,青皮10 g。

加减:若乳汁壅滞者,加穿山甲、王不留行、漏芦、木通以通乳;肿块明显者,加当归、赤芍、桃仁以化瘀;肝郁重者,加夏枯草、郁金、香附以疏肝理气;胃热重者,加生石膏、知母、黄连以清泻胃热;产后断乳后乳汁壅滞者,加焦山楂、焦麦芽等以回乳;产妇恶露未尽者,加益母草、川芎、当归以祛瘀。

(二)热毒炽盛证

主要证候:成脓期。乳房肿块逐渐增大,皮肤焮红灼热,疼痛加剧,呈持续性鸡啄样痛,高热不退,口渴喜饮,肿块按之应指;或切开排脓后,引流不畅,红肿热痛不消,有"传囊"现象。舌红,苔黄,脉滑数。

证候分析:阳明积热,热毒炽盛,乳络阻塞,则乳房肿块逐渐肿大,高热不退,口渴喜饮,局部焮红灼热;热盛则肉腐,肉腐而成脓,故肿块按之应指;舌红、苔黄、脉数为有热,脉滑为脓成。若失治、误治未能及时控制毒势,以致毒邪扩散,则成"传囊"之变。

治法治则:清热解毒,托里透脓。

方剂:透脓散(《外科正宗》)加味。

药物组成:柴胡10 g,当归12 g,赤芍10 g,川芎10 g,炒山甲10 g,皂角刺10 g,蒲公英12 g,陈皮6 g,天花粉10 g,连翘10 g,金银花10 g,黄芩10 g。

加减:热甚者,加生石膏、知母、黄芩;口渴甚者,加天花粉、鲜芦根;呕恶者,加姜竹茹、制半夏;便秘者,加枳实、制大黄。若成传囊乳痈,宜回乳为好,重用生山楂、生麦芽。

(三)正虚毒恋证

主要证候:溃后期。溃脓后乳房肿痛虽轻,但疮口脓液不断,脓水清稀,迁延不尽,愈合迟缓,或形成乳漏;可伴神疲体倦,饮食减少。舌质淡,苔薄,脉弱无力。

证候分析:溃脓之后,气阴耗损,正虚不能托毒外出,致余毒不尽,病程缠绵,脓液排泄不畅,迁延不尽,气血不足,营养不良,故愈合缓慢。若乳汁从疮口溢出,久治不愈,则形成乳漏。气血受损,故神疲体倦;气血不能健运,故饮食减少;舌淡、脉弱无力均为虚象。

治法治则:补气益阴,清解余毒。

方剂:托里消毒散(《外科正宗》)加味。

药物组成:生黄芪 15 g,太子参 15 g,茯苓 12 g,白术 12 g,当归 15 g,川芎 10 g,炮山甲 10 g,皂角刺 10 g,蒲公英 10 g,天花粉 10 g,甘草 6 g。

加减:毒邪盛者,加连翘、蒲公英;阴虚内热者,加青蒿、地骨皮;头晕目眩者,加旱莲草、枸杞;腰部酸软者,加续断、菟丝子;便溏者,加淮山药、炒扁豆。

五、局部外治

(一)初期

1.乳房按摩

局部肿痛,乳汁不通,瘀乳明显者,可行乳房按摩,疏通乳络。先轻揪乳头数次,在患侧乳房涂上少许液体石蜡油或凡士林,患者自己或术者用五指由乳房四周轻轻向乳头方向按摩,不要用力挤压或旋转挤压,而是沿着乳腺管方向,施以正压,把瘀滞的乳汁逐步挤出。按摩前可以先做热敷,效果更好。

2.外敷

(1)金黄散或玉露散外敷。

(2)鲜野菊花叶、鲜蒲公英等捣汁调敷。

(3)50%芒硝溶液湿敷。

(4)金黄散加芒硝调敷,保持湿润。

(二)成脓期

脓肿成熟时,在波动感及压痛最明显处及时切开排脓。

(三)溃后期

用九一丹、八二丹药线或凡士林纱布引流,外敷金黄膏或红油膏;脓尽时用生肌散、白玉膏。若乳汁从疮口溢出,或成传囊乳痈,用垫棉法加压。

六、其他治疗

(一)体针治疗

1.主穴

足三里、肩井、列缺、膻中。

2.配穴

血海、期门、膈俞。

3.治法

应用针刺泻法,留针15～30分钟,每隔5分钟捻针1次,每天针刺1次。适用于急性乳腺炎早期。

(二)三棱针治疗

1.部位

患者背部肩胛区可出现数个或数十个淡红色反应点,如小米粒大小,略带光泽,一般不高出皮肤,无明显压痛,压之不退色。若反应点不明显,可在肩胛区选点挑刺。

2.治法

皮肤常规消毒后,用三棱针挑刺反应点,深度约1.5 mm,挑刺后用手挤出少量血液即可,每次挑刺4～6个点,每天1～2次。适用于急性乳腺炎早期。

(三)隔蒜灸治疗

1.穴位

膻中穴。

2.治法

将独蒜头切3 mm左右厚的薄片,置于膻中穴,用蚕豆大小的艾炷灸之,每次灸5～7壮,灸至皮肤潮红,继而取患侧天宗穴,医者以左手固定肩部,右手拇指指尖作分筋样的推压拨动,使局部酸痛,每天2次。用于治疗急性乳腺炎早期。

(四)按摩治疗

按摩适用于急性乳腺炎早期,乳汁排出不畅,瘀乳明显者。于患乳涂少许润滑油,患者或术者用一手托起患乳,另一手手指并拢由乳房基底部沿乳络导管向乳头方向轻柔推按数十次。按摩后再轻轻揉压和牵拉乳头数次,以使乳管扩张,乳窍开通,瘀乳排出,肿痛消散。

第三节 乳 岩

乳岩指发生于乳房部的恶性肿瘤。早期可无症状,仅为患侧乳房出现单发的小肿块,随着肿瘤增大,可引起乳房局部隆起、皮肤呈"橘皮样"改变,晚期皮肤可溃破形成溃疡,并转移到远处任何器官,而出现相应临床症状并危及生命。多发生于40~60岁的妇女。本病是最常见的恶性肿瘤之一,严重影响妇女身心健康,甚至危及生命的常见病和多发病。近年来其发病率有明显的上升趋势,且发病年龄有提前现象,占妇女恶性肿瘤死因的第1~2位。

《中华人民共和国中医药行业标准·中医病证诊断疗效标准》称本病为"乳岩"。

在古代文献中,亦属于"乳石痈""妳岩""石榴翻花""妒乳""石奶""番花奶"等的范畴。古代医籍对于恶性肿瘤的认识于乳腺癌最有见地。关于乳腺癌的早期表现,《诸病源候论·乳石痈候》中有云"石痈之状,微强不甚大,不赤,微痛热,但结核如石"。又云"不痛者其肿结至牢有根,核皮相亲",这无疑有助于乳腺癌的早期诊断。元代《格致余论·乳硬论》称本病为"妳岩",认为"妳岩,忧怒郁闷,昕夕累积,脾气消阻,肝气横逆"而成。孙思邈《千金方》中有"妒乳"记载,实际系指乳房部的湿疹样癌。《普济方》一书中又称本病为"石奶""番花奶"。乳岩的病名首见于宋陈自明《妇人大全良方》,"若初起,内结小核,或如鳖、棋子,不赤不痛,积之岁月渐大,巉岩崩破如熟石榴,或内溃深洞,此属肝脾郁怒,气血亏损,名曰乳岩"。之后,在元朱震亨的《丹溪心法》、明薛己的《薛氏医案》、明汪机的《外科理例》、明窦梦麟的《疮疡经验全书》等书中均有关于"乳岩"的描述。"乳岩"之名从此沿用至今。对本病的预后,历代医家也有所认识。如陈实功认为"凡犯此者,百人百必死。如此症知觉若早,只可清肝解郁汤或益气养荣汤,患者再加清心静养,服药调理只可苟延岁月"。《薛氏医案》中记载:"盖其形岩凸似岩穴也,最毒,慎之,可保十中一二也。"

一、病因病机

乳癌的发生多因气血两虚、六淫入侵,肝脾损伤、冲任失调、脏腑功能失和等,致使气滞血瘀、痰浊结聚、毒邪蕴结、阻遏于乳中而成本病。

(一)气血亏虚、六淫入侵

气血亏虚、六淫入侵是乳癌发病的内因和根本。由于气血亏虚,正气不足,六淫邪毒乘虚入侵,蕴结于乳中,以致经络阻塞,气血不畅而发为本病。《诸病源候论·妇人杂病诸候四·石痈候》云"有下于乳者,其经虚,为风寒气客之,则血涩结成痈肿,但结核如石,谓之石痈"。较明确地阐述了正虚邪入而致病的变化。

(二)情志内伤、肝脾受损

乳头属足厥阴肝经,肝经布络胸胁,宜疏泄调达。郁怒易伤肝,肝失疏泄则胸胁脉络气机不利。乳房属足阳明胃经,脾胃互为表里,忧思易伤脾胃,脾伤则运化无权而痰浊内生,以致无形之气郁与有形之痰浊相互交凝,经络阻塞,日积月累,结滞乳中而成乳癌。《外科正宗》云"忧郁伤肝、思虑伤脾、积想在心,所愿不得者,致经络痞涩,聚结成核",较明确地指出了情志内伤是本病发生发展的重要因素。

(三)肝肾不足、冲任失调

肾为元气之根,冲任之本。肾气充足则冲任脉盛,冲任之脉上贯乳中,下濡胞宫。冲为血海,任主胞胎,冲任之脉隶属于肝肾,肝肾不足,无以充养冲任,可致通盛失常。冲任之脉起于气街(胞内),与胃经相连,循行上行乳房,肝肾不足,冲任失调,而致肾气不足,阴血亏虚,气血运行不畅而致气滞血凝,阻于乳中而成本病。此外,肝肾阴虚亦可致阴虚火旺,灼津为痰,痰瘀互结于乳中也可发生乳癌。

(四)饮食不节、痰浊凝滞

恣食肥甘厚味,脾胃受损,运化失司,日久而致痰浊凝滞,痞阻经络,结于乳中而成乳癌。

(五)毒邪蕴结

由于气郁痰浊结聚或气滞血凝,积久化火成毒以致毒蕴结于乳中,可成坚核,久之可溃破难敛。乳癌肿块表面皮肤紫暗,或满布血丝,或溃烂渗液秽臭血水,乳头内陷,或溢出红褐色血水等表现均与毒邪蕴结有关。《景岳全书》写道:"乳岩,肿痛热甚,热毒有余者,宜以连翘金贝煎先治之……"

二、诊断要点

(1)发病年龄多在 40～60 岁。

(2)早期症状是乳房内出现单发的无痛性小肿块,质硬不易被推动。

（3）乳房内肿块增长速度较快,固定不移,表面皮肤出现"酒窝征"或"橘皮样"改变,或溃烂流恶臭血水,疮形凹似弹坑或凸似菜花。

（4）乳内有肿块存在时,出现乳头牵向肿块方向,或内陷;乳头收缩抬高;或伴有乳头溢液。

（5）有转移者,腋窝、锁骨上等处可扪及肿大变硬的淋巴结。甚至可有咳嗽、胸痛、呼吸困难、背痛等症状。

（6）乳房X线摄片、B超、乳房分泌物细胞涂片、直吸细胞学检查和活组织切片检查等有助确诊。

三、鉴别诊断

（一）乳房纤维腺瘤

乳房纤维腺瘤多见于青年妇女（20～30岁）,肿块多位于乳腺外上象限,圆形或扁圆形,一般在3 cm以内。单发或多发,质坚韧,表面光滑或结节状,分界清楚,无粘连,触之有滑动感。肿块无痛,生长缓慢,但在妊娠时增大较快。

（二）乳腺增生病

乳腺增生病由于内分泌功能性紊乱引起,其本质既非炎症,又非肿瘤,而是正常结构的错乱。一般有典型体征和症状,容易区别。而硬化性腺病常在乳腺内有界限不清的硬结,体积较小,临床上常难以与乳癌相区别,应通过多种物理检查来鉴别。

（三）乳腺结核

乳腺结核比较少见,临床表现为炎症性病变,可形成肿块,肿块可时大时小,患者不一定有肺结核,常伴有腋下淋巴结肿大,临床有35%的患者难以与癌相区别。

（四）乳房囊肿

乳房囊肿可分为积乳和积血。积乳多见于哺乳期或妊娠期妇女,根据病史和体征不难诊断。积血多见于外伤,因积血堵塞乳管,未被吸收而形成炎性肿块。

（五）浆细胞性乳腺炎

浆细胞性乳腺炎常由各种原因引起乳腺导管阻塞,导致乳管内脂性物质溢出,进入管周组织而造成无菌性炎症。急性期突然乳痛、红肿、乳头内陷、腋窝淋巴结可肿大,易被误诊为炎症乳腺癌。当病变局限,急性炎症消退,乳房内有肿块,且可与皮肤粘连,也易误诊为乳腺癌。

(六)乳腺恶性淋巴瘤

乳腺恶性淋巴瘤较罕见,占乳腺恶性肿瘤的 0.04%～0.52%。好发年龄为 50～60 岁,女性多见,常为单发。临床表现常为迅速增大的肿块,有时可占据整个乳房,肿块呈巨块或结节状、分叶状,边界清楚,质坚,有弹性,与皮肤及乳房等无粘连。肿块巨大时表面皮肤菲薄,血管扩张,并引起破溃。腋窝淋巴结亦可同时受累。临床诊断常较困难。X 线片常与其他恶性肿瘤不易区分,需经病理切片才能明确。

四、辨证治疗

(一)肝郁痰凝证

主要证候:乳房内有单发性结块,质地坚硬,边界欠清楚,推之尚能活动,乳房表面皮肤如常;伴情志抑郁,多愁易怒,性情急躁,胸闷不适。舌苔薄,脉弦缓或弦滑。

证候分析:肝郁气滞,脾失健运,痰湿内生,以致气郁痰湿交阻乳络,故出现乳房肿块,皮色不变,质地较硬;肝失疏泄,情志不畅,故情志抑郁;脾失健运,故胃纳不佳;肝胆互为表里,其经络布于胸胁,肝郁气滞则胸胁闷痛不舒;脉弦主肝病。

治法治则:疏肝解郁,化痰散结。

方剂:神效瓜蒌散(《寿世保元》)合开郁散(《洞天奥旨》)加减。

药物组成:瓜蒌 10 g,柴胡 12 g,当归 12 g,白芍 10 g,白术 10 g,茯苓 10 g,夏枯草 15 g,贝母 10 g,白花蛇舌草 15 g,郁金 15 g,香附 10 g,橘叶 10 g,全蝎 6 g。

加减:月经前乳房胀痛者,加八月札、川楝子理气止痛;烦躁、失眠者,加五味子、珍珠母镇静安神。

(二)痰湿蕴结证

主要证候:乳房肿块,质硬不痛,表面凹凸不平,边界不清,固定不移,局部皮肤收缩凹陷如橘皮状;伴胸胁胀闷,痰多难咯,纳少腹胀,身体沉重倦怠。舌淡,苔厚腻,脉弦滑。

证候分析:脾阳不振,运化失权,痰湿内生,停于乳中,故乳房肿块,质硬不痛,边界不清;痰湿内蕴,渍于肺,则痰多难咯,胸胁胀闷;湿性重浊,故全身沉重倦怠;脾运不健,故纳少腹胀;舌淡,苔厚腻,脉弦滑皆为脾阳不振,痰湿蕴结之象。

治法治则：化痰利湿，软坚散结。

方剂：海藻玉壶汤（《医宗金鉴》）加减。

加减：胸胁胀闷者，加香附、佛手；痰湿夹热、见脉滑数者，加瓜蒌、黄芩、鱼腥草。

（三）毒邪蕴结证

主要证候：乳房肿块扩大，形如堆粟或覆蛇，坚硬如石，推之不移，表面网布血丝，或溃烂后如岩穴或菜花，渗流血水，根肿愈坚，散发恶臭气味，乳窍经常流血水，或乳晕部潮红、糜烂、滋水淋漓，结痂，或乳房迅速增大、发红、肿胀、灼热，并很快波及对侧乳房；患乳疼痛，心烦口渴，小便少黄，大便干结。舌质红或有瘀斑，舌苔黄腻，脉弦。

证候分析：肝脾抑郁，郁久化火，火毒蕴结，瘀阻乳络，故乳房迅速增大，间有红肿，伴有发热；热盛肉腐，故肿块破溃呈翻花样；肝火上炎，故口干舌燥；火热伤津，故大便秘结，小便黄赤；舌质红绛、苔黄腻、脉弦数均为火毒蕴结之象。

治法治则：解毒攻邪，扶正散结。

方剂：五味消毒饮（《医宗金鉴》）合桃红四物汤（《和剂局方》）加减。

药物组成：金银花15 g，蒲公英15 g，半枝莲15 g，猫爪草10 g，山慈姑10 g，生地黄15 g，赤芍15 g，当归12 g，桃仁10 g，红花10 g，薏苡仁20 g，香附12 g，郁金15 g。

加减：消瘦、疲乏者，加生黄芪、太子参益气养阴；疮面渗血较多者，加田三七、茜草根等凉血止血。

（四）气血两虚证

主要证候：乳中结块，坚硬如石，与胸壁粘连，推之不移，乳头内陷表面皮肤出现多个硬性小结节，或皮肤溃破形成溃疡，渗流臭秽血水；伴面色㿠白，形体消瘦，气短乏力，头晕目眩，饮食不佳。舌质淡，苔薄，脉沉细无力。

证候分析：久病正虚，正不胜邪，邪胜病进，故乳房肿块扩大，溃后愈坚，渗流血水，远处转移；气血亏虚，清窍失养，故头晕目眩；心失所养，故心悸气短，失眠；血不荣面，故面色㿠白；筋肉失养，故疲乏无力、腰酸腿软，阴损则盗汗；舌质淡、苔白腻、脉沉细无力为正虚之象。

治法治则：益气养血，解毒祛邪。

方剂：人参养荣汤（《和剂局方》）加减。

药物组成:人参 10 g,黄芪 15 g,白术 10 g,熟地黄 12 g,当归 12 g,白芍 10 g,陈皮 10 g,茯苓 10 g,五味子 10 g,鳖甲 15 g,白花蛇舌草 15 g,旱莲草 15 g,蚤休 10 g,香附 10 g。

加减:疼痛不止者,加全蝎、蜈蚣、蒲公英以清热解毒、通络止痛;口渴咽燥者,加天冬、桑椹子、沙参等。

五、局部外治

(一)未溃者

(1)初起时可选用阿魏化痞膏外贴,也可用五灵脂、雄黄、马钱子、阿胶各等分,研末拌匀,香油调敷肿块处。

(2)取干蟾皮 1.5 g,研极细末,用麻油调匀外敷患部,每 2 天换药 1 次。

(二)已溃者

(1)用藤黄膏外敷,或先用海浮散撒于疮面,再外敷白玉膏。

(2)取珍珠 0.2 g,生龙骨 3 g,炉甘石 3 g,轻粉 1.5 g,冰片 0.6 g,研细末,备用,临用时以麻油调匀敷于患部,每天换药 1 次。

六、其他治疗

(一)体针治疗

主穴:肩井、膺窗、乳根、膻中、上脘、大椎、心俞、脾俞、肺俞、膈俞、肩贞、少泽、三阴交、消块(两手下垂,位于前缝的尖端)。术后主穴取大椎、足三里、身柱、三阴交、肩外俞、秉风、附分、魄户、神堂、胆俞、意舍。适用于正虚毒炽证。

(二)水针治疗

1.取穴

心俞、居髎、复溜,疼痛加肝俞。

2.治法

凡有舌红脉数等热象者选用白花蛇舌草注射液;凡见舌淡脉细等虚象者选用复方当归注射液;另外,根据肿瘤特性选用博来霉素、氟尿嘧啶、噻替哌、普卡霉素。中药注射液每次 2～4 mL,与上述化疗药物的 1 种(1 支),经充分混合后,分别注于 2～4 个穴位,隔天注射 1 次,10 次为 1 疗程。有效者可反复或连续使用,如因白细胞计数下降或其他原因等不适宜用化疗药物者,则单独用中药注射液作穴位注射。

（三）按摩治疗

乳腺癌根治术后患侧上肢水肿，通常是由淋巴回流障碍和血液回流障碍两大原因引起的，轻度水肿可试用手法按摩。按摩时用双手扣成环形，自远侧向近侧用一定压力推移，每次推压 15 分钟以上，每天 3 次，亦可进行功能康复锻炼。

第四节　肠　　痈

肠痈是指发生于肠道的痈肿，相当于西医学的急、慢性阑尾炎，是外科最常见的急腹症之一，居各种急腹症的首位。以转移性右下腹部疼痛及右下腹局限性压痛，伴恶心呕吐、发热为主要特征。主要由阑尾管腔阻塞、胃肠道疾病影响和细菌感染引起。任何年龄均可发病，但多见于青壮年，以 20～40 岁年龄组发病最多。其预后取决于是否及时的诊断和治疗。早期诊治，患者多可短期内康复。如果延误诊断和治疗可引起严重的并发症，甚至造成死亡。

《中华人民共和国中医药行业标准·中医病证诊断疗效标准》称本病为"肠痈"。

"肠痈"之名，早在《内经》中就有记载，《素问·厥论》中有"少阳厥逆，机关不利者，腰不可以伸，项不可以顾，发肠痈不治，惊者死"的说法。关于发病，《外科正宗》云"肠痈者，皆湿热瘀血流于小肠而成也"。

一、病因病机

中医学认为，本病多因饮食不节、寒温不适、暴急奔走、忧思抑郁等多种因素，导致肠道功能失调，传化不利，运化失职，糟粕积滞，生湿生热，遂致气血不和，败血浊气壅遏而成。

（一）气滞血瘀

饮食不节、暴饮暴食、嗜食厚味生冷，或劳倦过度，或暴急奔走，或跌打损伤，或暴怒忧思、情志不舒，或胎前产后瘀血不尽，或肠道寄生蛔虫等诸种因素，均能导致肠道气滞血瘀。气滞血瘀不通则痛，初起有走窜不定的为气滞痛，后来固定于右下腹的为瘀血痛。

（二）湿热蕴结

肠胃受损、传化失利、腑气不降、胃气上逆则恶心呕吐。湿阻中焦、脾失健运则食欲不振。瘀滞热结则大便燥结，小便短赤，脉数苔黄。湿热下迫大肠则腹泻如痢,湿热下注膀胱则小便频数如淋。

(三)热毒壅盛

由于外邪侵入肠中,导致经络阻塞,气血凝滞,郁久化热,久热则肉腐而成脓。

二、诊断要点

(一)症状

1.转移性右下腹痛

开始腹痛多位于脐周和上腹部,疼痛并不严重,位置不固定,呈阵发性,此种疾病特点是阑尾阻塞后,管腔扩张和阑尾壁肌肉收缩而引起的内脏神经反向性疼痛。经数小时或十余小时后,腹痛转移并固定在右下腹部,疼痛呈持续性加重,这是阑尾炎在侵及浆膜后,壁层腹膜受到刺激引起的体神经定位疼痛。70%~80%的急性阑尾炎具有这种典型的转移性腹痛的特点。但也有一部分患者发病开始即出现下腹痛。

不同病理类型阑尾炎的腹痛亦有差异,如单纯性阑尾炎是轻度隐痛;化脓性阑尾炎呈阵发性胀痛和剧痛;坏疽性阑尾炎呈持续性剧烈腹痛;穿孔性阑尾炎因阑尾管腔压力减少,腹痛可暂时减轻,但出现腹膜炎后,腹痛又会持续加剧。

2.胃肠道症状

早期多有轻度恶心、呕吐,呕吐物多为食物,并常伴有食欲减退及便秘。盆腔位阑尾炎或积脓刺激直肠可引起里急后重感。

3.全身反应

初期可有头晕、头痛、乏力等先驱症状,随着炎症加重可出现发热、口渴、尿黄等症状。腹膜炎时可出现畏寒、高热。如发生门静脉炎可出现黄疸。

(二)体征

1.右下腹压痛

右下腹压痛是急性阑尾炎的重要体征。压痛点通常在麦氏点或兰兹点,可随阑尾位置变异而改变,但压痛点始终在一个固定的位置上。当炎症扩散至阑尾以外时,压痛范围也随之扩大,但仍以阑尾部位压痛最为明显。

2.腹膜刺激征象

腹肌紧张、反跳痛和肠鸣音减弱或消失等,是腹膜壁层受到炎性刺激后所出现的一种防御性反应,常提示阑尾炎已发展到化脓、坏疽或穿孔的阶段。

(三)其他可协助诊断的体征

1.腰大肌试验

患者取左侧卧位,右下肢向后过伸,引起右下腹痛者为阳性,说明阑尾较深或在盲肠后位靠近腰大肌前方处。

2.结肠逆行充气试验

一手按压左下腹,另一手逆行挤压结肠,出现右下腹疼痛,为本试验阳性,提示阑尾炎症存在。

3.闭孔内肌试验

患者平卧,将右髋和右膝屈曲90°,内旋髋关节时,如引起腹痛加剧,称本试验阳性,提示阑尾位置较低。

4.直肠指检

阑尾位于盆腔或炎症已波及盆腔时,直肠右前方有触痛。如发生盆腔脓肿时,可触及痛性肿块。

(四)实验室及其他检查

白细胞计数及中性粒细胞比例增高,白细胞计数多在$(1.0 \sim 1.5) \times 10^9/L$之间。但在临床症状和体征明显时,虽白细胞计数不高,亦不能除外急性阑尾炎的诊断。尿检查一般正常,但盲肠后侧阑尾刺激右侧输尿管时,尿液镜检可有少量红细胞及白细胞。

三、鉴别诊断

(一)右肺下叶大叶性肺炎或右侧胸膜炎

本病早期体温多突然升高;除腹痛外可有右侧胸痛,腹部无局限性显著压痛点;胸部听诊可闻及摩擦音,呼吸音减弱等阳性体征;必要时应做胸部 X 线片检查。

(二)急性肠胃炎

急性肠胃炎有饮食不洁史;多以吐泻为主,吐泻先于腹痛;腹部压痛部位不固定,肠鸣音多亢进;大便检查可有脓细胞及未消化的食物。

(三)消化性溃疡穿孔

消化性溃疡穿孔患者多有溃疡病史;发病突然,腹痛以上腹开始蔓延全腹,疼痛加剧,压痛、腹肌紧张明显,可出现休克;此外,多有肝浊音界消失;X 线透视或摄片多有膈下游离气体。

(四)急性肠系膜淋巴结炎

急性肠系膜淋巴结炎多见于小儿；病起即有高热、腹痛，压痛相对较轻，压痛范围较广，部位较阑尾炎为高且近内侧，如系多个肠系膜淋巴结炎则压痛部位与肠系膜根部方向符合。

(五)右侧输尿管结石

右侧输尿管结石为突发性绞痛，多数放射到会阴部或大腿内侧；腹痛虽剧烈，但体征不明显；有肾区叩痛，尿频，尿痛或肉眼血尿等症状。

(六)急性盆腔炎

急性盆腔炎多发生于已婚妇女；痛起下腹，逐渐向上扩散；有白带增多；压痛部位以双下腹为主；阴道或肛门指检可协助诊断。

(七)子宫外孕破裂

临床上对已婚的月经过期，或近期有不规则阴道出血的妇女应多考虑此病；腹痛虽多发生于下腹部，但可伴有会阴部重垂感，局部体征以下腹耻骨上最明显；阴道内诊及后穹隆穿刺多可明确诊断。

四、辨证治疗

(一)气血瘀滞证

主要证候：转移性右下腹痛，腹痛呈持续性或阵发性加剧，右下腹有压痛或反跳痛，腹肌紧张不明显，可扪及局限性包块；伴脘腹胀闷，恶心、嗳气，纳呆，大便秘结，小便清或黄。舌质淡红，苔薄白，脉弦紧或细涩。

证候分析：肠腑瘀凝气滞，致肠胃痞塞，运化不通，使气血凝滞，故见右下腹疼痛，大便秘结，并可扪及局限性包块；湿热中阻，气机不畅，浊气不得下降，故伴脘腹胀闷，恶心，嗳气，纳呆；肠痈初起，舌象无异常；气血瘀滞，经脉不利，故脉弦紧或细涩。

治法治则：通里攻下，行气祛瘀，佐以清热解毒。

方剂：阑尾化瘀汤（经验方）。

药物组成：川楝子 10 g，延胡索 12 g，牡丹皮 10 g，桃仁 10 g，木香 10 g，金银花 15 g，生大黄 10 g。

加减：若腹痛较重者，加红藤、丹参清热解毒、活血化瘀；脘腹胀满者，加枳壳、厚朴理气消胀。

(二)湿热蕴结证

主要证候:腹痛及右下腹压痛加剧,腹膜刺激征明显,并出现反跳痛,腹肌紧张或有局限性肿块,但不超出右下腹一个象限,无扩散趋势。若湿重于热则微热,腹胀痛不剧,口渴不欲饮,大便溏而不爽,小便黄,舌质淡,苔黄腻,脉弦滑略数;热重于湿则发热明显,腹部剧痛,拒按明显,口干欲饮,大便秘结,小便黄赤。舌质红,苔黄腻,脉弦滑数。

证候分析:湿热瘀结蕴阻于肠中,腑气受阻而不通,故腹痛加剧;湿热之邪阻滞气机,营卫失调,邪正相争,故见发热恶寒;肠胃湿热蕴结,浊气上泛,则舌苔黄而腻;湿热邪盛,故脉滑数;若湿重于热,湿邪内停,故口渴不欲饮,湿浊下迫,小肠泌别失司,故大便溏,小便黄;若热重于湿,热邪炽盛,壅阻气机,故发热明显,腹痛剧烈、口干欲饮、大便秘结、小便黄赤、舌质红均为热盛之象。

治法治则:通里攻下,清热利湿,佐以行气活血。

方剂:阑尾清化汤(经验方)。

药物组成:金银花 15 g,蒲公英 15 g,生大黄 10 g,川楝子 10 g,赤芍 12 g,桃仁 9 g,甘草 6 g。

加减:若湿重于热者,加藿香、佩兰芳香化湿;热重于湿者,加黄连、黄芩清热燥湿。

(三)热毒壅盛证

主要证候:腹痛剧烈,肌紧张,压痛和反跳痛。如热毒伤阴,则有高热或恶寒发热,持续不退,时时汗出,烦渴欲饮,面红目赤,唇干口臭,呕吐不食,两眼凹陷,大便秘结或似痢不爽,小便短赤,舌质红绛而干,苔黄厚干燥或黄厚腻,脉弦滑数或洪而数;热毒伤阴损阳者,发热不高,精神萎靡,肢冷自汗。舌质红而干,苔黄燥,脉沉细数。

证候分析:湿热瘀滞不散,热势渐盛,蕴酿成毒,热盛肉腐,故腹痛剧烈,高热持续不退;邪热蒸迫津液外泄则时时汗出,烦渴欲饮;热盛津伤,故唇干,两眼凹陷,大便秘结;火热炽盛,胃失和降则呕吐不食,浊气上逆则口臭;小便短赤,舌质红绛而干,苔黄厚,脉数皆为火热炽盛之象;若热毒伤阴损阳,阳气虚衰,故发热不高,精神萎靡,肢冷自汗,脉沉细数。

治法治则:通里攻下,清热利湿,佐以行气凉血。

方剂:阑尾清解汤(经验方)

药物组成:金银花 15 g,蒲公英 15 g,冬瓜仁 12 g,牡丹皮 10 g,木香 10 g,川楝子 10 g,甘草 6 g。

加减:热毒伤阴者,加生地黄、玄参、天花粉清热养阴;热毒伤阴损阳者,加熟附子、干姜温中回阳。

五、局部外治

(1)消炎散:虎杖 40 g,石膏 50 g,冰片 2.5 g。共研细末,用水或醋调成糊状,按炎症范围大小,敷于右下腹部。每天 2 次,以保持湿润为宜。无论脓已成或未成,均可选用。

(2)新鲜大蒜 12 枚去皮,芒硝 100 g。共同捣成泥状,敷于右下腹部,每天换药 1 换。先于患部涂抹凡士林,发生水疱即停止治疗。

(3)双柏散:大黄、侧柏叶各 2 份,黄柏、泽兰、薄荷各 1 份。共研成细末,以水蜜调煮成糊状,每次 60 g,敷于右下腹部,每天 1 次。

(4)乳香、芒硝各等份。研成粉末,调成糊状敷于右下腹部,每天 1 换。

(5)金黄膏或玉露膏:外敷右下腹部,每天 1 次。无论脓已成或未成,均可选用。阑尾周围脓肿形成,可先行脓肿穿刺抽脓,注入抗生素(每 2～3 天抽脓 1 次),用金黄膏或玉露膏外敷。

(6)盐熨法:粗盐 500 g,放铁锅内炒至频频发出暴烈声时,加入食醋少许,然后装入事先缝好的布袋内,趁热熨右下腹压痛明显处,每天 1～2 次,凉则更换,7 天为 1 疗程。功能温经通络。主治阑尾周围脓肿。

六、其他治疗

(一)休针治疗

1.穴位

取手足阳明经穴为主:足三里、阑尾、曲池、天枢。

2.治法

毫针刺,用泻法,留针时间 20～40 分钟,一般每天针刺 1～2 次,重证可每隔 4 小时针刺 1 次。本方的主要作用是通调手足阳明的经气,调整阳明腑气,达到散瘀消肿,清热止痛之效。根据"合治内府"的原则,取胃经之合穴足三里以疏导足阳明经;阑尾穴为治疗阑尾炎之有效穴,且分布于胃经,可通泻肠腑之积热;曲池为大肠经合穴,泻之以疏泄肠中热邪;取大肠之募穴天枢,以通调肠腑之气机。

(二)耳针治疗

1.穴位

阑尾、交感、神门、大肠等。

2.治法

每次选用2~3穴,强刺激,留针30分钟,每天2次。

3.适应证

单纯性阑尾炎。

(三)水针治疗

1.穴位

双侧耳穴新阑尾点。

2.治法

用生理盐水注射,每侧注入0.2 mL左右,每天2次。体温降至正常,腹痛缓解后改每天1次。体温高者,可加曲池穴位注射,至病愈为止。

3.适应证

单纯性阑尾炎。

第五节 石 淋

石淋是指肾、输尿管、膀胱和尿道结石,是常见的泌尿外科疾病之一。本病的临床特点是突然发作的腰腹部阵发性疼痛、血尿、小便涩痛及尿出砂石。若得不到及时治疗,则造成尿路感染、脓肾,重者可致尿路梗阻、肾积水,双侧完全性梗阻时则出现急性无尿,可并发尿毒症、肾功能衰竭,甚或危及生命。泌尿系结石的发生有明显的地区性,以热带和亚热带多发,我国南方发病率明显高于北方地区。近30年来,随着经济发展和人们饮食结构、生活方式的巨大变化,我国上尿路结石发病率明显增高,下尿路结石逐渐减少。本病多发生于成年人,肾结石男性多于女性,21~50岁约占83.2%;左右侧发病无明显差异,双侧病例占10%。

《中华人民共和国中医药行业标准·中医病证诊断疗效标准》称本病为"石淋"。在我国古代文献中,亦属于"砂淋"及"血淋"等的范畴。

中医对本病早有认识,在《内经》中即有"淋"的病名,《金匮要略》对"淋"的症状、病机曾做过初步描述。汉代华佗在《中藏经》中详细论述了尿石的症状、结石大小和颜色,并对尿石症的病因病机、预后提出了一系列见解,如"砂淋者,腹脐中隐痛,小便难,其痛不可忍,须臾从小便中下如砂石之类",与尿石症的症状一致。隋代巢元方著《诸病源候论》时即明确指出石淋的病位在肾与膀胱,认为其病机是"肾虚为热所乘"。朱丹溪补充肾虚病机,"诸淋所发,皆肾虚而膀胱生热也"。张景岳指出"淋之初病,则无不由于热剧"。尤在泾曾提出"膏砂石淋,必须开郁行气,破血滋阴方可"的治则。自唐代以来,出现了专治"石淋"的方药,这些理论与方药对当今尿石症的防治提供了理论依据与用药基础。

一、病因病机

中医认为本病的病因主要有外邪入侵、七情内伤、禀赋不足等;其病理主要有湿热蕴结、肾气虚怯、气结血瘀 3 个方面。肾虚为本,湿热为标。气结血瘀是本病的主要病机,它既可以是结石的成因,也可以是结石形成后的病理变化。病位在肾、膀胱和溺窍,晚期可影响心脾功能,甚至累及全身。

(一)湿热蕴结

湿热蕴结是尿石症最主要的发病因素,尤其是初期病理阶段。湿热之邪,既可由外界湿热侵袭下焦所致,也可因七情郁结化火而成;或饮食不节,嗜食辛辣肥甘醇酒之品,湿热内生;或因膀胱水府积蓄湿热而致蕴结不化。湿热蕴结下焦,既影响肾之气化,使肾脏开阖失司,又煎熬尿液,使之浓缩,尿中杂质互结,久则成石。热伤血络,可引起血尿。下焦湿热虽可内生,但综合观察尿石症的发病机制,尚属于致病的外在因素,《丹溪心法》提出"淋虽有五,结属于热"。

(二)气结血瘀

腰肾损伤,以及忧郁恼怒、情志抑郁等因素,均可引起气结血瘀。郁久化热,热移下焦,煎熬尿液,败浊积聚,久结为石。结石形成后,盘踞于肾、输尿管、膀胱、尿窍等处,致使尿路疏泄不畅,膀胱气化不利,进而加重气结,使水道壅塞难行。经年累月,结石渐大,气机不利,结石梗阻,不通则痛,可发生嵌顿。《诸病源候论·淋病诸候》云:"肾主水,水结则化为石,故肾客砂石,肾为热所瘀则为淋。"

(三)肾气虚怯

肾为水脏,主水、司开阖,膀胱为州都之官,与肾相表里,依仗肾之气化,而储藏与排泄尿液。肾气不足,开阖失司,则膀胱气化不利,虚寒内生,寒性收引;水性属寒,重寒凝滞,水湿停聚。加之肾虚气怯,尿中败浊不能随之排泄,易与寒水相合,而形成结石。张景岳《景岳全书》云:"淋久不止,及痛涩皆去,而膏液不已,淋如白浊者,此惟中气下陷及命门不固之证也。"

二、诊断要点

(一)上尿路结石

(1)突发腰腹阵发性绞痛,并向下放射,累及下腹部、会阴部或尾骶部,疼痛呈阵发性,或仅为腰腹钝痛,持续数分钟甚至数小时。

(2)患侧腰部叩击痛,或腹部压痛,或肉眼血尿。

(3)镜下血尿,腹部 X 线平片多能发现结石的大小、形态、位置。

(二)膀胱结石

(1)排尿突然中断,并感疼痛,放射至阴茎头部和远端尿道,改变体位后疼痛缓解,继续排尿。

(2)直肠指检可扪及较大结石。

(3)X 线平片能发现绝大多数结石;膀胱镜检能直接看到结石,有时可发现病因。

(三)尿道结石

(1)突然小便不通伴尿道剧痛。

(2)直肠指检可扪及后尿道结石,前尿道结石可用手指直接扪及。

(3)金属探条探查可触及结石;X 线平片能确定结石的位置和大小。

三、鉴别诊断

(一)胆囊炎

胆囊炎表现为右上腹疼痛且牵引背部作痛,疼痛不向下腹及会阴部放射;墨菲征阳性;经腹部 X 线平片、B 超,以及血、尿常规检查,两者不难鉴别。

(二)急性阑尾炎

急性阑尾炎以转移性右下腹疼痛为主症,麦氏点压痛,可有反跳痛或肌紧张,疼痛不会向会阴部放射;经腹部 X 线平片和 B 超检查即可鉴别。

(三)卵巢囊肿蒂扭转

卵巢囊肿蒂扭转表现为突发左下腹或右下腹绞痛,但疼痛一般不放射至会阴部;尿液常规化验一般无镜下血尿;经 B 超检查可发现扭转肿胀的卵巢,腹部 X 线平片检查未发现结石影。

(四)急性膀胱炎

膀胱结石并发感染时可有急性膀胱炎之尿频、尿急、尿痛、小腹痛等表现,但膀胱结石有反复尿流突发中断伴疼痛向尿道放射的病史;经腹部 X 线平片或 B 超检查鉴别不难。

四、辨证治疗

(一)湿热蕴结证

主要证候:腰痛,或少腹部痛,或尿线突然中断,尿频,尿急,尿痛,小便混赤,或为血尿,口干。舌红,苔黄腻,脉弦数。

证候分析:多食辛热肥甘之品,酿成湿热,湿热下注,蕴结日久,煎熬尿液,结为砂石。砂石不能随尿排出,则小便疼痛。如砂粒较大,阻塞尿路,则尿线突然中断,并因阻塞不通而致腰痛,或少腹部痛;结石损伤脉络,则见小便混赤,或为血尿;湿热蕴结膀胱,膀胱气化不利,故见尿频、尿急、尿痛;湿热伤津,故口干;舌红,苔黄腻,脉弦数,均为湿热蕴结之象。

治法治则:清热利湿,通淋排石。

方剂:八正散(《和剂局方》)加减。

药物组成:金钱草 15 g,木通 10 g,萹蓄 10 g,大黄 10 g,栀子 10 g,滑石 20 g,车前子 15 g,石韦 10 g,冬葵子 10 g,海金沙 15 g。

加减:疼痛较甚者,加元胡、桃仁祛瘀止痛。

(二)气滞血瘀证

主要证候:腰腹胀痛或绞痛,疼痛向会阴部放射,尿频,尿急,尿黄或赤。舌暗红或有瘀点,脉弦或弦数。

证候分析:情志不畅,肝气郁结,气滞血瘀,郁久而化热生火,移热于肾与膀胱,煎熬尿液,日久结为砂石。砂石不能随尿排出,阻滞气机,不通则痛,故腰腹胀痛或绞痛,疼痛向会阴部放射,膀胱气化不利,故尿频、尿急、尿黄或赤;舌暗红或有瘀点,脉弦或弦数均为气滞血瘀之象。

治法治则:理气活血,通淋排石。

方剂:金铃子散(《素问病机气宜保命集》)合石韦散(《证治汇补》)加减。

药物组成:川楝子 12 g,延胡索 10 g,石韦 12 g,瞿麦 10 g,滑石 15 g,车前子 12 g,冬葵子 10 g,金钱草 12 g,海金沙 15 g。

加减:腰腹绞痛难忍者,加桃仁、乳香、没药祛瘀止痛。

(三)肾虚夹实证

主要证候:石淋日久,留滞不去,腰部胀痛,时发时止,遇劳加重;食欲不振,疲乏无力,尿少或频数不爽,或面部轻度浮肿。舌淡或偏红,少苔,脉细无力。

证候分析:病程日久不愈,或过服寒凉,或久病体虚,或劳累过度,以致肾气亏虚。腰为肾之府,肾虚故见腰部胀痛,时发时止,遇劳加重;湿热留恋不去,蕴结膀胱,膀胱气化不利,故见尿少或频数不爽;肾气亏虚,故见疲乏无力,面部轻度浮肿;舌淡或偏红,少苔,脉细无力,均为肾虚夹实之象。

治法治则:补肾扶正,通淋排石。

方剂:六味地黄汤(《小儿药证直诀》)加味。

药物组成:熟地黄 20 g,山茱萸 12 g,山药 12 g,丹皮 10 g,茯苓 10 g,泽泻 10 g,知母 10 g,黄柏 10 g,肉桂 8 g,金钱草 10 g,海金沙 12 g。

加减:面部浮肿、有肾积水者,加桑寄生、荠菜温肾利水;舌淡、面色㿠白且畏寒,加制附片、白术温阳补肾;舌红少苔、甚则五心烦热者,加玄参、旱莲草、龟板滋阴清热。

五、其他治疗

(一)体针治疗

1.取穴

肾俞(双)、三焦俞(双)、膀胱俞(双)、腹结(双)、三阴交(双)、昆仑(双)、交信(双)、中极、太溪(双)、阿是穴(结石区)。

2.治法

一般用泻法。留针 20~30 分钟,每天或隔天 1 次,14 次为 1 个疗程,女性经期停针。

(二)耳针治疗

1.取穴

肾、膀胱、尿道、交感、三焦、皮质下。

2.治法

常规消毒耳郭,用胶布将王不留行籽准确分贴于上述耳穴上。每次贴一侧耳,左右轮换,每周贴 2 次。嘱患者每次进餐前半小时,自行以适当指力、频率按压耳穴半小时。

(三)按摩治疗

1.部位

腰部和腹部。

2.治法

微屈五指成空心拳,自上而下地拍打患侧腰部及腹部(以能耐受为度);服中药后15分钟饮温糖水500～1 000 mL;饮水半小时后跑步跳跃15分钟至半小时;待膀胱高度充盈有强烈尿意时,突然用力排尿于痰盂中,以观察有无结石排出。

第六节 湿 疮

湿疮是由各种内外因素引起的一种具有渗出倾向的炎症性皮肤病。以多形性皮损,弥漫性分布,对称发作,易于渗出,自觉瘙痒,反复发作和慢性化为临床特征。病因复杂,常与过敏体质、内外因过敏原刺激有关。临床按其发作阶段可分为急性、亚急性和慢性3期,是临床常见的皮肤病。本病男女老幼皆可发生,且无明显季节性。迄今为止,对本病仍没有一种特殊的治疗方法,复发和易转化为慢性仍是本病治疗的难题。

《中华人民共和国中医药行业标准·中医病证诊断疗效标准》称本病为"湿疮"。在古代文献中,亦属于"浸淫疮""血风疮""粟疮"等的范畴。

早在《素问·玉机真藏论》中就有"浸淫"二字的记载,汉代张仲景在《金匮要略·疮痈肠痈浸淫病脉证并治》中有了浸淫疮症状和治法。《诸病源候论·浸淫疮候》中说浸淫疮是"心家有风热,发于肌肤,初生甚小,先痒后痛而成疮,汁出浸渍肌肉,浸淫渐阔,乃遍体,以其渐渐增长,因名浸淫也"。《外科启玄》把眉部湿疮叫"恋眉疮",足踝部湿疮叫"湿毒疮",如"凡湿毒所生之疮皆在于二足胫、足踝、足背、足跟,初起而微痒,爬则水出,久则不愈"。《医宗金鉴·外科心法要诀》把鼻部湿疮叫"鼻瓷疮",《薛氏医案》把头面部湿疮叫"头面疮",脐部湿疮叫"脐疮"。《外科正宗·肾囊风》曰:"肾囊风乃肝经风湿所成,其患作痒喜浴热汤,甚者疙瘩顽麻破流滋水。"《外科启玄》中的胞漏疮指的是阴囊湿疮。《医宗金鉴·外科心法四弯风》中有"此证生在两腿脚弯,每月一发,形如风癣,属风邪袭入里而成,其痒无度,搔破津水,形如湿癣",指的是异位性湿疮。《外科启玄》中的血风疮,指的是下肢湿疹,乳部湿疹叫乳头风。在中医古籍中,"癣"也常包括湿疮。有时"疮"和"癣"常混称,把湿毒疮叫"湿癣",慢性的叫"干癣";把有形而有分泌物的称为"疮",高出皮肤如苔藓之状,无分泌物渗出的称为"癣"。如《诸病源候论·疮病诸候·湿癣候》中有"湿癣者亦有匡廓如虫性,浸淫赤湿、痒搔之多湿成疮,是其风毒气浅,湿多风少故为湿癣也"的说法。在干癣候中有"干癣但有轮廓,皮枯索痒,搔之白屑出是也,皆是风湿邪气客于腠里,复值寒湿与血气相搏所生,若其风毒气多湿气少,则风沉入深,故无汁为干癣"的说法,也即是现代所说的慢性湿疹。

一、病因病机

中医学认为,本病的发生与脏腑失调和风、湿、热邪阻于肌肤有关。

(一)湿热内蕴

由于血热、脾湿浸淫肌肤而发为湿疮。湿热内蕴主要责之于脾、心二经。脾主湿而恶湿,若饮食失节,恣食鱼虾、海味及辛辣之品,脾失健运生湿化热;心主血脉,因心绪烦扰、五志不遂则生热化火,致使血热偏胜,湿热互结而发病。《医宗金鉴·外科心法要诀》中精炼地概括了本病的基本病因病机是"由心火脾湿受风而成"。《诸病源候论》中说:"浸淫疮,是心家有风热,发于肌肤。初生甚小,先痒后痛而成疮。汁出侵渍肌肉,浸淫渐阔,乃遍体。"

(二)外感风湿热

受风热侵袭,湿邪外客,引动内风,致风湿热淫郁肌肤,与气血相搏而成湿疮。《外科启玄·论血风疮》说:"此疮多在两小腿里外臁,上至膝,下至踝骨,乃血受风邪而生也,多痒,抓破出黄水成疮。"

(三)脾胃虚弱

脾主运化。精神紧张、失眠、过劳和情绪变化等,或饮食不节均可损伤脾胃,脾失健运,运化失职,湿热内生,留恋于内不得疏泄,外泛肌肤发生湿疮。脾胃失健,日久则气血生化乏源,气虚血弱,易致血虚、血瘀。血虚则生风化燥,导致肌肤失养;血虚、血瘀与湿、热互结,导致顽固性湿疮。

(四)血虚风燥

皮肤老化干燥,皮脂减少,缺乏弹性,退行性萎缩等,此时容易受外界刺激而致病。老年人气血生化乏源,血虚风燥,肌肤失养,或风湿蕴于肌肤不能宣泄而引起瘙痒症。

二、诊断要点

(1)皮损可发生于任何部位,往往对称分布。

(2)主要症状为病损处皮肤瘙痒剧烈。

(3)皮损呈多形性,有红斑、丘疹、水疱、渗液、结痂、浸润及皲裂等。按皮损特点可分为急性、亚急性和慢性湿疮。①急性湿疮:急性发病,皮损由红斑、丘疹、水疱组成,集簇成片状,因搔抓常引起糜烂、渗出、结痂和化脓等改变,边缘不清,常对称分布,剧痒。②亚急性湿疮:急性病变炎症减轻,渗出减少后,病程迁延,皮损以丘疹、鳞屑和结痂为主,仅有少数丘疱疹和糜烂,或有轻度浸润。③慢性湿疮:从急性湿疮反复发作而致,好发于面部、耳后、肘窝、小腿、外阴和肛门等部位,伴剧痒。皮损较局限,肥厚浸润显著,境界清楚,多有色素沉着。

三、鉴别诊断

(一)接触性皮炎

湿疮与接触性皮炎在皮损上都有红斑、丘疹,自觉瘙痒。接触性皮炎有明显的接触史,病变局限于接触部位,皮疹多单一形态,容易起大疱,境界清楚,病程短,去除病因后,多易治愈。湿疮病因复杂,皮疹境界不清,表现形态多样,反复发作易成慢性。

(二)神经性皮炎

慢性湿疮与神经性皮炎在皮损表现上都有苔藓样变。神经性皮炎多见于颈部、肘部、尾骶部,有典型的苔藓样变,无多形性皮损,无渗出表现。

(三)手足癣

手足部的湿疮应与手足癣相鉴别,两者都有丘疹、水疱,剧烈瘙痒,易反复发作。手足癣常单侧发病,进展缓慢,可有小水疱和干燥脱屑,当蔓延至手、足背出现边缘清楚的损害时,有很大的诊断价值,真菌镜检阳性即可确诊。

四、辨证治疗

(一)湿热蕴结证

主要证候:起病较快,皮疹广泛,形态各异,红斑、丘疹、水疱、糜烂、渗出、结痂,瘙痒无休;伴灼热感,口干口苦,心烦,小溲色黄,大便干结。舌红,苔薄黄腻,脉滑数。

证候分析:脾主湿而恶湿,若饮食失节,恣食鱼虾、海味及辛辣之品,脾失健运生湿化热;心主血脉,因心绪烦扰、五志不遂则生热化火,致使血热偏胜,湿热互结而发病。内有胎火湿热,外受风湿热邪,营卫失和,气机受阻,湿热蕴阻肌肤,与气血相搏,发为湿疮。湿热蕴阻肌肤,故有红斑、丘疹、水疱、糜烂及渗出;身热、口干口苦、心烦、痒甚、便秘、溲赤皆热邪所致;舌红、苔薄黄腻,脉滑数皆为湿热之象。

治法治则:清热利湿。

方剂:萆薢渗湿汤(《疡科心得集》)加减。

药物组成:萆薢 10 g,薏苡仁 15 g,黄柏 10 g,苍术 10 g,苦参 10 g,赤茯苓 10 g,茵陈 10 g,生地黄 15 g,泽泻 10 g,甘草 6 g,白鲜皮 10 g,白蒺藜 10 g,滑石 30 g。

加减:伴发热、口苦者,加金银花 10 g、连翘 10 g、黄连 6 g;搔抓后继发感染者,加紫花地丁 10 g、败酱草 10 g、大青叶 6 g;瘙痒较甚者,加蝉蜕 6 g、露蜂房 6 g;渗出较多者,加龙胆草 6 g、薏苡仁 15 g、车前子 10 g。

(二)风热蕴肤证

主要证候:发病迅速,以红色丘疹为主,泛发全身,有鳞屑及瘙痒较甚,常因搔抓有抓痕及血痂,渗出不多。舌红,苔薄白或薄黄,脉浮数。

证候分析:受风热侵袭,湿邪外客,引动内风,致湿热淫郁肌肤,与气血相搏而成。风热壅滞肌肤,故皮损泛发;热甚故有红斑、丘疹,风甚故有鳞屑及瘙痒甚,抓痕、血痂、舌脉征皆反应由风热之邪为患;仍有少量渗出,说明尚有湿邪存在。

治法治则:疏风清热祛湿。

方剂:消风散(《外科正宗》)加减。

药物组成:荆芥 10 g,防风 10 g,牛蒡子 10 g,黄芩 10 g,野菊花 10 g,蝉蜕 10 g,苦参 10 g,知母 10 g,生地黄 10 g,生石膏 15 g,白蒺藜 10 g,甘草 6 g。

加减:皮疹多发于头面及双上肢者,加苍耳子 10 g 以散风祛湿止痒;皮疹多发于下半身者,加地肤子 15 g 以清热利湿止痒。

(三)脾虚湿蕴证

主要证候:发病较缓,皮损色暗,淡红或不红,有少量水疱或丘疱疹,以丘疹、结痂、鳞屑为主,伴倦怠乏力,饮食减少,腹胀便溏。舌质淡胖,苔白腻,脉滑或濡。

证候分析:脾主运化,精神紧张、失眠、过劳和情绪变化,或饮食不节等均可损伤脾胃,脾失健运,运化失职,湿热内生,留恋于内不得疏泄,外泛肌肤发生湿疮。湿热外泛肌肤,故红斑、丘疹等见症;脾气虚弱,运化失职,湿阻中焦,故有倦怠乏力、纳呆、腹胀便溏;舌质淡胖,苔白腻,脉滑或濡为脾虚湿蕴之象。

治法治则:健脾除湿。

方剂:除湿胃苓汤(《医宗金鉴》)加减。

药物组成:苍术 10 g,厚朴 10 g,陈皮 6 g,茯苓 10 g,白术 10 g,泽泻 10 g,萆薢 15 g,薏苡仁 15 g,白鲜皮 30 g,地肤子 15 g。

加减:鳞屑较多者,加当归 10 g、生地黄 15 g、芍药 10 g;饮食欠佳、腹胀便溏者,加白扁豆 10 g、山药 15 g、砂仁 6 g、枳壳 10 g。

(四)血虚风燥证

主要证候:多见于老年人或久病体质虚弱者。病程日久,患部皮肤色暗红或紫褐,浸润肥厚,表面粗糙,色素沉着,脱屑,皮纹增宽呈苔藓样变,伴有抓痕、血痂,阵发性瘙痒。舌淡红,苔薄白,脉濡细。

证候分析:老年人或久病体质虚弱,气血生化乏源,加之风湿热邪久蕴化热,耗伤阴血,血虚风燥,肌肤失养,故皮损苔藓样变、表面粗糙、脱屑等;血虚化燥生风,故有瘙痒及鳞屑;风湿热壅阻,久而不散,故局部气血瘀滞、浸润肥厚、色素沉着;阴血损伤,正气受损,故病情反复发作。

治法治则:养血润肤,祛风止痒。

方剂:当归饮子(《外科正宗》)加减。

药物组成:何首乌 10 g,当归 10 g,白芍 10 g,生地黄 15 g,熟地黄 15 g,黄芪 15 g,荆芥 10 g,防风 10 g,白蒺藜 15 g,丹参 15 g,蝉蜕 10 g,鸡血藤 15 g,地肤子 15 g,白鲜皮 15 g。

加减:皮损干燥、浸润肥厚较甚者,加王不留行 10 g、桃仁 10 g、红花 5 g;痒甚者,加皂角刺 15 g、露蜂房 10 g;鳞屑较多者,加沙参 15 g、麦冬 15 g;伴失眠多梦者,加柏子仁 10 g、酸枣仁 15 g、茯神 10 g。

五、局部外治

(一)乌茱散

炒吴茱萸 30 g、乌贼骨 20 g、硫黄 6 g,研细末。急性湿疮渗出时干掺,无分泌物时蓖麻油调敷。

(二)红灵脂膏

硫黄末 90 g,蝉蜕 12 g(撕成小片),樟脑 1 g。生猪板油 500 g,和入以上药捣和成团,捏成饼状,放入铜勺内(每只1个饼),下用文火熬成酱红色油,放缸内备用。每天涂敷患处1～2次。适应于慢性湿疮。

(三)陀柏散

密陀僧30 g、黄柏粉20 g、冰片2 g,研细末。急性湿疮渗出时干掺,无分泌物时蓖麻油调敷。

六、其他治疗

(一)体针治疗

1.取穴

大椎、曲池、血海、膈俞。湿热盛加肺俞、神门、阴陵泉;血虚风燥加足三里、三阴交。

2.治法

每次取2～3穴,用毫针刺入,行捻转强刺激手法,留针1小时,留针期间行针数次。

(二)耳针治疗

1.取穴

取脾、神门、内分泌、心相应区。

2.治法

耳穴均压以王不留行籽,每次1分钟,每天3次,两耳交替使用。

(三)穴位埋线治疗

1.取穴

取双侧脾俞、肺俞等背俞穴。

2.治法

选择适当长度的羊肠线插入腰穿针尖孔内,腰穿针尖对准穴位刺入一定深度后,用针芯使羊肠线埋入穴位组织内,创面敷盖1周,每周1次。

(四)放血加拔罐治疗

1.取穴

取大椎、肺俞、曲池、血海、三阴交。

2.治法

选穴大椎、肺俞用三棱针点刺出血再拔罐,同时针曲池、血海、三阴交。体质虚弱者轻刺激,体质强壮者可重刺激。

第七节 痔

痔是肛垫病理性肥大、移位及肛周皮下血管丛血流淤滞而形成的局部肿块。痔是一种常见多发性肛门疾病,任何年龄均可发生,以20～50岁中青年多见。主要特点为便血、脱出、疼痛、易反复发作。随着年龄增加,痔疮的发病率逐渐增加。据统计60%的人患有不同程度的痔疮,民间有"十人九痔"之说形象地表达了患痔的普遍性。

《中华人民共和国中医药行业标准·中医病证诊断疗效标准》称本病为"痔"。在古代医学文献中,均属于"痔""痔瘘"等的范畴。

痔名的提出首见于《山海经·南山经》载"南流注于海,其中有虎蛟,其状鱼蛇尾,其音于鸳鸯,食者不肿,可以已痔"。《三因极一病证方论》云:"肠澼为痔,如大泽中有小山突出为峙,人于九窍中凡有小肉突出者,皆曰痔。"为痔疮描述最确切的记载,为中医肛肠病奠定了基础。

一、病因病机

中医学认为,其发病除局部因素外,与人体脏腑本虚、阴阳失调、气血亏损、情志内伤、劳倦过度,以及禀赋有密切关系,再加风湿燥热之邪的作用,受饮食、起居、职业等影响,致气血失调,经络阻滞,瘀血浊气不化,迫注肛门,气血凝滞,筋脉横解而成。日久气虚下陷不能摄纳则痔核脱出。

(一)风热肠络证

因外感六淫或过食辛辣,风热下迫;灼伤肠络;或热积肠道,耗伤津液,以致大便秘结,损伤痔核血络,热迫血妄行,血不循经,血溢脉外。

(二)湿热下注证

饮食不节,过食辛辣、生冷及肥甘厚腻之品;或饮酒过量,损伤脾胃,湿热内生,下迫大肠,肠道气机不利,经络阻塞。

(三)气滞血瘀证

长期便秘或临厕久蹲努责或饮食不节,过食辛辣醇酒,湿热内生,下注魄门,瘀血浊气结滞不散,筋脉横解,气血凝滞。

（四）脾虚气陷证

年老体虚，或因妇人生育过多，或因反复发作，致脾气虚弱，脾虚不能统摄，血不循经而下溢。

二、诊断要点

临床上，痔分为内痔、外痔、混合痔；内痔又分为4级。

（一）内痔

1.主要症状

（1）便血：大便时带血或射血，血色鲜红，不与粪便相混。

（2）肿胀疼痛：肛门有下坠或异物感，大便时用力内痔部分极易脱出，脱出痔核如不能回纳，嵌顿坏死可有剧痛。

（3）脱垂：由于内痔经常脱垂于肛门外，黏膜受到刺激，黏液分泌大量增加，可致肛周皮肤潮湿不清、瘙痒发炎或湿疹。

2.专科检查

（1）肛周视诊：内痔脱出时可见痔核，注意痔核有无出血点、糜烂坏死，一般初起内痔肛门外观无明显异常。

（2）肛门指检：内痔早期多为柔软黏膜隆起，不易触及；反复脱出后痔核表面纤维化，可触及明显隆起，注意与直肠肿块相鉴别。

（3）肛门镜检：Ⅰ期内痔可见黏膜鲜红或充血糜烂；Ⅱ期内痔黏膜不如前者红，亦可见黏膜充血糜烂，痔核较大；Ⅲ期内痔痔核高，容易脱出肛外。

3.分期

（1）Ⅰ期：便时带血、滴血或喷射状出血，无内痔脱出，便后出血可自行停止。

（2）Ⅱ期：便时带血、滴血或喷射状出血，伴内痔脱出，便后可自行回纳。

（3）Ⅲ期：便时带血、滴血，伴内痔脱出；或久站、咳嗽、劳累、负重时内痔脱出，需用手回纳。

（4）Ⅳ期：内痔脱出，不能回纳。内痔可伴发绞窄、嵌顿。

（二）外痔

1.症状

（1）疼痛：患者多感肛门一侧肿胀疼痛不适，坐卧不能。

（2）肛门异物感：肛缘肿物隆起，使肛缘凹凸不平，产生异物感。

（3）大便困难：患者因疼痛畏惧排便，大便时间间隔延长，粪便变干，增加了排便困难,加重肛门疼痛,形成恶性循环。

2.专科检查

(1)肛周视诊:结缔组织外痔形状不规则,皮肤颜色无明显改变;炎性外痔可见肛缘红肿隆起破溃;血栓外痔可见肛缘有青紫色团块,边界清晰;静脉曲张外痔痔核下蹲时尤明显,为青紫色静脉团块。

(2)肛门指检:结缔组织外痔质软,疼痛不显;炎性外痔触痛较甚;血栓外痔质地较硬,触痛明显;静脉曲张外痔为柔软团块,按压后可消失,压痛不明显。

3.分类

(1)血栓性外痔:肛缘皮下突发暗紫色肿块,质地较硬,呈圆形或卵圆形,触痛明显,初始自觉肛门异物感,继之剧烈疼痛。

(2)炎症性外痔:肛缘局部红肿、疼痛、充血明显,甚者破溃有脓。

(3)静脉曲张性外痔:平时不显露,下蹲排便时肛缘出现不规则隆起,体位改变时,逐渐消失。

(4)结缔组织性外痔:肛门异物感或便后肛门不易清洁,可伴肛门潮湿、瘙痒。

(三)混合痔

混合痔位于齿线上下,既有内痔,又有外痔,内痔和外痔在同一方位相互沟通,连成一体。同时具有内痔与外痔的特点。

三、鉴别诊断

(一)肛裂

肛裂多见于成年人,出血量少,便时、便后可有肛门周期性疼痛,且出血与疼痛相一致。

(二)直肠息肉

直肠息肉多见于儿童,可有无痛性出血,便时肿物脱出,多为单个,乳头状,带蒂,肉红色,质地坚韧。

(三)直肠癌

直肠癌患者有排便习惯改变,排便次数增多,不规则,便意频频,里急后重;伴有黏液性血性分泌物或脓血便;肿物凹凸不平,质地坚硬;肿物及周围组织浸润,易出血。

（四）直肠脱垂

儿童多见黏膜脱垂，成人多见全层脱垂。直肠脱垂为环形脱出，脱出的黏膜或直肠呈圆锥状，有环形沟，表面柔软光滑，常伴有黏液溢出，一般无出血。

四、辨证治疗

（一）内痔

1.风热肠络证

主要证候：大便带血、滴血或喷射状出血，血色鲜红，或有肛门瘙痒；或伴口渴、便结、尿黄；舌红，苔薄黄，脉数。

证候分析：风热下迫，灼伤肠络，或热积肠道，耗伤津液，以致大便秘结，损伤痔核血络，热迫血妄行，血不循经，血溢脉外，故便血鲜红；风性善行而煽动，故下血迅速或喷射似箭。口渴、便结、尿黄，舌红、苔黄、脉数均为邪热内蕴。

治法治则：清热凉血祛风。

方剂：凉血地黄汤（《外科大成》）加减。

药物组成：生地黄12 g，当归12 g，地榆12 g，黄芩12 g，枳壳12 g，赤芍10 g，炒槐子12 g，天花粉12 g，荆芥10 g。

加减：便血量多者，加蒲黄炭15 g、藕节炭15 g；大便秘结者，加大黄泄热通腑。

2.湿热下注证

主要证候：便血色鲜红，量较多，肛内肿物外脱或嵌顿，肿胀灼热；伴口渴不欲饮，小便黄；舌红，苔黄腻，脉滑数。

证候分析：湿热下迫大肠，肠道气机不利，经络阻塞，故内痔脱出肿胀嵌顿；湿性重着，故坠胀疼痛；口渴不欲饮，尿黄，舌红，苔黄腻，脉滑数，均为湿热下注。

治法治则：清热除湿，活血化瘀。

方剂：止痛如神汤加减（《医宗金鉴》）。

药物组成：秦艽12 g，桃仁10 g，皂角刺10 g，大黄10 g，苍术10 g，防风10 g，黄柏12 g，当归尾12 g，泽泻12 g，槟榔10 g。

加减：肿痛较甚者，加延胡索12 g、乳香10 g、没药10 g；便干难出者，加玄参10 g、玉竹10 g、麻仁15 g。

3.气滞血瘀证

主要证候：肛门肿物脱出，肛管紧缩，坠胀疼痛，甚至肛缘有血栓，水肿、触痛明显；伴口渴、尿黄，舌质暗红，苔黄，脉弦细涩。

证候分析:长期便秘;或临厕久蹲努责;或饮食不节,过食辛辣酒醇,湿热内生,下注魄门,瘀血浊气结滞不散,筋脉横解,气血凝滞,而见痔核脱出肿痛;舌质暗红,苔黄,脉弦细涩皆为气滞血瘀。

治法治则:活血化瘀,理气化浊。

方剂:桃核承气汤加减(《伤寒论》)。

药物组成:大黄10 g,芒硝10 g,桃仁10 g,桂枝8 g,甘草5 g。

加减:血栓疼痛剧烈者,加王不留行15 g、穿山甲15 g、土鳖虫10 g。

4.脾虚气陷证

主要证候:便血色淡红;如滴而量多,可出现贫血,面色少华,头昏神疲,少气懒言,纳少便溏;舌淡,苔薄白,脉弱。

证候分析:年老体虚,或因妇人生育过多,或因反复发作,致脾气虚弱,脾虚不能统摄,血不循经而下溢,故便血色淡红,滴射而量多;脾失健运,故有面色少华,少气懒言,纳少便溏,舌淡,苔薄,脉弱。

治法治则:健脾养心,固脱止血。

方剂:补中益气汤(《东垣十书》)加减。

药物组成:黄芪15 g,党参12 g,白术12 g,炙甘草10 g,当归10 g,陈皮10 g,升麻10 g,柴胡10 g。

加减:面色少华、头昏神疲、失眠多梦者,加夜交藤12g、熟地黄12 g、柏子仁12 g。

(二)外痔

1.气滞血瘀证

主要证候:肛缘肿物突起,排便时可增大,有异物感,可有胀痛或坠痛,局部可触及硬性结节;舌暗红或有瘀点,苔淡黄脉弦涩。

证候分析:参照内痔。

治法治则:活血化瘀,理气通便。

方剂:桃核承气汤(《伤寒论》)加减。

药物组成:大黄10 g,芒硝10 g,桃仁10 g,桂枝8 g,甘草6 g。

加减:兼有便秘者,加火麻仁12 g、柏子仁10 g、玄参10 g;疼痛剧烈者,加玄胡12 g、乳香10 g、穿山甲10 g。

2.湿热下注证

主要证候:肛缘肿物隆起,灼热疼痛或有滋水,便干或溏;舌红,苔黄腻,脉滑数。

证候分析:参照内痔。

治法治则:清热利湿,消肿止痛。

方剂:止痛如神汤(《医宗金鉴》)加减。

药物组成:秦艽12 g,桃仁10 g,皂角刺10 g,大黄10 g,苍术10 g,防风10 g,黄柏12 g,当归尾12 g,泽泻10 g,槟榔10 g。

加减:肛周滋水较多、瘙痒者,加地肤子12 g、薏苡仁15 g、苦参15 g、枯矾10 g。

3.脾虚气陷证

主要证候:肛缘肿物隆起,肛门坠胀,似有便意;神疲乏力,纳少便溏,舌淡胖,苔薄白,脉细弱无力。

证候分析:参照内痔。

治法治则:调理脾胃,升阳固脱。

方剂:补中益气汤(《东垣十书》)加减。

药物组成:黄芪15 g,党参12 g,白术10 g,炙甘草10 g,当归10 g,陈皮10 g,升麻8 g,柴胡10 g。

加减:头晕乏力、神疲纳差、失眠多梦者,加升麻10 g、酸枣仁15 g、柏子仁10 g、黄芪加至30 g。

五、局部外治

(一)膏剂纳肛

玄明粉坐浴后马应龙麝香痔疮膏挤入肛内,术前、术后均可使用。

(二)药物熏洗坐浴

马齿苋30 g,芒硝30 g,五倍子15 g,荆芥15 g,生枳壳15 g。煎取药液300 mL,兑开水1500 mL,趁热先熏,温之坐浴15~20分钟。

六、其他治疗

(一)体针治疗

1.取穴

主穴取二白、承山、承扶、会阳、长强(穴位有双侧者取双侧穴位针刺)。伴脱肛者加灸百会、神阙;肛门肿痛者配秩边、飞扬。

2.治法

二白、承山、会阳等穴可用强刺激透天凉法,余穴可用平补平泻法,得气后留针20分钟,每5分钟行针1次,每天1次,7次为1个疗程,疗程间隔1周,共2个疗程。

(二)耳针治疗

1.取穴

大肠、神门、内分泌、皮质下四个穴区。

2.治法

先用2％碘酒消毒,再用75％乙醇脱碘,采用图钉型皮内针,左手固定耳部,右手进针,深度以穿入软骨但不透过对侧皮肤为度,用胶布固定,留针4天。每次取一侧耳郭,双侧交替使用,8天为1疗程,每疗程间休息4天。

(三)梅花针治疗

1.取穴

取督脉、膀胱经脉的腰骶段。肠道湿热型加上巨虚、丰隆、三阴交;脾胃虚寒型加关元、足三里、气海。

2.治法

经脉皮肤常规消毒,采用经过高压消毒的梅花针,施术者右手握针柄,右示指压着梅花针柄,利用手腕的弹力,使梅花针轻轻均匀地叩刺在经脉皮肤上,至微出血为度。

(四)按摩治疗

1.取穴

百会、二白、孔最、中脘、气海、天枢、神阙、会阴、足三里、肺俞、肾俞、大肠俞、八髎、龟尾、长强。

2.治法

患者取仰卧位,点揉二白、孔最各1分钟,一指禅点中脘、气海、天枢各1分钟,用掌震颤神阙3分钟,顺时针摩腹3分钟;患者转为俯卧位,用推法和滚法操作于足太阳膀胱经3分钟,按压督脉1分钟,点拨肺俞、肾俞、大肠俞、八髎各1分钟,擦八髎5分钟至局部灼热发红,揉龟尾3分钟,一点一放长强穴3分钟;随症加减:便秘者向足方向压脐部,朝足方向擦八髎;大便正常或便稀者向头方向压脐部,横擦八髎;伴脱出者,加揉百会穴2分钟。以上手法操作40分钟,每天1次,治疗10次为1个疗程。

第六章 妇产科病证

第一节 闭 经

女子年逾 16 周岁,月经尚未来潮;或月经周期已建立后又中断 6 个月以上,或月经停闭超过了 3 个月经周期者,称为闭经。前者称原发性闭经,后者称继发性闭经。因先天性生殖器官缺如或后天器质性损伤而无月经者(如先天性无子宫、无卵巢,或卵巢后天损坏,或垂体肿瘤,或子宫颈、阴道、处女膜、阴唇等先天性缺陷或后天性损伤造成粘连闭锁,经血不能外溢等),因非药物所能奏效,故不属于本节讨论范畴。对于青春期前、妊娠期、哺乳期、绝经前后的月经停闭不行,或月经初潮后 1 年内月经不行,又无其他不适,属生理范畴者,不作闭经论。

西医把闭经分为原发性闭经、继发性闭经,另可分为生理性闭经和病理性闭经。生理性闭经是指青春期前、妊娠期、哺乳期、绝经过渡期及绝经后的闭经。病理性闭经按部位可分为生殖道及子宫性闭经、卵巢性闭经、垂体性闭经、下丘脑性闭经及因其他内分泌腺(如肾上腺、甲状腺等)功能异常引起的闭经。一般而言,多数的先天性异常所致的闭经被列入原发性闭经,如先天无阴道、无子宫、子宫发育不良、先天性卵巢发育不全、单纯性腺发育不全、先天性肾上腺皮质增生等。继发性闭经则多数是由其他疾病引起的,如子宫腔粘连、卵巢功能早衰、垂体肿瘤、多囊卵巢综合征、肾上腺与甲状腺疾患引起的闭经等。

一、病因病机

月经的产生是机体脏腑、天癸、气血、冲任协调作用于胞宫的结果。月经的调节有赖于肾、天癸、冲任、胞宫的协调作用。其中任何一个环节发生功能失调都可导致血海不能满溢,月经不能按时来潮。究其原因不外虚实两端。虚者多责之于肾气不足,冲任亏虚;或肝肾亏损,经血不足;或脾胃虚弱,气血乏源;或阴虚血燥,精亏血少,导致冲任血海空虚,无血可下而致闭经。实者,多为气血阻滞;或痰湿流注下焦,使血流不畅,冲任阻滞,血海阻隔,经血不得下行而成闭经。总而言之,闭经的发病机制无外乎"血枯"与"血隔"两大类。

临床常见有气血虚弱、肾气亏虚、阴虚血燥、气滞血瘀、痰湿阻滞等虚实错杂之证。

(一)气血虚弱

素体气血不足或因思虑过度、饮食不节损伤脾胃，生化乏源，营血亏虚；或产后大出血，久病大病；或虫积噬血，耗伤气血，以致肝肾失养、冲任不充，血海空虚，无血可下而致闭经。

(二)肾气亏虚

月经的产生是以肾为主导，若先天禀赋不足、精气未充，天癸匮乏不能应时泌至，则冲脉不盛，任脉不通而闭经；或房事不节，日久伤及肾气，使冲任亏损；或体质虚弱，产育过多，肾气亏损，精血匮乏，源断其流，冲任失养，血海不足而致闭经。

(三)阴虚血燥

素体阴血不足，或失血伤阴，或久病大病致营阴亏耗，虚火上炎，火逼水涸，津液不生。月经乃血脉津液所化，津液既绝，血海枯竭而闭经。

(四)气滞血瘀

七情所伤，肝失疏泄，气行则血行，气结则血滞，瘀血阻于脉道。或经行之际，感受寒邪，血受寒则凝，瘀阻冲任，血不得下，血海不能满溢而致闭经。

(五)痰湿阻滞

素体脾虚或饮食不节伤脾，脾虚运化失司，肾虚不能化气行水，水湿内停，聚湿生痰；或痰湿之体，痰湿阻滞冲任二脉；或结块，使血不得下行而致闭经。

二、诊断

根据病史、临床表现、检查等可以明确诊断。

(一)病史

女子年逾16周岁无月经来潮者，应询问生长发育过程，幼年时是否曾患过急慢性疾病、家族的疾病史等。对月经已来潮又停闭者，应着重了解本次停经的时间，停经前的月经情况，初潮年龄，末次月经时间、经量、经色、经质，有无精神刺激或生活环境改变等诱因，是否服过避孕药，是否接受过激素类药物治疗和治疗后的情况，有无周期性下腹胀痛，有无头痛、视觉障碍，有无溢乳症状，过去健康状况、营养状况，其他疾病史(如甲状腺病、结核病等)，有无近期分娩、流产、刮宫、产后出血史、哺乳史、不孕史和月经不调史,有无择食、恶心、晨吐等现象。

(二)临床表现

女子已逾 16 周岁尚未月经初潮,或已建立月经周期后,现停经已达 6 个月以上,注意有无周期性下腹胀痛、头痛及视觉障碍,有无溢乳、厌食、恶心等,有无体重变化(增加或减轻)畏寒或潮热或阴道干涩等症状。

(三)检查

1.全身检查

观察患者体质、发育、营养状况,乳头、乳晕、腹壁等处有无毛发生长,全身毛发分布情况,挤压乳房有无溢乳,第二性征发育情况。

2.妇科检查

结合病史及全身症状有目的地检查外生殖器官的发育状况,有无畸形,阴道黏膜的色泽、褶皱,有无萎缩现象,子宫是否增大或萎缩,子宫附件处有无包块或结节等。有无生殖器官缺如、畸形,是否为假性闭经,如处女膜无孔或阴道闭锁,或子宫腔、子宫颈粘连以致经血不能外溢,是否为生理性闭经。

3.辅助检查

通过病史及检查,初步可排除生殖器官器质性病变和生理性停经,但要明确闭经的原因及病变部位,则需按诊断步骤结合辅助检查进行诊断。常用的辅助检查:①B超检查,可明确有无先天性无子宫、子宫发育不良或无卵巢所致闭经;②血清性激素测定,包括卵泡刺激素(FSH)、黄体生成素(LH)、雌二醇(E_2)、孕酮(P)、睾酮(T)、促乳激素(PRL)等,通过以上激素测定可协助诊断闭经内分泌原因;③基础体温(BBT)、阴道脱落细胞检查、宫颈黏液结晶检查:此 3 种检查均可间接了解卵巢功能。BBT 变化可显示卵巢有无排卵;④头颅蝶鞍 X 线摄片或 CT、MRI 检查,用以排除垂体肿瘤致闭经;⑤内镜检查、宫腔镜检查可直接观察子宫内膜及宫腔情况,以排除宫腔粘连所致闭经;⑥腹腔镜检查加病理活检可提示多囊卵巢综合征、卵巢不敏感综合征;⑦诊断性刮宫,可了解卵巢排卵情况、子宫颈与宫腔有无粘连、子宫内膜有无结核。通过以上检查可明确病变部位和属于何种闭经。⑧其他特殊检查:疑有先天畸形者,应进行染色体核型分析及分带检查。若考虑闭经与其他内分泌疾病有关,可做甲状腺、肾上腺功能测定。

(四)闭经的诊断步骤

应详细询问病史及体格检查,初步除外器质性病变,可按图所示的诊断步骤进行。

三、鉴别诊断

(一)青春期停经

少女月经初潮后,可有一段时间月经停闭,这是正常现象。因此时正常性周期尚未建立,但绝大部分可在 1 年内建立,一般无需治疗。

(二)育龄期妊娠停经

生育妇女月经停闭达 6 个月以上者,需与胎死腹中鉴别。胎死腹中虽有月经停闭,但曾有厌食、择食、恶心、呕吐等早孕反应,乳头着色、乳房增大等妊娠体征。妇科检查宫颈着色、软;子宫增大,但小于停经月份、质软、B 超检查提示子宫增大,宫腔内见胚芽,甚至胚胎或胎儿。闭经者停经前大部分有月经紊乱,继而闭经,无妊娠反应和其他妊娠变化。

(三)围绝经期停经

年龄已进入围绝经期,月经正常或紊乱,继而闭经,可伴有面部烘热汗出、心烦、心悸、失眠、心神不宁等围绝经期症状。妇科检查可见子宫大小正常或稍小,血清性激素可出现围绝经期变化。

此外,闭经还需与避年、暗经鉴别。前者指月经一年一行无不适,不影响生育,后者指终身不行经,但还能生育,也无不适。避年和暗经均为极少见的特殊月经生理现象。

四、辨证治疗

闭经发病率目前呈逐年上升之趋势,是妇科疾病中治疗难度较大的疾病。西医学认为闭经是妇科疾病中的常见症状,而非一种独立疾病。导致闭经原因多而杂,故治疗前必先求因。对闭经的辨证应以全身症状为依据,结合病史及舌脉,分清虚实。一般而言,年逾 16 岁尚未行经,或月经初潮偏迟,虽已行经而月经稀发,经量少,色淡质薄,渐致停经;身体发育欠佳,尤其是第二性征发育不良,或体质纤弱,久病大病后,有失血史、手术史,伴腰酸腿软、头昏眼花、面色萎黄、五心烦热或畏寒肢冷,舌淡脉弱者,多属虚证;若平素月经尚正常而骤然月经停闭,伴情志不舒,或经期冒雨涉水,过食生冷之品;或形体肥胖,胸胁胀痛,满闷,脉弦而有力者,多属实证。

闭经的治疗原则应根据病证,虚者补而通之,实者泻而通之,虚实夹杂者当补中有通,攻中有养。切不可不分虚实概以活血理气通之,犯虚虚实实之戒。特别是虚者因血海空虚、源断无血可泻,若一概泻而通之必会伤及脏腑、精血、经络,适得其反。只有通过补益之法,使气血恢复,脏腑平衡,血海充盛,则经血自行。若因病而致经闭,又当先治原发疾病,待病愈则经可复行;经仍未复潮者,再辨证治之。同时需注意用药时不可过用辛温香燥之剂,因为辛温香燥有劫津伤阴之弊,即使应用也须配以养血和阴之品,使气顺血和,则病自愈。用补药应使其补而不腻,应补中有行,以利气血化生。特别需要指出闭经治疗的目的不是单纯月经来潮,见经行即停药,而是恢复或建立规律性月经周期,或正常连续自主有排卵月经。一般应以3个正常月经周期为准。

(一)气血虚弱证

1.主要证候

月经周期延迟、量少、色淡红、质薄,渐致经闭不行;神疲肢倦,头晕眼花,心悸气短,纳差,毛发不泽或早见白发,面色萎黄;舌淡、苔薄、脉沉缓或细弱。

2.证候分析

素体脾虚或忧思过度损伤心脾,或饮食劳倦致脾胃受损,化源不足;或久病大病,营血亏虚,血虚不充,冲任亏虚,血海不能按时满溢,故月经周期延迟、量少、色淡红质薄。脏腑气血进一步损伤,血海空虚无血可下而闭经。气血不足则神疲肢倦,头晕眼花,心悸气短,纳差,毛发不泽或早见白发,面色萎黄;舌淡、苔薄、脉沉缓或细弱为气血虚弱的表现。

3.治法治则

益气养血,调补冲任。

(1)常用中成药:八珍颗粒、人参养荣丸、乌鸡白凤丸。

(2)方药:归脾汤(《校注妇人良方》)党参15 g,炒白术15 g,黄芪15 g,当归15 g,炙甘草6 g,茯神15 g,远志10 g,酸枣仁15 g,木香10 g,龙眼肉15 g,生姜6 g,大枣6 g。水煎煮2次,煎液混合后分2次服用。连服7日后复诊。

(二)肾气亏损证

1.主要证候

年逾16周岁尚未行经,或月经初潮偏迟,时有月经停闭,或月经周期建立后,由月经周期延后、经量减少渐至月经停闭;或体质虚弱,全身发育欠佳,第二性征发育不良,或腰膝酸软,头晕耳鸣,倦怠乏力,夜尿频多;舌淡黯,苔薄白,脉沉细。

2.证候分析

先天禀赋不足,肾气未盛,精气未充,天癸匮乏,故月经未潮,或月经初潮偏迟,全身发育不佳,第二性征发育不良;肾气亏虚,冲任损伤,血海空虚致月经周期延后、经量少,渐至停闭;肾虚则腰酸腿软,头晕耳鸣,夜尿频多;舌淡,苔薄白,脉沉细均为肾气亏虚之兆。

3.治法治则

补益肾气,调理冲任。

(1)常用中成药:河车大造胶囊、五子衍宗丸、金匮肾气丸。

(2)方药:加减苁蓉菟丝子丸(《中医妇科治疗学》)。熟地黄 15 g,肉苁蓉 12 g,覆盆子 15 g,当归 15 g,枸杞子 15 g,桑寄生 15 g,菟丝子 15 g,焦艾叶 10 g。水煎煮 2 次,煎液混合后分 2 次服用。连服 7 日后复诊。

(三)阴虚血燥证

1.主要证候

月经周期延后、经量少、色红质稠,渐至月经停闭不行;五心烦热,颧红唇干,盗汗甚至骨蒸劳热,干咳或咳嗽唾血;舌红、苔少,脉细数。

2.证候分析

阴血不足,日久益甚,虚热内生,火逼水涸,血海燥涩渐涸,故月经延后,量少,色红质稠,渐至月经停闭;阴虚日久,虚火内炽,蒸津外泄则多盗汗,骨蒸劳热;热伤肺经则干咳或唾血;舌红、苔少,脉细数,均为阴虚血燥之象。

3.治法治则

滋阴养津,养血调冲。

(1)常用中成药:左归丸、麦味地黄丸。

(2)方药:加减一阴煎(《景岳全书》)加减。生地黄 15 g,熟地黄 15 g,白芍 15 g,麦冬 15 g,知母 12 g,地骨皮 15 g,炙甘草 6 g,丹参 15 g,黄精 15 g,女贞子 15 g,制香附 10 g。水煎煮 2 次,煎液混合后分 2 次服用。连服 7 日后复诊。

(四)气滞血瘀证

1.主要证候

月经停闭不行,伴胸胁、乳房胀痛,精神抑郁,少腹胀拒按,烦躁易怒,舌紫黯,有瘀点,脉沉弦而涩。

2.证候分析

情志抑郁,气机郁滞,血行受阻,瘀血内阻,冲任瘀滞,胸胁阻隔,故月经停闭不行,少腹胀痛拒按。气以通为顺,气机失畅,精神抑郁,烦躁易怒,乳房胀痛;舌紫黯,有瘀点,脉沉弦而涩,均为气滞血瘀之征。

3.治法治则

理气活血,祛瘀通经。

(1)常用中成药:血府逐瘀胶囊(颗粒)、逍遥丸合益母草膏(胶囊、颗粒)。

(2)方剂:血府逐瘀汤(《医林改错》)。桃仁 10 g,红花 10 g,当归 15 g,生地黄 15 g,川芎 15 g,赤芍 15 g,牛膝 15 g,桔梗 6 g,柴胡 10 g,炒枳壳 15 g,甘草 6 g。水煎煮 2 次,煎液混合后分 2 次服用。连服 7 日后复诊。

(五)痰湿阻滞证

1.主要证候

月经延后,经量少,色淡质黏腻,渐至月经停闭;伴形体肥胖,胸闷泛恶,神疲倦怠,纳少痰多或带下量多,舌淡胖,苔白腻,脉滑。

2.证候分析

脾虚运化失常,聚湿生痰,或素体肥胖,痰从中生;痰湿下注,壅滞冲任,有碍血海满盈,以致月经延后,量少,色淡质黏腻,渐至月经停闭;痰湿内停,滞于胸脘,则胸闷泛恶,纳少痰多;湿困脾阳,则形体肥胖,神疲倦怠;舌淡胖,苔白腻,脉滑为痰湿内停之象。

3.治法治则

健脾燥湿化痰,活血调经。

(1)常用中成药:苍附导痰丸、二陈丸。

(2)方药:四君子汤(《太平惠民和剂局方》)合苍附导痰丸(《叶天士女科诊治秘方》)加减。党参 15 g,茯苓 15 g,炒白术 15 g,甘草 6 g,半夏 12 g,陈皮 12 g,苍术 10 g,胆南星 10 g,炒枳壳 15 g,生姜 6 g,神曲 15 g。水煎煮 2 次,煎液混合后分 2 次服用。连服 7 日后复诊。

五、其他治疗

(一)针灸

1.辨证施针

(1)气血虚弱:选取关元、足三里、归来、气海、脾俞、胃俞。操作:手法宜轻柔。足三里直刺 0.5～1.0 寸,提插或捻转,补法,至局部酸胀感。关元、气海、归来直刺 0.5 寸,轻轻提插或徐徐捻转,至小腹部胀重感。脾俞、胃俞均斜刺 0.5～1.0 寸,捻转补法,至局部酸胀感。留针 20 分钟,隔天治疗一次。

(2)肝肾不足:选取关元、足三里、归来、肾俞、肝俞。操作:关元、归来直刺 0.5～1.0 寸,提插捻转补法,至小腹胀重感。足三里直刺 0.5～1.0 寸,提插或捻转补法,至局部酸胀感。肾俞直刺 1.5～2.0 寸,提插捻转运针,至局部酸胀感。肝俞斜刺 1.0 寸,捻转补法,至局部胀感。留针 20 分钟,隔天治疗一次。

(3)阴虚血燥:选取关元、足三里、归来、太溪。操作:关元、归来直刺 0.5～1.0 寸,提插捻转补法,至小腹胀重感。足三里直刺 0.5～1.0 寸,提插或捻转补法,至局部酸胀感。太溪直刺 0.5～1.0 寸,捻转补法,至局部胀感。留针 20 分钟,隔天治疗一次。

(4)气滞血瘀:选取中极、三阴交、归来、合谷、血海、太冲。操作:中极、归来直刺 1.0 寸,提插平补平泻法,至小腹部胀麻感。三阴交向上斜刺 1.0～1.5 寸,提插泻法,使针感沿小腿内侧向上放散。合谷直刺 0.5～1.0 寸,提插泻法,至局部胀重感或向指端放散。血海直刺 1.0 寸,提插或捻转泻法。太冲直刺 0.5～1.0 寸,提插泻法,至局部胀感向趾端放散。留针 20 分钟,间歇行针。

(5)痰湿阻滞:选取中极、三阴交、归来、阴陵泉、丰隆。操作:中极、归来直刺 1.0 寸,提插平补平泻法,至小腹部胀麻感。三阴交向上斜刺 1.0～1.5 寸,提插泻法,使针感沿小腿内侧向上放散。丰隆直刺 1～1.5 寸,提插泻法,使针感向足部放散。留针 20 分钟间歇行针。

2.施针方式

(1)电针:选取天枢、血海、归来、三阴交、气冲、地机。操作:选腹部和下肢穴位组合成对,每次选用 1 对,接上电针仪,可选用密波,中等频率,通电 1～15 分钟。

(2)皮肤针:选取腰骶部膀胱经第一侧线、脐下冲任脉循行路线、归来、血海、足三里。操作:循各经反复叩打 3 遍,然后重点叩刺肝俞、肾俞,其后再叩刺其他各穴。中等刺激,隔天 1 次,5 次为 1 个疗程,疗程间休息 3～5 天。

(3)耳针:选取内分泌、卵巢、皮质下、肝、肾、神门。操作:每次选 3～4 个穴,毫针刺用中等刺激,隔天 1 次,留针 20 分钟,或在耳穴埋豆,每周 2～3 次。

(二)按摩治疗

全身推运,腰骶部加擦法,以透热为度;少腹部则振颤,摩腹,揉腹。取穴内关、合谷、肾俞、关元、中极、足三里、三阴交等。按摩垂体、甲状腺、肾上腺、生殖腺、子宫、腹腔神经丛等反射区。以上每天 1 次,15 次为 1 个疗程。

(三)穴位埋线治疗

选取主穴:天枢、带脉、子宫、脾俞、胃俞、肾俞、足三里均为双侧,关元、中极、中脘。操作:取消毒的弯盘、剪刀、镊子、纱布、3-0 医用羊肠线、7 号注射针头、

35 mm×40 mm针灸针。将羊肠线分别剪成长约1 cm的一小段放在75%的乙醇中,埋线时取出放在纱布上。局部皮肤消毒后,将针灸针穿入注射针头内,稍向后退少许,将羊肠线用镊子夹起,放进注射针头前端,羊肠线不要露出针头,然后倾斜地持注射针头及针灸针,快速将注射针头刺入皮内,针尖达患者肌肉层后,将注射针头稍向上提,同时将针灸针向下刺入,将羊肠线推入肌肉内,当针灸针针下有松动感时,说明羊肠线已进入肌肉内,即可将注射针头及针灸针一起拔出,再用棉签按压针孔片刻至血止。1个月治疗1次,6个月为1个疗程。

第二节　崩　漏

妇女不在行经期间阴道突然大量出血,或淋漓下血不断者,称为"崩漏",前者称为"崩中",后者称为"漏下"。两者常交替出现,且病因病机基本一致,故概称崩漏;是肾-天癸-冲任-胞宫生殖轴严重紊乱而引起月经的周期、经期、经量严重失调的一种疾病。

西医妇科学所称的功能失调性子宫出血是最常见的月经疾病之一,系由内分泌失调所致的子宫异常出血,其临床症状符合崩漏表现者,应归属于本病范围辨证治疗。西医治疗本病多采用激素治疗,具有其局限性,中医具有整体调节的优势。其"急则治其标,缓则治其本"的治疗原则,以及塞流、澄源、复旧三法对于临床治疗一直具有重要的指导意义。

一、病因病机

本病的发病是因为肾-天癸-冲任-胞宫生殖轴的严重失调。其主要病机是冲任不固,不能制约经血,子宫藏泻失常。导致崩漏的常见病因有脾虚、肾虚、血热、血瘀,可概括为虚、热、瘀。其病本在肾,病位在冲任,变化在气血,表现为子宫藏泻无度。

(一)脾虚

素体脾虚,或劳倦思虑、饮食不节损伤脾,脾虚血失统摄,甚至虚而下陷,冲任不固,不能制约经血,发为崩漏。

(二)肾虚

先天肾气不足;或少女肾气未盛,天癸未充;房劳多产损伤肾气;或久病大病,穷必及肾;或七七之年肾气渐衰,天癸渐竭。肾气虚则封藏失司,冲任不固,不能制约经血,子宫藏泻失常发为崩漏。亦有素体阳虚,命门火衰;或久崩久漏,阴损及阳,阳不摄阴,封藏失职,冲任不固,不能制约经血而成崩漏;或素体肾阴亏虚;或多产房劳耗伤真阴,阴虚失守。虚火动血,迫血妄行,子宫藏泻无度,遂致崩漏。

(三)血热

素体阳盛血热或阴虚内热;或七情内伤,肝郁化热;或内蕴湿热之邪,热伤冲任,迫血妄行,发为崩漏。

(四)血瘀

七情内伤,气滞血瘀;或热灼、寒凝、虚滞致瘀;或经期、产后余血未净而同房,内生瘀血;或崩漏日久,离经之血为瘀。瘀阻冲任、胞宫,血不归经而妄行,遂成崩漏。

二、诊断

根据病史、临床表现、检查等可以明确诊断。

(一)病史

注意患者的年龄及月经史,尤其要询问患者既往月经的周期、经期、经量有无异常,有无崩漏史,有无口服避孕药或激素。有无宫内节育器等。还应询问有无内科出血病史。

(二)临床表现

月经周期紊乱,行经时间超过半个月,或者数月断续不净,或停闭数月又突然暴下不止或淋漓不净。

(三)检查

1.妇科检查

应排除器质性病变,如子宫颈息肉、子宫肌瘤等。

2.辅助检查

主要需排除生殖器肿瘤、炎症或全身性疾病(如内科血瘀疾病)引起的阴道出血,可根据病情的需要选做 B 超、MRI、宫腔镜检查,或诊断性刮宫、基础体温测定等。

三、鉴别诊断

崩漏与西医学生殖内分泌失调引起的无排卵性功能失调性子宫出血类似,

其特点是功能失调而无器质性病变,故在治疗前应明确诊断,首先应当除外生殖系统炎症及肿瘤,特别是宫颈癌、子宫内膜癌和癌前病变。另外,崩漏应与月经不调、经间期出血、赤带、胎产出血、外阴阴道外伤性出血以及出血性内科疾病相鉴别。

(一)崩漏

出血特点:不规律出血,周期、经期、经量均异常。

临床表现:出血时间长或出血量多时可见头晕、乏力、心慌、气短等。

检查:妇科检查及 B 超检查显示无器质性病变;全血细胞分析可见红细胞计数及血红蛋白含量降低,其余各项正常。

(二)月经先期

出血特点:月经周期缩短,<21 天;经期、经量基本正常。

临床表现:一般无明显特殊不适。

检查:妇科检查及 B 超检查显示无器质性病变。

(三)月经过多

出血特点:经量过多,月经周期、经期基本正常。

临床表现:出血过多可见头晕、乏力、心慌、气短等。

检查:全血细胞分析可见红细胞计数及血红蛋白含量降低,其余各项正常。

(四)经期延长

出血特点:经期延长,>7 天,2 周内能自止;月经周期及经量基本正常或伴经量较多。

临床表现:一般无明显特殊不适。

检查:妇科检查一般无明显异常。

(五)经间期出血

出血特点:经间期阴道少量出血,持续 1~3 天自止,月经周期正常。

临床表现:一般无明显不适或伴轻度腰酸腹痛等。

检查:BBT 双相;B 超检查显示卵泡成熟;或 E_2 偏低。

(六)赤带

出血特点:血量少,常与带下混合而下,无周期性;月经正常。

临床表现:一般无明显特殊不适。

检查:妇科检查一般无明显异常,或伴有宫颈炎性病变。

(七)胎漏、胎动不安

出血特点:妊娠期阴道少量出血。

临床表现:常伴有腹痛、腰酸、恶心、呕吐、厌食等妊娠反应。

检查:妇科检查显示子宫增大与停经时间相符;尿妊娠试验阳性;B超检查可见子宫内妊娠囊或胎芽胎心。

(八)异位妊娠

出血特点:有停经史,阴道少量出血。

临床表现:下腹隐痛或胀痛,破裂时腹痛剧烈,呈撕裂样疼痛,严重时可出现昏厥与休克。下腹明显压痛及反跳痛,肌紧张较轻,叩诊或可出现移动性浊音。

检查:血 HCG 较正常妊娠低。妇科检查:未破裂则子宫略大稍软;破裂时后穹隆饱满触痛,宫颈抬举痛和摇摆痛明显。B超检查:宫腔内无妊娠囊,可见腹腔内出血或附件区包块等。阴道后穹隆穿刺可抽出不凝血。

(九)堕胎

出血特点:堕胎时阴道出血可由少增多,伴发下腹坠痛,随着胚胎排出,腹痛缓解、出血减少。

临床表现:堕胎前应有早孕反应。

检查:尿妊娠试验阳性;堕胎前 B超检查宫内可见妊娠囊,堕胎后则无。

(十)生殖肿瘤或炎症出血

出血特点:常见西医学子宫肌瘤、子宫内膜癌、宫颈癌、卵巢肿瘤、子宫内膜息肉、宫颈息肉等均可引起异常的阴道出血,因部位不同出血情况各异,或如崩似漏。

临床表现:不同疾病临床表现不尽相同。

检查:借助妇科检查、宫腔诊刮手术、病灶活组织检查、B超检查、肿瘤标志物测定等可有相应不同异常结果。

(十一)内科系统疾病

出血特点:出血量或多或少。常见有血液病、其他内分泌腺疾病、严重肝肾功能障碍等。

临床表现:不同疾病临床表现不尽相同。

检查:血液相关检查好、内分泌检查及肝肾功能检查可有异常结果;妇科检查及 B超检查显示无器质性病变。

四、辨证治疗

一般而言,崩漏虚证多,实证少;因热者多,因寒者少;在崩中之际,多见标证,血势缓或出血停止后常显本证,但本病标本常错综复杂,故在审证求本中应当掌握辨证要点,视其转化判断证情的轻重缓急和寒热虚实。由于崩漏轻重缓急不同,故治疗崩漏当根据"急则治其标,缓则治其本"的原则,灵活采用塞流、澄源、复旧三法。还需考虑患者不同的年龄阶段,以及女性生理特点、月经周期规律等因素辨证施治。

(一)治崩三法

1.塞流

塞流即是止血。崩漏是以流血为主的疾病,在出血期间,特别是暴崩之际,如不迅速、有效地止血,则可导致气随血脱,甚而危及生命,故此时急当止血防脱。止血的方法可根据出血的原因不同而有所不同。①益气摄血:在暴崩之际,由于大量失血,气随血脱,因此不论何种病因导致的暴崩,都应首先采用益气摄血的方法,用独参汤;如见四肢厥逆,脉微欲绝等,则可用参附汤。待病势稍缓,按不同病因病机进行辨证施治。②清热止血:常用生地黄、墨旱莲、阿胶、大蓟、小蓟、侧柏叶、藕节、地榆、牡丹皮等。③收涩止血:常用陈棕炭、血余炭、贯众炭、乌贼骨、煅龙骨、煅牡蛎、赤石脂。④化瘀止血:常用蒲黄炭、茜草、三七、益母草、花蕊石等。⑤温经止血:常用艾叶、炮姜等。

以上各种止血方法中,益气摄血是在暴崩期间应用的基本方法,收涩止血在各种止血方法基础上可以适当配合应用,其他各种方法则需根据临床辨证分清不同情况而选择应用。但不可一味止血固涩,以免留瘀,同时可配合针灸止血。若血势不减,可采用西药(止血药或激素类药物)进行中西医结合治疗,或考虑诊断性刮宫;贫血甚者应考虑输血。

2.澄源

澄源乃正本清源,求因治本。往往与塞流同步或先后重叠进行。于血量减少,病势渐缓时,当辨证论治,包括四诊八纲、辨证分型用药,使治疗更具有针对性,也含有鉴别诊断之内容。

3.复旧

复旧即固本善后,巩固疗效。复旧的依据是澄源,即在血止之后,谨守病机,辨证论治,以调整与恢复月经周期、维持正常经量为要。同时应考虑青春期、育龄期、围绝经期患者的不同特点,用药有所侧重,并注意全身调整。

治疗崩漏的三大方法在临床应用过程中不可截然分开,塞流需澄源,澄源当固本。澄源始终贯穿于塞流与复旧的过程中。

(二)出血期辨证论治

1.脾虚证

(1)主要证候:经血非时而下。量多如崩,或淋漓不断,色淡质稀,神疲体倦,气短懒言,不思饮食,四肢不温,或面浮肢肿,面色淡黄,舌淡胖,苔薄白,脉缓弱。

(2)证候分析:脾虚,中气虚弱甚或下陷,则冲任不固,血失统摄,故经血暴下或淋漓不尽;气虚,故经色淡质稀,神疲体倦,气短懒言,不思饮食;气虚,阳气不布,故面浮肢肿,面色淡黄;舌淡胖,苔薄白,脉缓弱均为脾虚气弱之象。

(3)治法治则:补气摄血,固冲止崩。

常用中成药:归脾丸、补中益气丸。

方药:固本止崩汤(《傅青主女科》)或固冲汤(《医学衷中参西录》)加减。党参15 g,黄芪15 g,炒白术15 g,熟地黄15 g,当归3 g,黑姜3 g。煎煮2次,煎液混合后分2次服用。连服7日后复诊。

2.肾气虚证

(1)主要证候:多见青春期少女或经断前后妇女出现经乱无期,出血量多,势急如崩,或淋漓不尽。或由崩而漏,由漏而崩反复发作,色淡红或淡黯,质清稀;面色晦暗,小腹空坠,腰膝酸软;舌淡黯,苔白润,脉沉弱。

(2)证候分析:青年肾气未盛,更年期肾气渐虚,肾气虚衰,封藏失司。冲任不固,不能制约经血,故经乱无期。出血量多或淋漓不止,色淡红或淡黯,质清稀;腰膝酸软,舌淡黯,脉沉弱均为肾气虚之象。

(3)治法治则:补肾益气,固冲止血。

常用中成药:苁蓉益肾丸、六味地黄丸、参茸白凤丸。

方药:加减苁蓉菟丝子丸(《中医妇科治疗学》)加党参、黄芪、阿胶。熟地黄15 g,肉苁蓉15 g,覆盆子15 g,当归15 g,枸杞子15 g,桑寄生15 g,菟丝子15 g,艾叶6 g,党参15 g,黄芪15 g,阿胶(烊化)10 g。煎煮2次,煎液混合后分2次服用。连服7日后复诊。

3.肾阳虚证

(1)主要证候:经血非时而下,出血量多,淋漓不尽,色淡质稀,腰痛如折,畏寒肢冷,小便清长,面色晦暗。舌淡黯,苔薄白,脉沉弱。

(2)证候分析:肾阳虚衰,冲任不固,血失封藏,故经乱无期,经血量多,淋漓不断;肾阳不足,经血失于温煦,故色淡质稀;肾阳虚衰,外府失荣,故腰痛如折,畏寒肢冷;膀胱失于温化,故小便清长。舌淡黯,苔薄白,脉沉弱,也为肾阳不足之征。

(3)治法治则:温肾助阳,固冲止血。

常用中成药:右归丸、肾气丸。

方药:右归丸(《景岳全书》)加党参、黄芪、三七。制附子9 g,肉桂3 g,熟地黄15 g,山药15 g,山萸肉15 g,枸杞子15 g,菟丝子15 g,鹿角胶(烊化)10 g,当归10 g,炒杜仲15 g,党参15 g,黄芪15 g,三七粉(分冲)3 g。煎煮2次,煎液混合后分2次服用。连服7日后复诊。

4.肾阴虚证

(1)主要证候:经血非时而下,出血量少或多,淋漓不断,血色鲜红,质稠,头晕耳鸣,腰酸膝软,手足心热,颧赤唇红,舌红少苔,脉细数。

(2)证候分析:肾阴不足,虚火内炽,热伏冲任,迫血妄行,故经血非时而下,出血量少或多,淋漓不断;阴虚内热,故血色鲜红,质稠;肾阴不足,精血衰少,不能上荣空窍,故头晕耳鸣;精亏血少,不能濡养外府,故腰腿酸软;阴虚内热,则手足心热;虚热上浮,则颧赤唇红。舌红少苔,脉细数,也为肾阴虚之征。

(3)治法治则:滋肾益阴,固冲止血。

常用中成药:左归丸、河车大造胶囊(丸)。

方药:左归丸(《景岳全书》)合二至丸(《医方集解》)。熟地黄15 g,山药15 g,枸杞子15 g,山萸肉15 g,菟丝子15 g,鹿角胶(烊化)10 g,龟甲胶(烊化)10 g,川牛膝15 g,女贞子15 g,墨旱莲15 g。煎煮2次,煎液混合后分2次服用。连服7日后复诊。

5.血虚热证

(1)主要证候:经来无期,量少淋漓不尽或量多势急,血色鲜红;面颊潮红,烦热少寐,咽干口燥,便结,舌红少苔,脉细数。

(2)证候分析:阴虚内热,热扰冲任血海,经来无期,量少淋漓不尽或量多势急;热灼阴血,色鲜红,面颊潮红,烦热少寐,咽干口燥,便结;舌红少苔,脉细数均为阴虚内热之象。

(3)治法治则:养阴清热,固冲止血。

常用中成药:葆宫止血颗粒、二至丸。

方药:上下相资汤(《石室秘录》)加减。党参15 g,沙参15 g,玄参10 g,麦冬15 g,玉竹15 g,五味子10 g,熟地黄15 g,山萸肉15 g,车前子(包煎)15 g,牛膝15 g。煎煮2次,煎液混合后分2次服用。连服7日后复诊。

6.血实热证

(1)主要证候:经血非时而下,量多如崩。或淋漓不断,血色深红,质稠,心烦少寐,渴喜冷饮,头晕面赤,舌红苔黄,脉滑数。

(2)证候分析:热伤冲任,迫血妄行,故经血非时而下,量多如崩,或淋漓不断;血为热灼,故血色深红,质稠;邪热内炽,津液耗损,故口渴喜饮;热扰心神,故心烦少寐;邪热上扰,故头晕面赤。舌红苔黄,脉滑数,为血热之象。

(3)治法治则:清热凉血,固冲止血。

常用中成药:十灰丸、荷叶丸、宫血宁胶囊。

方药:清热固经汤(《简明中医妇科学》)。生地黄15 g,地骨皮15 g,炙龟甲15 g,牡蛎15 g,阿胶10 g(烊化),黄芩10 g,藕节15 g,陈棕炭15 g,甘草6 g,焦栀子10 g,地榆15 g。煎煮2次,煎液混合后分2次服用。连服7日后复诊。

7.血瘀症

(1)主要证候:经血非时而下,量多或少,淋漓不净,血色紫黯有块,小腹疼痛拒按。舌紫黯或有瘀点,脉涩或弦涩有力。

(2)证候分析:瘀滞冲任,血不循经,故经血非时而下,量多或少,淋漓不断;冲任阻滞,经血运行不畅,故血色紫黯有块。"不通则痛",故小腹疼痛拒按。舌紫黯或有瘀点,脉涩或弦涩有力,也为血瘀之征。

(3)治法治则:活血祛瘀,固冲止血。

常用中成药:龙血竭片、震灵丸、云南白药。

方药:逐痛止崩汤(《安徽中医验方选集》)。当归10 g,川芎10 g,三七(分冲)3 g,没药10 g,五灵脂12 g,牡丹皮10 g,丹参15 g,艾叶6 g,阿胶(蒲黄炒)10 g,龙骨15 g,牡蛎15 g,乌贼骨20 g。煎煮2次,煎液混合后分2次服用。连服7日后复诊。

(三)非出血期的治疗

血止后治疗以复旧为主,结合澄源。崩漏止血后治疗是治愈崩漏的关键,但在临床治疗时需根据患者的不同情况采取不同的治疗方法,从而达到不同的目的。对于青春期的患者,主要是调整月经周期;对生育期患者,主要是调整月经周期并恢复排卵;对于围绝经期的患者,则主要是减少出血,防止复发及预防恶性病变。

1.辨证论治以调经

寒热虚实均可导致崩漏,临床上崩漏大出血期间多显示出标证,血止后多显示出本证,故在治疗时应辨证论治,以达到复旧的目的。具体治疗时可参考出血期各证型进行辨证论治,但应酌情去掉各方中的止血药物。

2.中药周期疗法

中药周期疗法是根据月经周期中脏腑、阴阳、气血的生理变化规律,在月经的不同时期采用不同的治法,因势利导,以达到调整月经周期和恢复排卵目的的中医序贯疗法。周期疗法周期性用药的原则:经后期着重补肾、调肝、养血,促进卵泡发育成熟;经间期着重助阳活血,促进阴阳转化,诱发排卵;经前期注重补肾助阳,维持黄体功能;经行之际,着重活血调经,根据经量多少随症用药。临床运用周期疗法时,应根据患者的证候与体质特点,辨病与辨证结合,因人、因证、因时制宜,以补肾、养肝、扶脾和调理气血为治疗大法,调经治本。

五、其他治疗

(一)体针治疗

基本处方:关元、三阴交、血海、膈俞、隐白。

方中关元为任脉经穴,又是足三阴经之会,可调冲任、理经血;三阴交为足三阴经交会穴,可调补三阴而益气固冲;膈俞为八会穴中的血会,血海为治血之要穴,共奏调经、养血、止血之功;艾灸隐白可止血治崩,为治疗崩漏的效穴。

加减运用:若血热内扰加大敦、行间、太冲,针用泻法,以清泻血热,固冲止血;气不摄血加脾俞、气海、足三里,针用补法,以健脾益气,固冲止血;肾气不足加百会、气海、命门、肾俞,针用补法,加灸法,以补益肾气,收摄经血;肾阴亏虚加肾俞、太溪、阴谷,针用补法,以滋肾益阴,宁冲止血;瘀滞胞宫,加地机、太冲、合谷,针用泻法,以理气、化瘀、止血。

(二)耳针治疗

取内生殖器、内分泌、神门、皮质下、肝、脾、肾,针刺中等强度,留针1~2小时,每天1次,或耳穴压丸或埋针。

(三)挑刺治疗

在腰骶部督脉或足太阳经上寻找红色丘疹样反应点,每次2~4个点,用三棱针挑破0.2~0.3 cm长、0.1 cm深,将白色纤维挑断,每月1次,连续挑刺3次。

(四)皮肤针治疗

取腰骶部督脉、足太阳经,下腹部任脉、足少阴经、足阳明经、足太阴经,下肢足三阴经,由上而下反复叩刺3遍,中度刺激,每天1~2次。

(五)穴位注射治疗

取气海、血海、三阴交、足三里,每次选2～3穴,用维生素B_{12}或黄芪、当归注射液,每穴注射2 mL,每天1次。

第三节 痛 经

凡在经期或经行前后,出现周期性小腹疼痛,或痛引腰骶,甚至剧痛晕厥者,称为"痛经",亦称"经行腹痛"。

西医学把痛经分为原发性痛经和继发性痛经,前者又称功能性痛经,系指生殖器官无明显器质性病变者,后者多继发于生殖器官某些器质性病变,如盆腔子宫内膜异位症、子宫腺肌病、盆腔炎性疾病后遗症等。本节讨论的痛经,包括西医学的原发性痛经和继发性痛经。功能性痛经容易痊愈,器质性病变导致的痛经病程较长,缠绵难愈。中医治疗原发性痛经疗效确切,不良反应小;对继发性痛经改善症状及不良反应方面也有西医不可比拟的明显优势。目前,中医(包括中药口服、中药保留灌肠、中药离子导入、中药外敷等)综合治疗痛经(原发及继发性痛经)为研究热点。

一、病因病机

本病的发生与冲任、胞宫的周期性生理变化密切相关。主要病机在于邪气内伏或精血素亏,更值经期前后冲任二脉气血的生理变化急骤,导致胞宫的气血运行不畅,"不通则痛";或胞宫失于濡养,"不荣则痛",故使痛经发作。常见的分型有气滞血瘀、寒凝血瘀、湿热瘀结、肾气亏损和气血虚弱。

(一)气滞血瘀

素性抑郁,或忿怒伤肝,肝郁气滞,气滞血瘀,或经期产后,余血内留,蓄而成瘀,瘀滞冲任,血行不畅,经前、经时气血下注冲任,胞脉气血更加壅滞,"不通则痛",发为痛经。

(二)寒凝血瘀

经期产后,感受寒邪,或过食寒凉生冷,寒客冲任,与血搏结,以致气血凝滞不畅。经前、经时气血下注冲任,胞脉气血更加壅滞,"不通则痛",发为痛经。

（三）湿热瘀结

素有湿热内蕴，或经期产后，感受湿热之邪，与血搏结，稽留于冲任、胞宫，以致气血凝滞不畅，经行之际，气血下注冲任，胞宫气血更加壅滞，"不通则痛"，发为痛经。

（四）肾气亏损

先天肾气不足，或房劳多产，或久病虚损，伤及肾气，肾虚则精亏血少，冲任不足，经行血泄，胞宫气血愈虚，失于濡养，"不荣则痛"，发为痛经。

（五）气血虚弱

素体虚弱，气血不足，或大病久病，耗伤气血，或脾胃虚弱，化源不足，气虚血少，经行血泄，冲任气血更虚，胞宫失于濡养，"不荣则痛"，发为痛经。

二、诊断

根据病史、临床表现、检查等可以明确诊断。

（一）病史

见伴随月经周期规律性发作的小腹疼痛为主症史，或有经量异常、不孕、放置宫内节育器、盆腔炎性疾病等病史。

（二）临床表现

腹痛多发生在经前 1～2 天，行经第一天达高峰，可呈阵发性痉挛性或胀痛伴下坠感，严重者可放射到腰骶部、肛门、阴道、股内侧，甚至可见面色苍白、出冷汗、手足发凉等晕厥之象。但无论疼痛程度如何，一般不伴腹肌紧张或反跳痛。也有少数于经血将净或经净后 1～2 天开始觉腹痛、后腰痛者。

（三）检查

1.妇科检查

妇科检查无阳性体征者属功能性痛经；如盆腔内有粘连、包块、结节或增厚者，可能是盆腔炎症、子宫内膜异位症等病所致。部分患者可见子宫体极度屈曲或宫颈口狭窄。

2.辅助检查

超声检查、腹腔镜、子宫输卵管碘油造影、宫腔镜检查有助于明确痛经的原因。

三、鉴别诊断

阴道出血伴腹痛的育龄期女性，应当注意先排除妊娠相关疾病等，另外痛经应与发生在经期或于经期加重的内、外、妇诸学科引起腹痛症状的疾病(如急性阑尾炎、结肠炎、膀胱炎、卵巢囊肿蒂扭转等)鉴别。

(一)痛经

疼痛特点:伴随月经周期出现的周期性腹痛。

临床表现:经行前后腹痛或下坠胀痛,或外阴、肛门坠痛,严重则面色苍白,冷汗,手足凉,甚则昏厥。一般无腹肌紧张或反跳痛。

妇科检查:无阳性体征者为功能性痛经。继发性痛经可扪及子宫均匀增大或附件区囊性包块。

辅助检查:B超可发现盆腔有包块、结节或子宫体增大,腹腔镜、宫腔镜检查及子宫输卵管造影有助于明确痛经的原因。

(二)先兆流产

疼痛特点:妊娠期间下腹痛。

临床表现:妊娠后下腹痛,或伴阴道出血,或伴腰酸、小腹下坠等症状。

妇科检查:子宫颈口未开,胎膜未破,子宫大小与停经月份符合。

辅助检查:尿妊娠试验阳性。血 HCG 升高。B超可见完整胎囊,或有胎心、胎动存在。

(三)异位妊娠

疼痛特点:未破时可无腹痛或偶有轻微下腹隐痛。发生破裂或流产则突感一侧下腹部撕裂样或刀割样疼痛。

临床表现:未破时可仅有早孕反应。破裂则出现腹痛、阴道出血、昏厥与休克。下腹明显压痛及反跳痛,肌紧张较轻,叩诊或可出现浊音。

妇科检查:未破裂则子宫略大稍软;破裂时后穹隆饱满触痛,宫颈抬举痛和摇摆痛明显。

辅助检查:血 HCG 升高。B超检查宫内未见孕囊,宫外有低回声区或混合性包块,子宫直肠窝有积液。诊刮未见绒毛。阴道后穹隆穿刺出不凝血。

(四)卵巢囊肿蒂扭转、囊肿破裂

疼痛特点:突发一侧腹痛明显,一般发生于剧烈活动后或体位改变后。

临床表现:突发一侧腹痛剧烈,或伴腹膜刺激征。下腹一侧有明显固定压痛点。

妇科检查:可扪及一侧附件区包块,压痛明显或有无明显边界包块,压痛。

辅助检查:B超检查可发现一侧包块,蒂部血流改变;或有低、无回声包块,有盆腔积液。

(五)盆腔炎

疼痛特点:下腹痛,经前或经期加重。

临床表现:急性者下腹痛伴发热,分泌物增多,或伴恶心、呕吐、膀胱刺激征、排便困难、腹膜刺激征。非急性期则有疲乏等全身症状,下腹痛或腰痛、月经异常或不孕等。

妇科检查:大量脓性分泌物,宫颈举痛,子宫压痛,附件区增厚压痛。或可扪及附件包块。

辅助检查:B超检查显示或有盆腔包块,叮有盆腔积液。

(六)泌尿系感染

疼痛特点:排尿时淋漓涩痛,排尿时或排尿后疼痛明显。

临床表现:尿频、尿急、尿痛或血尿。

妇科检查:尿道口可充血。

辅助检查:尿常规检查有白细胞、红细胞,甚至脓细胞。尿细菌培养有致病菌。

(七)结肠炎

疼痛特点:左下腹或小腹隐痛或绞痛,便后缓解。

临床表现:反复发作腹痛、腹泻、黏液便或脓血便。可有消瘦、乏力等。

妇科检查:无异常。

辅助检查:大便常规有红细胞、白细胞、黏液或有巨噬细胞。钡剂放射线和内镜检查有相应表现。

(八)急性阑尾炎

疼痛特点:转移性右下腹痛。

临床表现:转移性右下腹痛,伴发热。麦氏点压痛、反跳痛、肌紧张。结肠充气征阳性。

妇科检查:子宫附件无明显异常。

辅助检查:血常规白细胞、中性粒细胞计数升高。B超检查显示阑尾区有渗出或有包块。

四、辨证治疗

本病以伴随月经来潮而周期性小腹疼痛作为辨证要点,根据其疼痛发生的时间、部位、性质、喜按或拒按等不同情况,明辨其虚实寒热,在气在血。一般痛在经前、经期,多属实;痛在经后、经期,多属虚。痛胀俱甚、拒按,多属实;隐隐作痛、喜揉喜按,多属虚。得热痛减多为寒,得热痛甚多为热。痛甚于胀多为血瘀,胀甚于痛多为气滞。痛在两侧少腹病多在肝,痛连腰际病多在肾。其治疗大法以通调气血为主。

(一)气滞血瘀证

1.主要证候

经前或经期小腹胀痛拒按,胸胁、乳房胀痛,经行不畅,经色紫黯有块,块下痛减,舌紫黯,或有瘀点,脉弦或弦涩有力。

2.证候分析

肝郁气滞,瘀滞冲任,气血运行不畅,经前、经时,气血下注冲任。胞宫气血更加壅滞,不通则痛,故经行小腹胀痛拒按;肝气郁滞,故胸胁、乳房胀痛;冲任气滞血瘀,故经行不畅,经色紫黯有块;血块排出后,胞宫气血运行稍畅,故腹痛减轻。舌紫黯或有瘀点,脉弦或弦涩有力,也为气滞血瘀之征。

3.治法治则

行气活血,祛瘀止痛。

(1)常用中成药:血府逐瘀胶囊、丹七片、妇女痛经丸、元胡止痛片(胶囊、颗粒、滴丸)、丹莪煎膏、桂枝茯苓胶囊、散结镇痛胶囊、调经丸、益母冲剂、痛经口服液、痛经灵颗粒、七制香附丸、通经甘露丸。

(2)方药:膈下逐瘀汤(《医林改错》)。当归 10 g,川芎 10 g,赤芍 15 g,桃仁 10 g,红花 10 g,枳壳 15 g,延胡索 15 g,五灵脂 12 g,乌药 12 g,香附 12 g,牡丹皮 15 g,甘草 6 g。煎煮 2 次,煎液混合后分 2 次服用。连服 7 日后复诊。

(二)寒凝血瘀证

1.主要证候

经前或经期小腹冷痛拒按,得热则痛减,经而量少,色黯有块,畏寒肢冷,面色青白,舌黯,苔白,脉沉紧。

2.证候分析

寒客冲任,血为寒凝,瘀滞冲任,气血运行不畅,经行之际,气血下注冲任,胞宫气血壅滞,不通则痛,故痛经发作;寒客冲任,血为寒凝,故经血量少,色黯有块;得热则寒凝暂通,故腹痛减轻;寒伤阳气,阳气不能敷布。故畏寒肢冷,面色青白。舌黯,苔白,脉沉紧,为寒凝血瘀之征。

3.治法治则

温经散寒,祛瘀止痛。

(1)常用中成药:少腹逐瘀颗粒、温经丸、艾附暖宫丸、田七痛经胶囊。

(2)方药:少腹逐瘀汤(《医林改错》)或温经汤(《妇人大全良方》)。小茴香6 g,干姜10 g,延胡索15 g,没药10 g,当归10 g,川芎15 g,官桂6 g,赤芍15 g,蒲黄(包煎)15 g,五灵脂15 g。水煎煮2次,煎液混合后分2次服用。连服7日后复诊。

(三)湿热瘀结证

1.主要证候

经前或经期小腹灼痛拒按,痛连腰骶,或平时小腹痛,至经前疼痛加剧,经量多或经期长,经色紫红,质稠或有血块,平素带下量多,黄稠臭秽,或伴低热,小便黄赤。舌红,苔黄腻,脉滑数或濡数。

2.证候分析

湿热蕴结冲任,气血运行不畅,经行之际气血下注冲任,胞宫气血壅滞,不通则痛,故痛经发作;湿热瘀结胞脉,胞脉系于肾,故腰骶坠痛,或平时小腹痛,至经前疼痛加剧;湿热伤于冲任,迫血妄行,故经量多,或经期长;血为热灼。故经色紫红,质稠或有血块;湿热下注,伤丁带脉,带脉失约,故带下量多,黄稠臭秽;湿热熏蒸,故低热,小便黄赤。舌红,苔黄腻,脉滑数或濡数,为湿热痛结之征。

3.治法治则

清热除湿,化瘀止痛。

(1)常用中成药:妇科千金片(胶囊)、妇乐颗粒、金刚藤片(糖浆)、调经止带丸、二妙丸。

(2)方药:清热调血汤(《古今医鉴》)加红藤、败酱草、薏苡仁。牡丹皮15 g,黄连6 g,生地黄15 g,当归10 g,白芍15 g,川芎15 g,红花10 g,桃仁10 g,延胡索15 g,莪术15 g,香附12 g,红藤15 g,败酱草15 g,薏苡仁15 g。水煎煮2次,煎液混合后分2次服用。连服7日后复诊。

(四)肾气亏损证

1.主要证候

经期或经后小腹隐隐作痛,喜按,月经量少,色淡质稀,头晕耳鸣,腰酸腿软,小便清长,面色晦暗,舌淡,苔薄,脉沉细。

2.证候分析

肾气本虚,精血不足,经期或经后,精血更虚,胞宫、胞脉失于濡养,故小便隐隐作痛,喜按;肾虚冲任不足,血海满溢不多,故月经量少,色淡质稀;肾精不足,不能上养清窍,故头晕耳鸣;肾亏则外府失养,故腰酸腿软;肾气虚,膀胱气化失常,故小便清长。面色晦暗,舌淡苔薄,脉沉细,也为肾气亏损之征。

3.治法治则

补肾填精,养血止痛。

(1)常用中成药:六味地黄丸、安坤赞育丸、参茸白凤丸。

(2)方药:调肝汤(《傅青主女科》)。当归10 g,白芍15 g,山萸肉15 g,巴戟天15 g,甘草6 g,山药15 g,阿胶10 g。水煎煮2次,煎液混合后分2次服用。连服7日后复诊。

(五)气血虚弱证

1.主要证候

经期或经后小腹隐痛喜按,月经量少,色淡质稀,神疲乏力,头晕心悸,失眠多梦,面色苍白,舌淡,苔薄,脉细弱。

2.证候分析

气血本虚,经血外泄,气血更虚,胞宫、胞脉失于濡养,故经期或经后小腹隐痛喜按;气血虚冲任不足,血海满溢不多,故月经量少,色淡质稀;气虚中阳不振,故神疲乏力;血虚不养心神,故心悸,失眠多梦;气血虚不荣头面,故头晕,面色苍白。舌淡,苔薄,脉细弱,也为气血虚弱之征。

3.治法治则

补气养血,和中止痛。

(1)常用中成药:八珍益母丸(胶囊)、乌鸡白凤丸(胶囊、片)、当归调经丸、养荣百草丸、养血调经膏。

(2)方药:黄芪建中汤(《金匮要略》)加当归、党参。黄芪15 g,白芍15 g,桂枝10 g,炙甘草6 g,生姜3片,大枣2枚,饴糖10 g,当归10 g,党参15 g。水煎煮2次,煎液混合后分2次服用。连服7日后复诊。

五、其他治疗

(一)针灸

1.体针

选取合谷、三阴交。方法:实证用泻法,虚证用补法。方义:合谷乃手阳明经原穴,功善行气止痛,三阴交为足三阴经的交会穴,与合谷相配可达行气、调血、止痛之功效。加减:夹血块者加血海;湿邪重者加阴陵泉、太冲、行间;肝郁者加太冲、气海、内关;气血虚弱者加足三里、脾俞、血海;肝肾不足者加关元、肝俞、肾俞。

2.电针

选取中极、关元、三阴交、血海、地机、足三里穴,针刺得气后,接上电针治疗仪,通以疏密波或连续波,电量以中度刺激为宜,每次通电15～30分钟,每天1～2次。于经前3天施治,至疼痛缓解为止。

3.梅花针

用梅花针从腰椎至尾椎,脐部至耻骨联合处轻叩(不出血为宜),可调节冲、任、督脉之气,以达行气止痛之功。每次月经前3～5天开始,每天1次,每次15分钟,连用3个周期。

4.灸法

取关元、气海、曲骨、上髎、三阴交,每次取3个穴,于经前3天用艾条温和灸,每穴施灸20分钟,每天1次,连续治疗,4天为1个疗程,适用于各型痛经。

(二)穴位注射

取当归注射液4 mL,于双侧三阴交穴位注射,一般10分钟后疼痛可缓解,若气滞血瘀可配太冲;寒湿凝滞配内关;气血虚弱配足三里;肝肾不足配关元。

(三)敷脐治疗

神阙为冲任经气汇聚之地,且渗透力强,采取敷脐疗法可达到调理冲任气血以止痛的治疗目的,可选用当归、川芎、吴茱萸等研为细末,加白酒和凡士林调为膏糊状,于经前3天敷脐部,经至敷关元穴,可疏通经络,祛寒止痛。

(四)耳穴治疗

取耳穴皮质下、内分泌、交感、子宫、卵巢,于月经来前3～5天,用王不留行籽或小磁珠压穴,每天按揉数次,调和气血以止痛;疼痛较重者可用埋针法。气滞血瘀可加耳穴肝、神门;痰湿凝滞加耳穴脾、胃;湿热瘀滞加耳穴三焦、腹;气血虚弱加耳穴心、脾;肝肾亏虚加耳穴肝、肾。

第四节 滑 胎

凡堕胎、小产连续发生3次或3次以上者,称为"滑胎",亦称"数堕胎"。

本病相当丁西医的习惯性流产。滑胎病症首载于《诸病源候论》。有些古代医著所言滑胎,乃临产催生的一种方法。

一、病因病机

本病的主要机制是冲任损伤,胎元不固,或胚胎缺陷,不能成形,故屡孕屡堕。滑胎的原因与堕胎、小产基本相同,但尤以虚证为多见。肾气亏虚,冲任不固。或气血两虚、胎失所养为其主要原因。

(一)肾气亏虚

先天禀赋不足,肾气未实,或早婚、多产、房劳,以致肾气亏虚。肾精暗耗;或孕后房事不节,纵欲过度,耗伤肾气;肾气不足,冲任不固,胎失所系而滑胎。

(二)气血两虚

母体素弱,气血不足;或脾胃虚弱,复因孕后饮食不节,以致脾虚化源不足,气亏血少,或大病久病,耗伤气血,以致气虚血少。气血不足,冲任亏损,气虚不能载胎,血虚不能养胎,故胎元不固,而屡孕屡堕,发为滑胎。

(三)阴虚内热

素体阴虚,孕后阴血下聚胞宫以养胎元,使阴血更加亏虚,阴虚生内热,热扰冲任,损伤胎元,胎元不固,故致堕胎小产。因产失血伤气,若虚损不复,则孕再堕,连堕数次即为滑胎。

(四)瘀血内阻

素性抑郁,或孕后暴怒伤肝,肝气不舒,气滞血瘀;或素有癥瘕,瘀血内阻;或孕后摄生不慎,感寒饮冷,血为寒凝。瘀血内阻,气血运行不畅,冲任阻滞,孕后胎失血养,故屡次堕胎而为滑胎。

二、诊断

根据病史、临床表现、检查等可以明确诊断。

(一)病史

堕胎、小产连续发生3次或3次以上者,多发生在相同的停经月份。

(二)临床表现

屡孕屡堕,每次孕堕症状与堕胎、小产相同。若为宫颈内口松弛所致流产者,则无自觉症状,突然阵发性腹痛,胎儿随之排出。

(三)检查

1.妇科检查

子宫肌瘤、子宫畸形、子宫颈内口松弛常是晚期滑胎的原因。

2.辅助检查

黄体功能不全、垂体功能不足、染色体异常、病毒感染、精子缺陷等常是早期滑胎的原因。母儿血型不合是晚期滑胎的原因。B超检查对观察子宫形态、胚胎状况、子宫颈内口的宽度有诊断价值。

三、鉴别诊断

在胎殒数量上应与堕胎、小产相鉴别,在胎元损伤程度及数量上应与胎漏、胎动不安等鉴别。

(一)滑胎

主要特点:堕胎、小产连续发生 3 次或 3 次以上者,多发生在相同的停经月份。

临床表现:屡孕屡堕,每次孕堕症状与堕胎、小产相同。若为宫颈内口松弛所致流产者,则无自觉症状,突然阵发性腹痛,胎儿随之排出。

鉴别重点:滑胎虽有胎漏、胎动不安的临床表现,但必须是堕胎或小产连续发生 3 次以上方可诊断。

(二)胎漏、胎动不安

主要特点:阴道少量出血,无腰酸腹痛为胎漏;有腰酸腹痛或小腹坠胀,伴或不伴有阴道出血为胎动不安。

临床表现:有阴道出血、腰酸腹痛或小腹坠胀。

鉴别重点:胎漏、胎动不安为胎元未殒,且临床出现一次即可诊断。

(三)堕胎、小产

主要特点:堕胎乃 12 周以内胎儿未成形而自然殒堕;小产是指妊娠 12~28 周,胎儿已成形而自然殒堕者。

临床表现:妊娠过程中,有阴道出血、腰酸腹痛或小腹坠胀,继而排出胎儿及胎盘组织。

鉴别重点:堕胎、小产 1 次即可诊断。

四、辨证治疗

本病主要以滑胎时的伴随证候,或未孕时的月经情况及全身情况,结合舌脉进行辨证。对于临床表现不典型的病例,可借助妇科检查和有关实验室检查找出原因,以采取针对性措施。治疗方面,滑胎应在计划再孕之前进行调治,以补肾健脾、养血调冲为主。同时男女双方应进行系统检查,找出病因,对因治疗。

一旦受孕,应即保胎治疗,治疗应超过以往堕胎或小产月份1个月。

(一)肾气亏虚证

1.主要证候

屡孕屡堕3次以上,或滑胎后难以受孕,月经初潮较晚,或月经周期提前或错后,经量较少,色淡或黯,头晕耳鸣,腰膝酸软,精神萎靡,夜尿频多,目眶黯黑,舌淡苔白,脉沉弱。

2.证候分析

肾虚冲任不固,胎失所系,故屡孕屡堕;肾气亏虚,天癸迟至,故月经初潮较晚;肾虚冲任失养,故月经周期提前或错后,经量较少,色淡或黯;头晕耳鸣,腰膝酸软,精神萎靡,夜尿频多,目眶黯黑,舌淡苔白,脉沉弱均为肾虚之征。

3.治法治则

补肾益气,固摄冲任。

(1)常用中成药:六味地黄丸、肾气丸、参茸白凤丸、参茸保胎丸、五子衍宗丸、保胎丸、孕康糖浆等。

(2)方药:补肾固冲丸(《中医学新编》)。菟丝子15 g,续断15 g,巴戟天15 g,杜仲15 g,当归10 g,熟地黄15 g,鹿角霜10 g,枸杞子15 g,阿胶10 g,党参15 g,白术15 g,大枣3枚,砂仁(后下)6 g。煎煮2次,煎液混合后分2次服用。连服7日后复诊。

(二)气血两虚证

1.主要证候

屡孕屡堕3次以上,月经周期推后,量少或闭经。头晕眼花,心慌气短,面色苍白,舌淡苔薄,脉细弱。

2.证候分析

气血两虚,冲任不足,不能养胎,故屡孕屡堕;气血两虚,冲任不足,月经周期推后,量少或闭经;余证均为气血两虚所致。

3.治法治则

益气养血,固摄冲任。

(1)常用中成药:金鹿丸、归脾丸、八珍颗粒、保胎丸、人参养荣丸、坤灵丸、滋肾育胎丸、孕康糖浆等。

(2)方药:泰山磐石散(《景岳全书》)加减。人参10 g,黄芪15 g,白术15 g,炙甘草6 g,白芍15 g,熟地黄15 g,炒当归12 g,续断15 g,黄芩12 g,砂仁(后下)6 g,糯米 15 g,桑寄生 15 g。水煎煮 2 次,煎液混合后分 2 次服用。连服 7 日后复诊。

(三)阴虚内热证

1.主要证候

屡孕屡堕 3 次以上,月经后期,量少,色红质稠,形体消瘦,两颧潮红,手足心热,咽干口燥,或心烦少寐,舌质红,少苔,脉细数。

2.证候分析

阴虚生内热,热扰冲任,损伤胎元,胎元不固而殒堕;胎损之后,阴血更虚,内热愈甚,虚而未复,故屡孕屡堕;阴血不足,冲任失养,血海不充,故月经后期量少;血为热灼,故色红质稠;阴虚虚火上炎,则两颧潮红;虚火内灼,则手足心热;阴血不足,津液不得上承,故口干咽燥;热扰心神,则心烦少寐;舌脉均为阴虚内热之象。

3.治法治则

滋阴清热,凉血调冲。

(1)常用中成药:金鹿丸、坤灵丸、胎产金丸、孕妇清火丸等。

(2)方药:保阴煎(《景岳全书》)加减。生地黄 15 g,熟地黄 15 g,黄芩 10 g,黄檗 10 g,白芍 15 g,山药 15 g,续断 15 g,甘草 6 g,苎麻根 15 g,阿胶(烊化)10 g,墨旱莲 15 g。水煎煮 2 次,煎液混合后分 2 次服用。连服 7 日后复诊。

(四)瘀血内阻证

1.主要证候

屡孕屡堕 3 次以上,小腹拘急疼痛,皮肤粗糙,甚或肌肤甲错,或小腹有包块,舌质黯,有瘀点或瘀斑,舌下络脉怒张,脉沉弦或沉涩。

2.证候分析

瘀血内阻,气血运行不畅,冲任阻滞,孕后胎失血养而屡孕屡堕;瘀血内阻,气血运行不畅,不通则痛,故小腹拘急疼痛;瘀血内阻,肌肤不荣,故皮肤粗糙;瘀血内阻,积久成癥,故小腹可触及包块;舌脉均为瘀血内阻之象。

3.治法治则

活血化瘀,消癥散结,养血调冲。

(1)常用中成药:桂枝茯苓胶囊。

(2)简易药方:桂枝茯苓丸(《金匮要略》)加减。桂枝 10 g,茯苓 15 g,桃仁 10 g,赤芍 10 g,牡丹皮 10 g,菟丝子 15 g,续断 15 g。水煎煮 2 次,煎液混合后分

2 次服用。连服 7 日后复诊。

五、其他治疗

针灸对症治疗,方法如下。

主穴:肾俞、脾俞、足三里、气海、关元、三阴交。

配穴:肾气不固者加肓俞、志室;脾胃气虚者加胃俞、太白、章门、膈俞、膻中;相火妄动者加太溪、复溜;虚寒相搏者加命门、神阙;外伤者加膻中、肝俞、膈俞。

操作:毫针刺,补虚泻实,虚者可加艾灸。肾俞直刺 1.0 寸,脾俞向脊柱斜刺0.8 寸,足三里直刺 1.2 寸,气海、关元温和灸 10 分钟,三阴交直刺 1.0 寸。每日1 次,每次留针 30 分钟。10 次为 1 个疗程。

方义:方中肾俞、脾俞为肾和脾之背俞穴,二者相配补肾益脾,养血固冲任;足三里、气海、关元、三阴交相配益气养血,调补冲任。诸穴合用,共奏补肾健脾,固冲安胎之效。肓俞、志室补益肾气以固胎;胃俞、太白、章门、膈俞、膻中补脾健胃,益气固胎;太溪、复溜滋阴降火固胎;命门、神阙温补肾阳以固胎;膻中、血海、肝俞、膈俞行气扶气,养血安胎。

第五节 产后恶露不绝

产后恶露持续 3 周以上仍淋漓不断者,称为"产后恶露不绝",又称"产后恶露不止","恶露不尽"。

恶露指胎儿、胎盘娩出后,胞宫中遗留的余血浊液,随胞宫缩复而逐渐排出,总量为 250～500 mL。正常的恶露有血腥味,但无臭味,3 周左右干净。

西医学的晚期产后出血、产后子宫复旧不全(西医将产后整个子宫缩复到孕前状态称为子宫复旧)及人工流产、药物流产后表现为恶露淋漓不净者,可参照本节治疗和处理。

一、病因病机

本病的发病机制是胞宫藏泄失度,冲任不固,血海不宁。冲为血海,任主胞胎。恶露乃血所化,出于胞中而源于血海。分娩时胞宫由妊娠时的"藏"转为"泄",产后又转为哺乳期的"藏"。致病因素可使胞宫久泄而不藏,血海不宁,冲任不固,以致恶露不绝。常见病因有气虚、血热、血瘀。

（一）气虚

素体虚弱，或孕期调摄不慎，或产时失血过多，气随血耗，或产后过早过劳而损脾，中气虚陷，冲任不固，故恶露久下不止。

（二）血热

虚热者多因产妇素体阴虚，因产失血伤津，阴液益亏而致虚火妄动；实热者多因情志不畅，五志化火，或素体阳盛，产后过热过补，或产时操作不洁，感染邪毒，热扰冲任，迫血妄行，而恶露不止。

（三）血瘀

多因产时感寒，寒凝血瘀；或七情内伤，气滞血瘀；或因产留瘀，或素有癥瘕，冲任瘀阻，新血不得归经，而恶露不止。

二、诊断

产后恶露，一般在 20 天内便完全排尽。逾期仍淋漓不尽者，为恶露不绝。

（一）病史

素体虚弱，或有癥瘕；产时感寒，或产后情志不遂，或操作不洁；有胎盘胎膜残留、宫内感染、子宫复旧不全史。

（二）临床表现

以产后恶露逾 3 周仍淋漓不尽为主，量或多，或时多时少，小腹或空坠，或疼痛，或胀，出血多时，可合并贫血。

（三）检查

1.妇科检查

妇科检查可见子宫较同期正常产褥子宫大而软，或伴压痛，或可见宫口内有血块或组织。

2.实验室检查

实验室检查包括血常规、凝血功能检测等，了解感染及贫血情况，排除凝血机制障碍。血 HCG、尿 HCG、血人胎盘生乳素（HPL）检测，有助于诊断胎盘残留、胎盘部位滋养细胞肿瘤。

3.B超检查

B超检查能显示宫腔内是否有残留组织，有无子宫黏膜下肌瘤，了解子宫切口愈合情况。

4.子宫刮出物病理检查

病理检查用以确诊有无胎盘、胎膜残留及胎盘部位滋养细胞肿瘤。

三、鉴别诊断

(一)凝血功能障碍

如血小板减少症、白血病、再生障碍性贫血、重症肝炎等,这些疾病多数在妊娠前或产前即存在。可通过血液检查明确诊断。

(二)子宫肌瘤

当肌瘤小、无症状时,易被忽视。妊娠后肌瘤明显增大,较大肌瘤可使子宫收缩乏力导致产程延长、产后出血。可通过B超检查辅助诊断。

(三)胎盘部位滋养细胞肿瘤

继发于足月产、流产、葡萄胎后,表现为不规则的阴道出血,常伴贫血、水肿,子宫均匀增大而软,血HCG、HPL轻度升高。B超、诊断性刮宫有助于确诊。

(四)产褥期内外伤性出血

有产褥期内性交史或外伤史。妇科检查可见阴道或宫颈有裂伤。

四、辨证治疗

本病以恶露逾期不止为主要特征,辨证时除运用四诊八纲外,应特别注意从恶露的量、色、质、气味辨其寒、热、虚、实。恶露量多、色淡红、质清稀、无臭气者,多为气虚;量多、色红或红绛、质黏稠或有臭味者,多为血热;量时多时少,色紫暗,时有血块,多为血瘀。

治疗应注意产后多虚多瘀的特点,予虚者补之,热者清之,瘀者攻之。同时,随证加减相应的止血药标本同治。

(一)气虚证

1.主要证候

产后恶露逾期不止。量多,或淋漓不尽,色淡,质稀,无臭气,面色㿠白,神疲倦怠,气短懒言,小腹空坠。舌淡苔白,脉缓弱。

2.证候分析

气虚血失统摄,故恶露量多,色淡质稀,逾期不止;气虚血少,不能荣于面,故见面色㿠白;气虚清阳不升,故小腹空坠,神疲气短。舌淡苔白,脉缓弱均为气血两亏之象。

3.治法治则

益气养血,固摄冲任。

(1)常用中成药:补中益气颗粒、四物颗粒。

(2)方药:补中益气汤(《脾胃论》)加陈棕炭、阿胶珠。人参 10 g,黄芪 15 g,炙甘草 6 g,当归 15 g,陈皮 10 g,升麻 10 g,柴胡 10 g,白术 15 g,陈棕炭 15 g,阿胶珠 10 g。诸药煎煮 2 次,煎液混合后分 2 次服用。连服 7 日后复诊。

(二)血热证

1.主要证候

恶露过期不止,量较多,色红或深红,或色如败酱,质稠,有臭气,面色潮红,口燥咽干,或有腹痛、便秘,或兼五心烦热。舌红,苔燥或少苔,脉滑数或细数。

2.证候分析

产后阴液亏耗,虚热内生,气郁化热证或感热邪,热伏冲任,迫血妄行,故恶露过期不止,量多,色深红质稠;虚热上浮,故面色潮红;热灼津液,故见口燥咽干,便秘;热瘀化腐,气血瘀阻,故腹痛,恶露色如败酱而臭。舌红,苔燥苔少,脉数,为热盛阴伤之象。

3.治法治则

养阴清热止血。

(1)常用中成药:葆宫止血颗粒、致康胶囊。

(2)方药:两地汤(《傅青主女科》)合二至丸(《医方集解》),用于虚热证。生地黄 15 g,地骨皮 10 g,玄参 10 g,麦冬 15 g,阿胶(烊化)10 g,白芍 15 g,女贞子 15 g,墨旱莲 15 g。诸药煎煮 2 次,煎液混合后分 2 次服用。连服 3 日后复诊。

保阴煎(《景岳全书》),用于实热证。生地黄 15 g,熟地黄 15 g,黄芩 10 g,黄柏 6 g,白芍 15 g,山药 15 g,续断 15 g,甘草 6 g。诸药煎煮 2 次,煎液混合后分 2 次服用。连服 7 日后复诊。

(三)血瘀证

1.主要证候

产后恶露过期不止。量时多时少,淋漓涩滞,色紫暗有块,腹痛拒按,块下痛减。舌紫暗,边尖有瘀斑、瘀点,脉沉弦涩。

2.证候分析

瘀血阻滞胞宫,新血不得归经,故恶露延期,淋漓涩滞;瘀阻胞脉,气血不通,不通则痛,故恶露涩滞,紫暗有块,腹痛拒按;块下气血暂通,故痛减。舌紫暗有瘀斑、瘀点,脉弦涩,均为瘀血之象。

3.治法治则

活血化瘀止血。

(1)常用中成药:益母草颗粒、生化颗粒、少腹逐瘀颗粒。

(2)方药:生化汤(《傅青主女科》)。当归15 g,川芎10 g,桃仁6 g,炮姜6 g,甘草6 g。诸药煎煮2次,煎液混合后分2次服用。连服7日后复诊。

五、其他治疗

(一)体针治疗

1.脾虚气陷

取穴:关元、足三里、三阴交、百会。

随症配穴:恶露量多者,加脾俞、隐白。小腹下坠者,加中脘、子宫。

刺灸方法:针用补法,可加灸。

方义:关元属任脉,益气而调理冲任。足三里、三阴交健脾摄血,补益中州。百会居于高巅,用于升提阳气以举陷。

2.血热内扰

取穴:中极、次髎、中都、行间、阴谷。

随症配穴:口舌干燥者,加照海。面色潮红者,加太溪。邪热甚者,加曲池、合谷。

刺灸方法:针用补泻兼施法,可用三棱针点刺出血。

方义:中极属任脉,通胞宫,配次髎清泻胞宫之热。中都为足厥阴肝经郄穴,有疏肝清热的作用。行间为足厥阴肝经之荥穴,泻之可清胞宫血热。配足少阴肾经合穴阴谷,用于育阴清热止血。

3.气血瘀滞

取穴:气海、中极、血海、地机。

随症配穴:小腹冷痛拒按者,加灸关元、归来。

刺灸方法:针用泻法,可加灸。

方义:气海、中极均属任脉,用于调理冲任气血。血海、地机属足太阴脾经,能活血化瘀,使瘀去新血归经。

(二)耳针治疗

取内生殖器、内分泌、交感、肝、脾、肾、皮质下、神门,每次选2~4穴,毫针中度刺激,留针15~20分钟,每日1次。

(三)艾灸治疗

取神阙,用艾条灸 30 分钟,每日 1 次。

第六节 带 下 病

带下病是指带下量明显增多或者减少,带下色、质及气味发生异常,或可伴有局部症状(如外阴瘙痒、坠胀、灼热或疼痛)。带下量明显增多,绵绵不断者称带下过多;带下量明显减少者,称为带下过少。

在某些生理情况下,也可以出现带下量的明显增多或减少,如妇女经期前后、月经中期(排卵期)及妊娠期带下量增多,以润泽阴户,防御外邪,且带下色白或透明,无臭,此为生理性带下;绝经前后带下量减少而无明显不适症状者,也为生理现象,均不做病论。

带下病也是妇科常见病、多发病,常常合并有月经不调、痛经、闭经、阴痒、阴痛、癥瘕、不孕等。带下病分为带下过多及带下过少,本节仅讨论带下过多。

带下过多是指带下量明显增多,绵绵不断,且带下色、质、气味异常,或伴有局部症状如外阴瘙痒、坠胀、灼热或疼痛等。

西医学的各类阴道炎、宫颈炎、盆腔炎、内分泌失调等疾病所引起的阴道分泌物异常与中医学的带下过多的临床表现相同时,均可参照本病辨证论治。

一、病因病机

本病的主要病机为湿邪伤及任带二脉,使任脉不固,带脉失约。湿邪为主,但也有内外之别。脾、肝、肾三脏功能失调是湿邪产生之内因:脾主运化,脾虚失运,则水湿内生;肝主疏泄,肝郁乘脾,则肝火携脾湿下注;肾阳虚衰,气化失常,则水湿内停。外湿多因久居于湿地,或涉水淋雨,或不洁性交等,以致感受湿热毒虫之邪。

(一)脾虚

脾主运化,具有消化、吸收饮食中的水谷精微并将其输布到全身的功能。素体脾虚,或饮食所伤,或劳倦过度,或忧思气结而致肝脾不和等损伤脾气,以致脾虚运化失调,水谷精微不能上输化血濡养全身,反聚而成湿,湿邪下注,伤及任带二脉则发为带下过多。

（二）肾阳虚

肾主水,具有主持和调节水液代谢的功能。先天不足,或后天房劳多产,或久病及肾,或年老体弱,命门火衰,气化失常,水湿下注。肾主纳气,肾气不固则封藏失职,精液不固而致带下过多。

（三）阴虚夹湿

素体阴虚,或久病失养暗耗阴津,或年老而真阴渐亏,阴阳失衡而致相火偏旺,阴虚失守,复感湿邪,伤及任带二脉,而致带下过多。

（四）湿热下注

脾虚生湿,湿蕴而化热;或肝气郁结,郁而化热,肝气乘脾,脾失健运,湿热下注;或涉水淋雨,或久居湿地。感受湿邪,蕴而化热,伤及任带二脉而致带下过多。

（五）热毒蕴结

经期、产后胞脉空虚,感受邪毒,或妇科手术消毒不严格,或房事不洁等,热毒直犯阴器、胞宫。抑或因热甚化火成毒、湿热久遏成毒,热毒损伤任带二脉而发为带下过多。

此外,带下日久,阴液耗损,可致虚实夹杂,抑或虚者更虚,可影响经孕,应及早防治。

二、诊断

根据病史、临床表现、检查等可以明确诊断。

（一）病史

素体虚弱,或后天饮食不节、忧思劳倦过度,或房劳多产、久病及肾等导致脾肾虚;或经期、产后余血未尽,摄生不洁、不禁房事,或妇科手术后感染邪毒等而致热毒乘虚直犯阴器、胞宫等病史。

（二）临床表现

带下量明显增多,绵绵不断,且带下色、质、气味异常,或伴有局部症状如外阴瘙痒、坠胀、灼热或疼痛,全身症状如食少便溏、畏寒肢冷、小便短赤、大便秘结等。

（三）检查

1.妇科检查

可见各类阴道炎、宫颈炎、盆腔炎的体征;阴道炎患者分泌物涂片检查,清洁度Ⅲ度以上,或可检查到真菌、滴虫及其他病原体。

2.辅助检查

盆腔炎性疾病及盆腔炎性疾病后遗症的患者,血液白细胞计数升高。必要时行宫颈拭子病原体培养、病变局部活组织检查、卵巢功能检测等。B超检查对盆腔炎性疾病及盆腔肿瘤有诊断意义。

三、鉴别诊断

(1)带下赤色,与经间期出血、经漏鉴别。①经间期出血是指月经周期正常,在两次月经中间出现周期性出血,或白带夹血,一般持续3～7天,可自行停止。赤带者,出现无周期性,且月经周期正常。②经漏是指经血非时而下,淋漓不绝,血中夹带,无正常月经周期。赤带者,月经周期正常。

(2)带下赤白或黄带淋漓,与阴疮、子宫黏膜下肌瘤鉴别。①阴疮破溃时出现赤白样分泌物,但伴有阴户红肿疼痛,或阴户结块,带下病无此症状。分泌物的部位亦大不相同。②子宫黏膜下肌瘤突出阴道伴感染时。可见脓性白带或赤白带,或伴臭味,与黄带、赤带相似,妇科检查可见悬吊于阴道内的黏膜下肌瘤,即可鉴别。

(3)带下呈白色时,与白浊相鉴别。白浊是指尿道内流出浑浊如米泔水样物的疾患,多随小便排出,可伴有小便淋漓涩痛,而带下出自阴道。由于带下过多是一种症状,许多疾病均可以出现此症,若出现大量浆液性黄水,或脓性、米泔水样恶臭带下时,需警惕输卵管癌、宫颈癌、宫体癌等恶性病变。可通过妇科检查、阴道细胞学检查、宫颈或子宫内膜病理检查、B超、宫腔镜及腹腔镜等检查来进行鉴别。

四、辨证治疗

本病以带下异常为辨证要点,根据带下量、色、质及气味的不同来辨寒热虚实。一般而言,带下色淡,质清稀薄者属虚属寒;色黄,质稠,或有臭秽者属实属热。临证时,需结合全身症状、舌象、脉象及病史等综合分析,明辨寒热虚实。本病主因湿邪为患,治疗以除湿为主,脾虚者宜健脾益气,升阳除湿;肾阳虚者宜温肾培元,固涩止带;阴虚夹湿者则宜清补兼施;湿热下注、热毒蕴结及虚实夹杂者除清热利湿、解毒杀虫之外,还需要配合外治法。

(一)脾虚证

1.主要证候

带下量多,色白或淡黄,质清稀,或如涕唾,绵绵不断,无臭;面色㿠白或萎黄,神疲乏力,食少便溏,或四肢浮肿;舌淡胖,或边有齿痕,苔白或腻,脉细缓。

2.证候分析

素体脾虚,或饮食所伤,或劳倦过度,或忧思气结而致肝脾不和等损伤脾气,以致脾虚运化失调,水谷精微不能上输化血濡养全身,反聚而成湿,湿邪下注,伤及任带二脉则发为带下过多;脾虚中阳不振,则面色㿠白或萎黄,神疲乏力;脾虚失运,则食少便溏,四肢浮肿;舌淡胖,或边有齿痕,苔白或腻,脉细缓,均为脾虚湿困之象。

3.治法治则

健脾益气,升阳除湿。

(1)常用中成药:参苓白术丸、五苓胶囊(颗粒)、附子理中丸、二妙丸等。

(2)方药:完带汤(《傅青主女科》)。人参 6 g,白术 15 g,白芍 10 g,山药 15 g,苍术 10 g,陈皮 10 g,柴胡 10 g,荆芥 10 g,车前子 15 g,甘草 6 g。煎煮 2 次,煎液混合后分 2 次服用。连服 7 日后复诊。

(二)肾阳虚证

1.主要证候

带下量多,色白或透明,绵绵不断,质清稀如水;腰酸如折,畏寒肢冷,小腹凉,面色晦暗,小便清长,或夜尿频多;大便溏薄;舌质淡,苔白润,脉沉迟。

2.证候分析

先天不足,或后天房劳多产,或久病及肾,或年老体弱,命门火衰,气化失常,封藏失职,精液滑脱而下,故带下量多,绵绵不断,质清晰如水。腰为肾之府,肾阳虚衰则腰酸如折;肾阳不足,不能温煦胞宫,故小腹凉;阳虚不外达,故见畏寒肢冷,面色晦暗。命门火衰,不能上温脾阳,故大便溏薄;下不能温煦膀胱,故见小便清长,夜尿频多。舌质淡,苔薄白,脉沉迟,亦为肾阳虚之征。

3.治法治则

温肾培元,固涩止带。

(1)常用中成药:右归丸、金匮肾气丸、桂附地黄丸等。

(2)方药:内补丸(《女科切要》)。肉苁蓉 10 g,菟丝子 15 g,潼蒺藜 15 g,白蒺藜 15 g,肉桂 6 g,制附子 9 g,黄芪 20 g,桑螵蛸 15g,紫菀茸 15 g。煎煮 2 次,煎液混合后分 2 次服用。连服 7 日后复诊。

(三)阴虚夹湿证

1.主要证候

带下量多,色黄或赤白相间,质稠,有异味,阴部瘙痒或灼热感;腰腿酸软,头晕耳鸣,潮热盗汗,五心烦热,或烘热汗出,咽干口燥,失眠多梦。舌质红,苔薄黄或黄腻,脉细数。

2.证候分析

素体阴虚,或久病失养暗耗阴津,或年老而真阴渐亏,阴阳失衡而至相火偏旺,损伤血络,阴虚失守,复感湿邪。伤及任带二脉,而致带下量多,色黄或赤白相间,质稠,有异味。腰为肾之府,肾阴虚则腰腿酸软;阴虚生内热,则见潮热盗汗,五心烦热,或烘热汗出,咽干口燥,阴部瘙痒或灼热感;虚阳上扰,则头晕耳鸣,失眠多梦;舌质红,苔薄黄或黄腻,脉细数均为阴虚夹湿之象。

3.治法治则

滋阴补肾,清热利湿。

(1)常用中成药:知柏地黄丸、左归丸、二妙丸、五苓胶囊(颗粒)等。

(2)方药:知柏地黄汤(《医宗金鉴》)。山萸肉 15 g,山药 15 g,茯苓 15 g,牡丹皮 10 g,泽泻 10 g,熟地黄 15 g,知母 12 g,黄檗 10 g。煎煮 2 次,煎液混合后分 2 次服用。连服 7 日后复诊。

(四)湿热下注证

1.主要证候

量多色黄,或呈脓性,质黏稠,有异味;或带下色白,质黏稠,如豆腐渣。外阴瘙痒,小腹疼痛,口苦、口腻或口干,纳少便溏,小便短赤。舌质红,苔黄腻,脉滑数。

2.证候分析

脾虚生湿,湿蕴而化热;或肝气郁结,郁而化热,肝气乘脾,脾失健运,肝火携脾湿下注;或涉水淋雨,或久居湿地,感受湿邪,蕴而化热,伤及任带二脉而致带下过多,色黄或如脓,质黏稠,或如豆腐渣样,有异味,外阴瘙痒;湿热蕴结,阻遏气机,故见小腹疼痛;湿热内盛,阻遏中焦,故见口苦口腻或口干,且胸闷纳呆;湿热下注膀胱,故见小便短赤;舌质红,苔黄腻,脉滑数,均为湿热之象。

3.治法治则

清热解毒,利湿杀虫。

(1)常用中成药:五苓胶囊(颗粒)、二妙丸、龙胆泻肝丸、妇乐颗粒、妇炎康颗粒、复方金钱草颗粒、热淋清颗粒、萆薢分清丸等。

(2)方药:止带方(《世补斋·不谢方》)。猪苓 10 g,茯苓 15 g,车前子(包煎) 15 g,泽泻 15 g,茵陈 10 g,赤芍 15 g,牡丹皮 15 g,黄柏 10 g,栀子 10 g,牛膝 15 g。煎煮 2 次,煎液混合后分 2 次服用。连服 7 日后复诊。

(五)热毒蕴结证

1.主要证候

量多,色黄或黄绿如脓,或赤白相兼,或五色杂下,质黏腻,气臭秽。可伴有小腹疼痛,腰腿酸痛,口苦咽干,或烦热,头痛头晕,便秘,小便短赤。舌质红,苔黄或黄腻,脉滑数。

3.证候分析

经期、产后胞脉空虚,不讲究卫生,或妇科手术消毒不严格,或房事不洁等,热毒直犯阴器、胞宫。抑或因热甚化火成毒,湿热久遏成毒,热毒损伤任带二脉而发为带下过多,且色黄或黄绿如脓,质黏稠,气臭秽,损伤血络可见带下赤白,或五色杂下;热毒伤津,可见口苦咽干,烦热,头晕头痛,尿黄便秘;舌质红,苔黄或黄腻,脉滑数均为热毒之征。

3.治法治则

清热解毒,化瘀止带。

(1)常用中成药:五味消毒丹、妇炎康颗粒、妇乐颗粒、复方金钱草颗粒、热淋清颗粒、草薢分清丸、康妇炎胶囊等。

(2)方药:五味消毒饮(《医宗金鉴》)加减。蒲公英15 g,金银花15 g,野菊花15 g,紫花地丁15 g,紫背天葵15 g,土茯苓15 g,败酱草15 g,鱼腥草15 g,生薏苡仁30 g。煎煮2次,煎液混合后分2次服用。连服7日后复诊。

五、其他治疗

(一)外治法

(1)洁尔阴、妇炎洁等洗剂外洗,适用于黄色带下。

(2)止带栓塞散:苦参20 g,黄柏30 g,威灵仙30 g,百部15 g,冰片5 g,蛇床子30 g,雄黄5 g。共为细末调匀,分30等份。每份用纱布包裹如球状,用长线扎口备用。用前消毒,每晚睡前,将药球纳入阴道内,线头留置于外,第2天拉出药球。经期禁用,适用于黄色带下。

(3)川椒10 g,土槿皮15 g,煎水坐浴。适用于白色带下。

(4)蛇床子30 g,地肤子30 g,黄柏15 g。煎水坐浴。适用于黄色带下。

(二)热熨法

电灼、激光等作用于宫颈病变局部,使病变组织凝固、坏死、脱落、修复、愈合而达到治疗的目的。适用于因宫颈炎而致带下过多者。

(三)针灸疗法

1.体针

主穴取关元、气海、归来。配穴根据肝郁、肾虚、脾虚之不同,分别取肝俞、肾俞、脾俞等穴。快速进针,用补法,得气之后不留针,每天1次,10次为1个疗程。

2.艾条灸

取穴隐白、大都。将艾条点燃,靠近穴位施灸,灸至局部红晕温热为度。每穴施灸10分钟左右,隔天1次,10次为1个疗程。适用于治疗脾肾阳虚的带下病。

第七节 不 孕 症

女子婚后夫妇同居1年以上,配偶生殖功能正常,有正常性生活,精液常规检查正常,未避孕而未受孕者,或曾孕育过,未避孕又1年以上未再受孕者,称为"不孕症",前者称为"原发性不孕症",后者称为"继发性不孕症"。古称前者为"全不产""无子""绝产""绝嗣""绝子"等。古称后者为"断绪"。也有分为绝对不孕和相对不孕,夫妇一方有先天或后天解剖生理方面的缺陷,无法纠正而不能妊娠者称为绝对不孕;夫妇一方因某种因素阻碍受孕,导致暂时不孕,一旦得到纠正仍能受孕者称相对不孕。随着近20余年来生殖辅助技术的发展,以往一些认为不可治愈的不孕症可以通过这项技术得以改善。目前,我国不孕症发生率为7%~10%,不孕因素可能在男方、女方或男女双方。男方因素占30%~40%,女方因素约占40%,男女双方因素占10%~20%。

中医学早已认识到不孕与冲任、肾气及气血积冷有关。明代万全对女性先天生理缺陷和畸形的不孕提出了"五不女"的说法,即螺(又作骡)、纹、鼓、角、脉五种,其中除脉之外,均非药物治疗所能奏效的,故不属本节论述范畴。

一、病因病机

西医学认为造成女性不孕的原因有以下几种:①卵巢病变、下丘脑-垂体-卵巢轴功能紊乱或全身性病因引起的不孕症,主要是排卵功能障碍、盆腔炎症、盆腔肿瘤和生殖病(如重度营养不良)所致的不排卵;②输卵管阻塞或通而不畅;③子宫内膜结核等子宫因素;④阴道炎、瘢痕狭窄、横隔等阴道因素;⑤宫颈口狭窄等宫颈因素;⑥免疫因素;⑦其他不明原因。

中医学认为,肾主生殖。不孕与肾的关系密切,男女双方在肾气盛、天癸至、任通冲盛的条件下,女子月事以时下,男子精气溢泻,两性相合,便可交媾成胎孕,可见不孕主要与肾气不足;天癸、冲任、胞宫的功能失调;或脏腑气血不和,影响胞宫胞脉功能有关。临床常见有肾虚、肝郁、痰湿、血瘀、湿热、血虚等证型。

(一)肾虚

肾气虚:先天禀赋不足,或后天房劳多产,大病、久病损伤肾气,或高龄肾气渐衰,冲任虚衰,胞宫失于温煦,不能摄精成孕。

肾阳虚:素体阳虚,肾中真阳、命门火衰,不能化气行水,寒湿滞于冲任,湿雍胞宫,不能摄精成孕;或经期摄生不慎,涉水感寒,寒邪伤肾,损及冲任,寒客胞中,不能摄精成孕。

肾阴虚:房劳多产,耗伤精血,肾阴亏损,以致冲任血少,不能凝精成孕;甚则阴血不足,阴虚内热,热伏冲任,热扰血海,以致不能凝精成孕。

(二)肝郁

素体肝血不足,情志不畅,忧思郁怒,肝气郁结,疏泄失常,血气不调,冲任不和,不能摄精成孕。

(三)痰湿

素体肥胖或脾肾不足,或恣食膏粱厚味,痰湿内盛,阻塞气机,冲任失司,躯脂满溢,闭塞胞宫,或脾失健运,饮食不节,痰湿内生,湿浊流注下焦,滞于冲任,湿雍胞脉,而致不能摄精成孕。

(四)血瘀

经期、产后余血未净,涉水感寒,或摄生不当,不禁房事,邪入胞宫,邪与血结,日久成瘀,瘀阻胞脉,冲任不通,以致不能摄精成孕。

(五)湿热

手术、产后、经期余血未净,将息失宜,湿邪乘虚入侵,蕴久化热,湿热流注下焦,阻滞冲任胞宫,不能摄精成孕。

(六)血虚

若素体虚弱,阴血不足,或脾胃虚损,化源亏少,或久病失血伤津,而致冲任血少,胞脉失养,不能摄精成孕。

二、诊断

根据病史、临床表现、检查等可以明确诊断。

（一）病史

可有月经失调、带下病、异常胎产史、结核病史、甲状腺功能异常史及腹部手术史。还需注意结婚或同居年龄、健康状况、性生活情况，有无生殖器感染，是否采取避孕措施。

（二）临床表现

同前述。

（三）检查

1.男方检查

询问既往有无不孕相关疾病史，如结核病、腮腺炎等；了解性生活情况，有无性交困难。除全身检查外，重点应检查外生殖器有无畸形或病变，尤其是精液的检查。正常精液量为 $2\sim6$ mL，一般为 $3\sim4$ mL，pH 为 $7.5\sim7.8$，在室温中放置20 分钟完全液化，精子数 $>6\times10^7$/mL，活动数 $>60\%$，异常精子 $<20\%$ 者被认为有正常生育能力。若精子数为 $(2\times10^7\sim6\times10^7)$/mL，则生育力差；若少于 2×10^7/mL，则生育力极差。

2.女方检查

（1）询问病史：结婚年龄，男方健康状况，是否两地分居，性生活情况，是否采用过避孕措施，月经史，既往史（有无结核病、内分泌疾病），家族史（有无精神病、遗传病）。对继发不孕，应了解以往流产或分娩经过，有无感染等。

（2）体格检查：注意第二性征发育情况，内外生殖器的发育情况，有无畸形、炎症、包块等。胸部 X 线摄片排除肺结核，必要时做甲状腺功能检查、蝶鞍 X 线摄片和血催乳激素测定排除脑垂体病变，测定尿 17-酮皮质类固醇、尿 17-羟皮质类固醇及血皮质醇排除肾上腺皮质疾病。

（3）女性不孕的特殊检查：包括以下几种。

卵巢功能检查：方法有测定基础体温，检查阴道脱落细胞及宫颈黏液，月经前期子宫内膜活组织检查，生殖内分泌功能检查等。以了解卵巢有无排卵及黄体功能状态。

输卵管通畅试验：常用的有输卵管通液术、子宫输卵管碘油造影及 B 超下输卵管通液术。输卵管通液术除可检查输卵管是否通畅外，还可分离轻度输卵管粘连，有一定的治疗作用。子宫输卵管造影可明确输卵管阻塞部位和子宫有无畸形、有无子宫黏膜下肌瘤及子宫内膜或输卵管结核等病变，临床意义更大。

宫腔镜检查：了解宫腔内情况。可以发现宫腔粘连、黏膜下肌瘤、内膜息肉、子宫畸形、输卵管间质部阻塞等与不孕有关的病理情况。

腹腔镜检查:适于上述检查均正常而仍未受孕者。可直接观察子宫、输卵管、卵巢有无病变和粘连,直视下行输卵管通液以确定其是否通畅。可同时进行粘连松解、输卵管造口、多囊卵巢打孔等治疗。

性交后精子穿透力试验:夫妇双方经检查均未发现异常时行此试验。应选择在预测的排卵期进行,即通过基础体温或末次月经来推算。在试验前3日禁止性交,避免阴道用药或冲洗。受试者在性交后2~8小时接受检查。先取阴道后穹隆液检查有无活动精子,若有活动精子证明性交成功。然后取宫颈黏液,若宫颈黏液拉丝长,放在玻片上干燥后,形成典型羊齿状结晶,可以认为试验时间选择合适。用长细钳伸入宫颈管内或聚乙烯细导管吸取宫颈黏液,涂于玻片上检查。若每高倍视野有20个活动精子即为正常。若宫颈有炎症,黏液黏稠并有白细胞,不适合于做此试验。需经治疗后再做。若精子穿过黏液能力差或精子不活动,应疑有免疫问题。宫颈黏液、精液相合试验:试验选在预测的排卵期,于玻片上先放一滴新鲜精液,再取宫颈黏液一滴放在精液旁边,相距2~3 mm,轻摇玻片使两滴液体相互贴近,在光镜下观察精子穿透能力。若精子能穿过黏液并继续向前运行,表示精子活力及宫颈黏液性状正常,提示宫颈乳液中无抗精子抗体。

免疫学血清检查:进行血抗精子抗体、抗子宫内膜抗体、抗弓形虫抗体、抗心磷脂抗体、抗核抗体等检查,以明确诊断。

三、鉴别诊断

不孕症与暗产鉴别:暗产指胚胎初结而自然流产者,类似于西医学的生化妊娠。

四、辨证治疗

不孕症原因复杂,应辨证与辨病结合,主要依据月经的变化、带下病的轻重程度、全身症状及舌脉,进行综合分析,明确脏腑、气血、寒热、虚实,以指导治疗。治疗原则主要是温养肾气,调理气血,使经调病除,则胎孕可成。此外,还须情志舒畅,房事有节,择氤氲的候而合阴阳,并辅以心理疏导,以利于成孕。

(一)肾气虚证

1.主要证候

婚久不孕,月经不调,经量或多或少,头晕耳鸣,腰酸腿软,精神疲倦,小便清长,舌淡,苔薄,脉沉细,两尺尤甚。

2.证候分析

肾气不足,冲任虚衰,不能摄精成孕,而致不孕;冲任失调,血海失司,故月经不调,量时多时少;腰为肾府,肾主骨生髓,肾虚则腰酸腿软;髓海不足,则头晕耳鸣,精神疲倦;气化失常,则小便清长。舌淡,苔薄,脉沉细,为肾气不足之征。

3.治法治则

补肾益气,填精益髓。

(1)常用中成药:安坤赞育丸、参茸白凤丸。

(2)方药:毓麟珠(《景岳全书》)。党参 10 g,白术 10 g,茯苓 10 g,芍药(酒炒)10 g,川芎 10 g,炙甘草 6 g,当归 10 g,熟地黄 10 g,菟丝子(制)10 g,鹿角霜10 g,杜仲(酒炒)10 g,川椒 5 g。水煎煮 2 次,煎液混合后分 2 次服用。连服7 日后复诊。

(二)肾阳虚证

1.主要证候

婚久不孕,月经后期,量少色淡,甚则闭经,平时白带量多,腰痛如折,腹冷肢寒,性欲淡漠,小便频数或失禁,面色晦暗,舌淡,苔白滑,脉沉细而迟或沉迟无力。

2.证候分析

肾阳不足,命门火衰。冲任失于温煦,不能摄精成孕,故致不孕;阳虚气弱,不能生血行血,冲任空虚,血海不按时满,故使月经后期,量少色淡,甚则闭经;肾阳虚,气化失常,水湿内停,伤及任带,故带下量多;肾阳不足,命门火衰,胞脉失煦,故腰痛如折,腹冷肢寒,性欲淡漠;肾阳不足,气化失常,关门不固,故小便频数或不禁。面色晦暗,舌淡,苔白滑,脉沉细而迟或沉迟无力,为肾阳不足之征。

3.治法治则

温肾助阳,化湿固精。

(1)常用中成药:安坤赞育丸、金匮肾气丸、右归丸。

(2)方药:温胞饮(《傅青主女科》)。巴戟天 12 g,补骨脂 10 g,菟丝子12 g,肉桂 6 g,附子 6 g,杜仲 12 g,白术 10 g,山药 12 g,芡实 12 g,党参 10 g。水煎煮2 次,煎液混合后分 2 次服用。连服 7 日后复诊。

(三)肾阴虚证

1.主要证候

婚久不孕,月经错后,量少色淡,头晕耳鸣,腰酸腿软,眼花心悸,皮肤不润,面色萎黄,舌淡,苔少,脉沉细。

2.证候分析

肾阴亏损,精血不足,冲任空虚,不能凝精成孕,则月经后期,量少色淡,婚久不孕;精血亏少,血虚不能上荣清窍,则头晕、耳鸣、眼花;内不荣脏腑,则心悸;腰酸腿软,外不荣肌肤,则皮肤不润,面色萎黄。舌淡,苔少,脉沉细,为精血亏虚之征。

3.治法治则

滋肾养血,调补冲任。

(1)常用中成药:六味地黄丸、左归丸、五子衍宗口服液。

(2)方药:养精种玉汤(《傅青主女科》)。大熟地(酒蒸)12 g,当归(酒洗)10 g,白芍(酒炒)10 g,山萸肉(蒸熟)12 g。水煎煮 2 次,煎液混合后分 2 次服用。连服 7 日后复诊。

(四)肝郁证

1.主要证候

多年不孕,月经愆期,量多少不定,经前乳房胀痛,胸胁不舒,小腹胀痛,精神抑郁,或烦躁易怒,舌红,苔薄,脉弦。

2.证候分析

情志不舒,则肝失条达,气血失调,冲任不能相资,故多年不孕;肝郁气滞,故经前乳房胀痛,胸胁不舒,小腹胀痛;肝郁疏泄失常,血海失司,则月经愆期,量多少不定。舌红,苔薄,脉弦,为肝郁之征。

3.治法治则

疏肝解郁,理血调经。

(1)常用中成药:逍遥丸、丹栀逍遥丸、平肝舒络丸、妇科得生丹。

(2)方药:百灵调肝汤(《百灵妇科》)。当归 10 g,赤芍 10 g,牛膝 12 g,通草 5 g,川楝子 10 g,瓜蒌 15 g,皂角刺 10 g,枳实 10 g,青皮 6 g,甘草 6 g,王不留行 10 g。水煎煮 2 次,煎液混合后分 2 次服用。连服 7 日后复诊。

(五)痰湿证

1.主要证候

婚久不孕,形体肥胖,经行延后,甚或闭经,带下量多,色白质黏无臭,头晕心悸,胸闷泛恶,面色㿠白,苔白腻,脉滑。

2.证候分析

肥胖之人,痰湿内盛,气机不畅,则冲任阻滞,脂膜壅塞于胞而致不孕;冲任阻滞,则经行延后,甚或闭经;痰湿中阻,清阳不升,则面色㿠白,头晕;痰湿停于心下,则心悸,胸闷泛恶;湿浊下注,故带下量多,色白质黏无臭。苔白腻,脉滑,为痰湿内蕴之征。

3.治法治则

燥湿化痰,理气调经。

(1)常用中成药:香砂六君子丸、参苓白术丸、四妙丸。

(2)方药:启宫丸(经验方)。制半夏10 g,苍术10 g,香附10 g,茯苓12 g,神曲(炒)12 g,陈皮10 g,川芎10 g。水煎煮2次,煎液混合后分2次服用。连服7日后复诊。

(六)血瘀证

1.主要证候

多年不孕,月经后期,量少或多,色紫黑,有血块,经行不畅,甚或漏下不止,少腹疼痛拒按,经前痛剧,舌紫黯,或舌边有瘀点,脉弦涩。

2.证候分析

瘀血内停,冲任受阻,胞脉不通,则致多年不孕;瘀血阻滞,故使经行后期,量少,色紫黑,有血块及少腹疼痛;血不归经,或致漏下不止。舌脉也为瘀血内阻之征。

3.治法治则

活血化瘀,温经通络。

(1)常用中成药:少腹逐瘀颗粒、温经丸、艾附暖宫丸、田七痛经胶囊、血府逐瘀胶囊、丹七片、妇女痛经丸、元胡止痛片(胶囊、颗粒、滴丸)。

(2)方药:少腹逐瘀汤(《医林改错》)。小茴香6 g,干姜6 g,延胡索10 g,没药10 g,当归10 g,川芎10 g,肉桂6 g,赤芍12 g,蒲黄(包)10 g,五灵脂10 g。水煎煮2次,煎液混合后分2次服用。连服7日后复诊。

(七)湿热证

1.主要证候

继发不孕,月经先期,经期延长,淋漓不断;赤白带下,腰骶酸痛,少腹坠痛,或低热起伏,舌红,苔黄腻,脉弦滑数。

2.证候分析

湿热伏于冲任,气机受阻,经脉不畅,不能摄精成孕;热迫血行,则经期延长,淋漓不断;湿热下注,则赤白带下,少腹坠痛,腰骶酸痛;湿热黏滞,故低热起伏;舌脉为湿热内阻之征。

3.治法治则

清热利湿,活血调经。

(1)常用中成药:二妙丸、康妇炎胶囊、经带宁胶囊。

(2)方药:止带方(《世补斋·不谢方》)加当归川芎。猪苓 10 g,茯苓 10 g,车前子 10 g,茵陈 10 g,赤芍 12 g,牡丹皮 10 g,黄柏 10 g,栀子 10 g,牛膝 10 g。水煎煮 2 次,煎液混合后分 2 次服用。连服 7 日后复诊。

(八)血虚证

1.主要证候

婚后无子,月经后期,量少色淡质稀,面色萎黄,神疲乏力,头晕心悸,失眠多梦,舌淡,苔薄,脉细弱。

2.证候分析

素体虚弱或久病失血,以致冲任血虚,胞宫、胞脉失于濡养,不能摄精成孕;营血不足,血海空虚,故月经后期,量少色淡质稀;血虚不荣头面,故头晕,面色萎黄;气虚中阳不振,故神疲乏力;血虚不养心神,故心悸,失眠多梦;舌淡,苔薄,脉细弱,也为血虚之征。

3.治法治则

养血调经,滋肾助孕。

(1)常用中成药:四物颗粒、八珍颗粒。

(2)方药:加味四物汤(《济阴纲目》)。当归 10 g,川芎 10 g,生地黄15 g,白芍 15 g,阿胶 10 g,白术 10 g,茯苓 10 g,橘红 10 g,甘草 6 g,续断 15 g,香附 10 g。水煎煮 2 次,煎液混合后分 2 次服用。连服 7 日后复诊。

五、其他治疗

(一)针灸治疗

1.体针治疗

(1)处方一:肾俞、太溪、照海、关元、三阴交、足三里。

操作:常规针刺,施提插捻转补泻法,关元穴可加用灸法。每日 1 次,10 次为 1 个疗程。适用于肾虚型不孕。

(2)处方二:肾俞、关元、中极、子宫、三阴交、足三里、血海、脾俞。

操作:常规针刺,施补法。得气后留针 20～30 分钟,每日 1 次,10 次为 1 个疗程。适用于血虚型不孕。

(3)处方三:中极、气冲、足三里、丰隆、三阴交、阴陵泉、子宫。

操作:常规针刺,施泻法。得气后留针 20~30 分钟,每日 1 次,10 次为 1 个疗程。适用于痰湿型不孕。

(4)处方四:中极、四满、三阴交、太冲、子宫。

操作:中极向曲骨方向斜刺,针刺 1.0~1.5 寸,施提插泻法,以针感向会阴传导为佳。四满直刺,进针 1.0~1.5 寸,施捻转平补平泻法。三阴交直刺,进针 1 寸;太冲直刺,进针 0.5~0.8 寸;子宫穴直刺 1.5 寸,使患者感到局部酸胀,均施捻转泻法。每日 1 次,10 次为 1 个疗程,适用于肝郁型不孕。

(5)处方五:主穴取关元、中极、子宫、血海。肾虚配肾俞、命门;气血亏虚配百会、足三里;肝郁气滞配内关;痰湿郁滞配丰隆、阴陵泉、三阴交;宫寒血瘀配归来、膈俞;湿热内阻配阴陵泉。

操作:每次取主穴 2~3 个加配穴,施平补平泻手法。针刺关元穴时,针尖应向斜下,进针 2 寸左右,使针感向会阴部扩散。子宫穴直刺达 1.5~3.0 寸,使患者感到局部酸胀,并向下腹部扩散为宜。留针 20~30 分钟,留针期间行针 2~3 次,每日 1 次,10 次为 1 个疗程,疗程间隔 5~7 天,经期暂停。

(6)处方六:主穴取中极、三阴交、大赫、地机。肾虚型配肾俞、气穴、照海;血虚型配膈俞、血海、足三里;肝郁型配太冲、阴廉、气门;痰湿型配四满、丰隆、阴陵泉;血瘀型配气冲、胞门、次髎。

操作:在月经周期第 12 天开始针刺,连续 3 天,每日 1 次,留针 15 分钟,均用平补法。月经期和增生期,根据辨证取穴治疗,每日 1 次。

(7)处方七:主穴取中极、大赫、三阴交、地机。肾虚者配肾俞、关元、太溪;血虚者配肝俞、血海、足三里;痰盛者配中脘、丰隆、阴陵泉;肝郁者配阴廉、曲泉、太冲;血瘀者配膈俞、次髎、血海。

操作:虚证施以补法,实证施以泻法,并可配合采用艾灸。针灸治疗在月经期及增生期根据证型,辨证用穴,隔日治疗 1 次,月经周期第 12 天开始,用上述处方的主穴,每天治疗 1 次。

(8)处方八:中极、归来、子宫、气穴、三阴交。

操作:中极、归来、气穴、子宫均直刺,可刺 1.0~2.0 寸,施捻转泻法。三阴交直刺,进针 1.0~1.5 寸,施提插捻转泻法。每日 1 次,10 次为 1 个疗程。

(9)处方九:中极、气冲、丰隆、三阴交、阴陵泉。

操作:中极直刺,进针 1.0~1.5 寸,施提插捻转泻法。气冲直刺或稍向上斜刺,进针 0.5~1.0 寸,施捻转泻法。丰隆直刺,进针 1.0~1.5 寸,施提插泻法。阴陵泉、三阴交直刺,进针 1.0~1.5 寸,施捻转平补平泻法。每日 1 次,7 次为1个疗程。

（10）处方十：关元、气海、中极、血海、天枢、三阴交、八髎、肾俞。

操作：针刺用平补平泻法，每次引出强烈针感。每次留针 30 分钟，每 10 分钟行针 1 次。针刺完毕后可配合以按摩手法在腹部及腰骶部操作，手法以按法、揉法为主，手法要求深透柔和，以患者感觉局部明显温热感为度。治疗自月经来潮前 15 日开始，每日 1 次，12 次为 1 个疗程。

2.芒针治疗

处方：志室、肾俞、血海、气海、中极、八髎、昆仑、太溪。

操作：针刺八髎时，由上髎进针沿皮平刺至下髎。气海穴透中极穴时，先直刺气海 0.5～1.0 寸，得气后，将针稍稍退出少许，沿皮浅刺透中极穴。余穴用常规针法。隔日 1 次，每次留针 20～30 分钟，7～10 次为 1 个疗程，疗程间隔 5～7 天。经期暂停。

3.皮肤针治疗

（1）处方一：肾俞、命门、八髎、关元、气海、中极、足三里、三阴交。

操作：用皮肤针中重度刺激，每日 1 次，7 次为 1 个疗程，疗程间隔 7 日，于每次月经前 7 日施治。适用于各型不孕症。

（2）处方二：气海、关元、中极、天枢、命门、肾俞、八髎。

操作：用中重度刺激，下腹部由脐向下至耻骨联合上缘反复叩刺刺 2～3 行，可加叩横向 3～4 行，重点叩刺气海、关元、中极、天枢穴。腰部、骶部可沿督脉及其夹脊穴自上而下沿经脉叩刺 1～2 行，每日施治 1 次，7 次为 1 个疗程，疗程间隔 7 天，可于每次月经前 7 天左右开始施治。

4.耳针治疗

（1）处方一：子宫、肾、屏间、脑、卵巢。

操作：穴位常规消毒，用中等刺激，留针 20 分钟，每日 1 次，10 次为 1 个疗程，或用锨针耳内埋入法、压豆法，亦可用耳穴磁疗法。适用于本病各型。

（2）处方二：内分泌、肾、子宫、皮质下、卵巢。

操作：穴位严格消毒，毫针刺，用中等刺激，每日 1 次，每次 2～3 穴，10 次为 1 个疗程。亦可用锨针耳内埋入法。

（3）处方三：子宫、脑点、腹、皮质下、内分泌、肝、肾。

操作：先用 75％酒精在穴位上消毒，用 28 号毫针刺激，留针 20～30 分钟，留针期间捻针刺激 1～2 次，每日或隔日 1 次，10 次为 1 个疗程。

（4）处方四：内分泌、肾、子宫、卵巢。

操作：毫针刺，经期第 12 天开始治疗，连续 3 天，中等刺激，留针 30 分钟，每日 1 次。

(5)处方五:子宫、卵巢、肾、肝、内分泌、皮质下。

操作:每次选用 2～4 穴,或两耳交替。毫针刺法在月经周期第 12 天开始,连续 3 天,中等刺激,留针 30 分钟,每日 1 次。

(6)处方六:子宫、肾、卵巢。肝郁加肝;痰湿加内分泌。

操作:毫针中等刺激,每日 1 次,10 次为 1 个疗程,亦可用耳穴埋针治疗。

5. 三棱针治疗

处方:主穴用曲泽、腰俞,配穴用阴陵泉、委阳。

操作:用三棱针点刺放血,若出血量少,可配合针刺后拔罐。主要用于血瘀型不孕。

6. 皮内针治疗

处方:肾俞配关元,志室配中极,气海配血海,三阴交配足三里。

操作:每次取 1 组穴,局部常规消毒后,用皮内针平刺入皮肤 0.5～1.2 cm,用小块胶布固定针柄,埋针时间为 2～3 天,7 次为 1 个疗程,疗程间隔 5～7 天

7. 电针治疗

处方:关元、天枢、中极、曲骨、血海、三阴交。

操作:每次取 3～4 个穴,针刺得气以后接通电 G-6805 电针仪,使用连续波中等刺激,每次治疗 20～30 分钟,每日或隔日 1 次,10 次为 1 个疗程,经期暂停。

(二)穴位注射治疗

(1)处方一:肾俞、气海、关元、天枢、归来、子宫、足三里、三阴交。

操作:每次取 2～3 穴,每穴注入 5% 当归注射液或胎盘组织液 0.5～1.0 mL,隔日 1 次,10 次为 1 个疗程,经期暂停。适用于各型不孕症。

(2)处方二:肾俞、关元、天枢、归来、三阴交、足三里。

操作:每次只取 2～3 个穴,上穴轮换使用,用 5% 当归注射液或胎盘组织液,每穴注入 0.5～1.0 mL,隔日 1 次,10 次为 1 个疗程,经期暂停。

(3)处方三:子宫、次髎、肾俞、关元、曲骨、足三里、三阴交、然谷。

操作:用胎盘组织液 2 mL 或绒毛膜促性腺激素或当归注射液,每次选 3～4 穴,每穴注入 0.5～1.0 mL,治疗从经期第十天开始,每日 1 次,连续 5 天。

(4)处方四:中极、大赫、三阴交、地机。

操作:每次选用 2 穴,或选用胎盘注射液、当归注射液、绒毛膜促性腺激素等,每穴注入药液 1～2 mL,治疗从月经周期第 12 天开始,每天 1 次,连续 5 次。

(三)穴位埋线法治疗

处方:三阴交

操作:穴位常规消毒后,以注射用针头为套管,1.5 寸毫针剪去针尖为针芯,套入长度为 0.2 cm 的 4 号羊肠线。针刺适当深度后,行轻度提插捻转手法至患者自觉局部有酸、麻、重、胀感,然后边推针芯边退针将羊肠线埋于穴位内。15 日治疗 1 次,3 次为 1 个疗程。

(四)激光照射治疗

(1)处方一:关元、气海、水道、子宫。

操作:月经后 3～5 日,用氦-氖激光仪照射上穴,每穴 5 分钟,每日 1 次。适用于无排卵性不孕症。

(2)处方二:子宫、八髎。

操作:用 CO_2 激光扩束(功率密度 300 mW/cm²)照射穴位,每日 1 次,每穴 10 分钟。

第七章 儿科病证

第一节 哮喘

哮喘是小儿时期的常见疾病。哮指声响,喘指气息,哮必兼喘,故通称哮喘。临床以发作性喉间哮鸣气促,呼气延长,严重者不能平卧,呼吸困难,张口抬肩,摇身撷肚,口唇青紫为特征,常在清晨与夜间发作,症状可经治疗或自行缓解。

本病相当于西医的支气管哮喘,一年四季都有发生,尤以冬春两季及气候多变时易于发作。本病有明显的遗传倾向,常发生于 8 岁之前,其中 1/2 发生于 3 岁之前。在青春期之前,男孩哮喘的发病率是女孩的 1.5～3 倍,青春期时这种差别消失。

"哮喘"病名,较早见于《丹溪心法》。在《幼科发挥·哮喘》中有:"小儿素有哮喘,遇天雨而发者",以及"发则连绵不已,发过如常,有时复发,此为宿疾,不可除也"。认识到本病有反复发作,难以根治的临床特点,故俗语有"外科不治癣,内科不治喘"之说。哮喘实乃难治之顽症,临床治疗十分棘手。但是,由于小儿体禀"少阳",具有"易趋康复"的病理特点,如治疗得当,相当数量的患儿可获痊愈。部分重症患儿,或因失治误治等原因,使病情迁延,形成终身痼疾,甚至危及生命。

一、病因病机

小儿哮喘与先天遗传因素有密切相关,常有家族史。若父母夙有哮喘,则成为小儿哮喘发作的重要原因。脾、肺、肾三脏失调是哮喘形成的主要内因。小儿具有肺常不足的生理特点,而又寒暖不知自调,易受外邪所伤;小儿具有脾常不足的生理特点,而又乳食不知自节。小儿具有肾常虚的生理特点,若小儿调护失宜,肺气受损,脾气受伤;先天不足,或由于后天失养,导致肾气亏虚,三脏受损,是哮喘发病的内在因素。痰饮留伏,成为哮喘的夙根。气候骤变,寒温失调;情志不舒;内伤饮食;环境潮湿;接触花粉、绒毛、异味、异物;过劳等均为本病发病的诱因。哮喘的发病,是由于外内合邪的结果。本病的发作,主要在于痰饮久伏,一触即发,反复不已。本病病位主要在肺,常累及脾、肾。初期病势尚轻,往往表现为持久不息的咳嗽;极期哮喘发作,咳逆依息,痰喘哮鸣。根据病性,可分为寒哮与热哮;恢复期则表现为肺、脾、肾三脏大虚,痰饮留伏。本病的基本病机在于气壅痰阻。

二、常证病机

(一)喘前期病机

若因禀赋不足,先天遗传,后天失养,病后体质未恢复等原因,造成三脏虚损,此为伏痰内生之因。

肺为水之上源,一旦受邪所困,上源不利,可凝液成痰,阻塞气道;脾为水之中源,若脾虚不运,生湿酿痰,上贮于肺,谓之"脾为生痰之源,肺为贮痰之器";肾主纳气,为气之根,肾为水之下源,肾气虚衰,不能蒸化水液而为清津,反而水泛为痰,上犯于肺。

痰饮初成,虽深伏内凝于肺络气道。但是由于痰量不多,尚不至于发喘。痰浊内伏,阻塞肺络气道,宣肃不利,气机不畅,咳嗽不止,累月不愈。

(二)发作期病机

痰饮形成,日积月累,痰量大增,待机而动。遇到诱因,触动伏痰,痰随气升,气因痰阻,相互搏结,阻塞气道。气道因而狭窄,气机升降不利,以致呼吸困难,气喘痰鸣。

若因外感风寒,内伤生冷,则表现为寒性哮喘;若因外感风热,或痰热内伏,则表现为热性哮喘。

(三)缓解期病机

咳喘发作,痰浊外排;或经适当调治,痰量减少,病势减缓,肺、脾、肾三脏大虚,痰饮留伏,进入恢复期。

1.肺气虚

肺气虚弱,痰饮留伏,气道不利,则呼吸不利,喉中有声,咳嗽有痰;卫外不固,自汗盗汗,易感外邪,反复感冒。

2.脾气虚

脾气虚弱,运化失司,痰浊内生,上贮于肺,痰黏气道,则咳嗽有痰,伴纳差,疲倦乏力,大便稀溏。

3.肾气虚

肾气虚弱,不能纳气,水泛为痰,上犯于肺,则动则喘促,喉间有痰,腰膝酸软,大便清冷。或潮热盗汗,大便干结。

复感外邪,常可引起小的发作,而出现寒热夹杂之象;若体质虚弱明显,兼见痰饮留伏,则又可成为虚实夹杂的证候。

三、临床表现

起病有急有缓,一般较大儿童起病多急,幼小者起病较缓。喘前期往往表现为长时间的晨起或夜间咳嗽。发作期呈呼气性吼鸣、气喘,伴有咳嗽、痰壅,以夜间为重,甚者不能平卧,神情紧张、面色苍白、冷汗、唇青、鼻煽等。若哮喘发作持续不缓解者,见有气急、气息短促、神志无力、大汗淋漓、脉弱等严重征象。肺部听诊发作时两肺可闻及哮鸣音。

哮喘发作休止,尚可见有咳嗽、多痰、气短等症象。

四、诊断

(一)婴幼儿哮喘诊断标准

(1)年龄<3岁,喘息发作≥3次。

(2)发作时双肺闻及呼气相哮鸣音,呼气相延长。

(3)具有特应性体质,如过敏性湿疹、过敏性鼻炎等。

(4)父母有哮喘病等病史。

(5)除外其他引起喘息的疾病。

凡具有以上第1、2、5条即可诊断哮喘。如喘息发作2次,并具有第2、5条,诊断为可疑哮喘或喘息性支气管炎。如同时具有第3和第4条时,可考虑给予哮喘治疗性诊断。

(二)儿童哮喘诊断标准

(1)年龄≥3岁,喘息发作≥3次。

(2)发作时双肺闻及呼气相哮鸣音,呼气相延长。

(3)具有特应性体质,如过敏性湿疹、过敏性鼻炎等。

(4)父母有哮喘病等过敏史。

(5)除外其他引起喘息的疾病。

凡具有以上第1、2、5条即可诊断哮喘。如喘息发作2次,并具有第2、5条,诊断为可疑哮喘或喘息性支气管炎。如同时具有第3和第4条时,可考虑给予哮喘治疗性诊断。

(三)咳嗽变异性哮喘诊断标准(儿童年龄不分大小)

(1)咳嗽持续或反复发作>1个月,常在夜间和(或)清晨发作,运动后加重,痰少,临床无感染征象,或经较长期抗生素治疗无效。

(2)气管舒张药治疗可使咳嗽发作缓解(基本诊断条件)。

(3)有个人过敏史或家族过敏史。

(4)变应原试验阳性可做辅助诊断。

(5)除外其他原因引起的慢性咳嗽。

五、鉴别诊断

(一)急性传染病早期

多种急性传染病的早期都有类似感冒的症状,如麻疹、百日咳、水痘、幼儿急疹、传染性非典型肺炎、流行性脑脊髓膜炎等,应根据流行病学史、临床表现、实验室检查及其演变特点等加以鉴别。

(二)急性感染性喉炎(急喉瘖)

本病初起仅表现发热、微咳,当患儿哭叫时可闻及声音嘶哑,病情较重时可闻犬吠样咳嗽及吸气性喉鸣。

(三)肺炎

哮喘以咳嗽、气喘、呼气延长为主症,多数不发热,常反复发作,多有过敏史,两肺听诊以哮鸣音为主;肺炎以发热、咳嗽、痰壅、气急、鼻煽为主症,多数发热,两肺听诊以固定湿锣音为主,X线检查见肺纹理增多、紊乱,肺部透亮度降低或增强,可见小片状、斑片状阴影,也可出现不均匀的大片状阴影。

六、辨证治疗

(一)辨证要点

1.辨虚实

哮喘辨证主要从寒热虚实和肺、脾、肾三脏入手。发作时哮吼痰鸣,喘急倚息,以邪实为主;缓解期哮喘已平,出现肺、脾、肾三脏不足,则以正虚为主。可从病程长短及全身症状轻重,辨别哮喘虚实。气短多汗,易患感冒多为气虚;形寒肢冷面白,动则心悸为阳虚;消瘦盗汗,面色潮红为阴虚。

2辨寒热

咳嗽气喘,痰白稀,泡沫样,形寒,肢冷,舌淡,苔薄或白腻,属寒喘;痰黄黏,身热面赤,口渴引饮,舌红,苔黄,属热喘。

(二)治疗原则

1.基本治则

开壅平喘。

2.具体治法

本病喘前期以咳嗽为主,重在止咳祛痰。发作期,以邪实为主,当攻邪以治其标,并分辨寒热,随证施治。缓解期以正虚为主,治以补肺固表,扶脾益肾,调其脏腑功能。若虚中有实,虚实夹杂,则宜扶正祛邪,标本兼顾。

(三)分证论治

1.喘前期

(1)肺风咳嗽。

主要证候:咳嗽持久不消,长达30天以上,喉痒作咳,吭吭作声。痰少黏稠,咳吐不爽,舌质红,舌苔薄白,脉象弦滑。

治法治则:祛风清肺,开壅平喘。

常用中成药:小儿清肺化痰口服液。

方药:芎蝎散加减。基本方:川芎9 g,全蝎4 g,细辛1 g,荜茇6 g,半夏8 g。

加减:有表证者加炙麻黄宣肺止咳;气逆明显者加白果、紫苏子降气止咳;肺热明显者加黄芩、芦根清肺止咳。

(2)阴虚燥咳。

主要证候:午后潮热,口燥咽干,干咳少痰,或痰黏难咳,经久不愈,长达30天以上,便干溲黄,舌红少苔,脉象细数。

治法治则:滋阴清肺,开壅平喘。

常用中成药:养阴清肺口服液。

方药:沙参麦冬汤合百合固金汤加减。基本方:沙参10 g,麦冬10 g,百合10 g,玉竹10 g,甘草6 g,桑叶9 g,天花粉4 g,贝母10 g。

加减:百合固金汤中熟地黄过于滋腻,一般减去不用。临证之时,常需加用天竺黄、胆南星等清化热痰之药。肺火明显者,加黄芩清泻肺火。

2.发作期

(1)寒性哮喘。

主要证候:咳嗽气喘,喉间有哮鸣音,痰多白沫,形寒,无汗,鼻流清涕,四肢欠温,面色晦暗,舌淡红,苔白滑,脉浮滑。

治法治则:温肺散寒,开壅平喘。

常用中成药:小青龙合剂。

方药:小青龙汤合三子养亲汤加减。基本方:炙麻黄3 g,桂枝8 g,细辛1 g,干姜10 g,半夏8 g,白芍10 g,桂枝10 g,五味子10 g,炙甘草10 g,白芥子10 g,紫苏子10 g,炒莱菔子10 g。

加减:痰湿者,加厚朴行气化痰;气逆者,加代赭石降气;便秘者,加全瓜蒌、莱菔子通腑涤痰;咳重者加紫菀、款冬花、旋覆花化痰止咳。

(2)热性哮喘。

主要证候:咳嗽哮喘,声高息涌,吐痰稠黄,喉间哮吼痰鸣,胸膈满闷,身热,面赤,口干,咽红,便秘,苔黄腻,脉滑数。

治法治则:清肺涤痰,开壅平喘。

常用中成药:小儿清肺化痰口服液、桂龙咳喘胶囊。

方药:麻杏石甘汤合苏葶丸加减。基本方:炙麻黄3 g,杏仁8 g,生石膏30 g,甘草10 g,紫苏子10 g,葶苈子10 g。

加减:热重者,加鱼腥草、栀子清肺热;痰多者,加天竺黄、青礞石清化痰热;便秘者,加全瓜蒌、大黄或礞石滚痰丸降逆通腑。若表证不重,喘息咳嗽,痰色微黄,可选用定喘汤。

(3)寒热夹杂。

主要证候:咳喘哮吼,畏寒,发热,鼻塞流清涕,喷嚏,吐痰黏稠色黄,口渴引饮,大便干结,舌红,苔薄白,脉滑数。

治法治则:清温并进,开壅平喘。

常用中成药:小儿咳喘灵口服液。

方药:定喘汤加减。基本方:白果10 g,炙麻黄4 g,紫苏子10 g,杏仁8 g,黄芩10 g,桑白皮10 g,款冬花10 g,半夏8 g,炙甘草10 g。

加减:寒象明显加细辛,热象重加蒲公英、川贝母等。

(4)虚实夹杂。

主要证候:哮喘持续不已,病程较长,面色欠华,常伴发热,咳嗽,喉间有痰,舌淡,苔薄白,或舌红,苔少,脉细弱。

治法治则:祛邪扶正,开壅平喘。

常用中成药:射麻口服液、都气丸。

方药:射干麻黄汤合都气丸加减。基本方:山茱萸10 g,熟地黄12 g,补骨脂10 g,山药10 g,茯苓10 g,款冬花10 g,紫菀10 g,半夏8 g,细辛1 g,五味子10 g,炙麻黄4 g,射干6 g。

加减:若喘逆多汗者,重用五味子敛汗平喘;虚喘抬肩,面色青灰,阳气欲脱者,加黑锡丹温肾纳气;畏寒肢冷,加附子、淫羊藿温肾散寒;畏寒腹满者,加花椒、厚朴温中除满;痰多加青礞石以增祛痰之功;发热咳痰黄稠者,加黄芩、芦根清泻肺热。

3.缓解期

(1)肺气虚弱。

主要证候:面色苍白,喉中有痰,气短懒言,倦怠乏力,容易出汗,反复感冒,胃纳不香,苔薄白,脉细无力。

治法治则:补肺固表,开壅平喘。

常用中成药:玉屏风颗粒。

方药:玉屏风散加味。基本方:生黄芪 15 g,炒白术 10 g,防风 9 g。

加减:常需加用祛痰顺气之半夏、紫苏子、厚朴、杏仁;自汗多者,加龙骨、牡蛎、浮小麦敛汗;咽红口干,手足心热,舌红,苔少或花剥者,加北沙参、麦冬、五味子滋肺阴;腹胀加木香、枳壳、槟榔理气降气。

(2)脾气虚弱。

主要证候:面色萎黄,虚浮少华,倦怠无力,时有痰鸣。舌淡,苔少。脉缓无力。

治法治则:健脾理气,开壅平喘。

常用中成药:参苓白术颗粒。

方药:六君子汤加味。基本方:太子参 10 g,茯苓 10 g,白术 10 g,炙甘草 10 g,陈皮 10 g,半夏 8 g。

加减:痰饮明显者加细辛、桂枝以增温化痰饮之力。

(3)肾气虚弱。

主要证候:面色㿠白,喉中有痰,动则气短,自汗,食少,遗尿或夜尿增多,舌淡,苔白,脉沉细。

治法治则:益肾固本,开壅平喘。

常用中成药:蛤蚧定喘丸、固本咳喘片。

方药:金匮肾气丸加减。基本方:熟地黄 10 g,山茱萸 10 g,山药 10 g,茯苓 10 g,泽泻 9 g,牡丹皮 9 g,附子 3 g,肉桂 6 g。

加减:阴虚阳亢明显者加龟甲、鳖甲以增潜阳定喘之力;虚喘明显者加蛤蚧、冬虫夏草补肾纳气;咳嗽重加款冬花、紫菀化痰止咳;夜尿多者,加益智仁、补骨脂、菟丝子补肾固摄。

（4）肺脾气虚。

主要证候：面色㿠白，虚浮少华，气短懒言，倦怠乏力，容易出汗，反复感冒，时有痰鸣，胃纳不香，舌苔薄白，脉缓无力。

治法治则：健脾补肺，开壅平喘。

常用中成药：玉屏风颗粒。

方药：人参五味子汤加减。方解：四君子汤补益脾气，以绝生痰之源，其中人参大补元气为本方之君药（单煎）；五味子敛肺止咳为臣药；麦冬清肺止咳为佐药；生姜、大枣调和营卫。全方共奏健脾补肺、祛痰顺气之功效。

加减：出汗多加浮小麦、煅牡蛎，阴虚明显以太子参代替人参，纳差加焦三仙。

七、其他治疗

针灸治疗，方法如下。

（一）实证

治则：祛邪肃肺，化痰平喘。以手太阴经穴及相应背俞穴为主。

主穴：列缺、膻中、尺泽、肺俞、定喘。

配穴：风寒者，加风门；痰热阻肺者，加丰隆；喘甚者，加天突。

操作：毫针泻法。风寒者可合用灸法，定喘穴刺络拔罐。

方义：列缺为肺经络穴，可宣肺散邪；膻中为气会穴，可宽胸理气，调畅气机；尺泽为肺经合穴，可肃肺化痰，降逆平喘；肺俞为肺之背俞穴，可宣肺祛痰；定喘为平喘之效穴。

（二）虚证

治则：补益肺肾，止哮平喘。以相应背俞穴及手太阴、足少阴经穴为主。

主穴：肺俞、膏肓、肾俞、定喘、太渊、太溪、足三里。

配穴：肺气虚者，加气海；肺肾气虚者，加阴谷、关元、命门。喘甚者，加天突。

操作：定喘用刺络拔罐法，余穴用毫针补法。可酌用灸法或拔火罐法。

方义：肺俞、膏肓针灸并用，可补益肺气；补肾俞以补肾纳气；肺经原穴太渊配肾经原穴太溪，可充肺肾真原之气；足三里可调和胃气，以资生化之源，使水谷精微上归于肺，肺气充则自能卫外；定喘为平喘之经验效穴，取"急则治其标"之意。

第二节 口 疮

口疮是婴幼儿时期常见病,以口颊、舌体、上腭、口唇、齿龈等处发生溃疡为主要症状,并见发热烦躁、口痛拒食为特征。中医又有"口疳""口糜""燕口疮""口吻疮"的称谓,相当于西医学的"疱疹性口炎""溃疡性口炎""口角炎""复发性口轻溃疡"等。本病发病无明显季节性,但好发于春秋两季。6岁以下儿童多见,尤其以6个月至2岁小儿发病率最高。小儿口疮不同于成人口疮,其特点为发病急速,症状较重,往往一夜即病,待发现患儿哭闹不安时,已是满口星点状溃烂面。一般小儿口疮预后良好,经过调治后可很快痊愈,部分患儿呈反复发作。

一、病因病机

《素问・至真要大论》记载"火气内发,上为口糜"。《诸病源候论・口疮候》亦有"小儿口疮,由血气盛,兼将养过温,心有客热熏上焦,令口生疮也"的论述。《小儿卫生总微论方・唇口病论》述:"风毒湿热,随其虚处所著,搏于血气,则生疮疡……若发于唇里,连两颊生疮者,名曰口疮。"口腔是经脉循行的要冲,手足少阴、手足少阳、手足阳明、足太阴、足厥阴及任、督、冲脉皆循行于此。由于脾开窍于口、心开窍于舌,肾络舌本,津液出于舌下,脾脉络于舌旁,所以小儿口疮与多个脏腑相关,涉及心、肝、脾、胃、肾,尤其与心、脾二经关系最为密切。脾胃积热,或心火上炎,或风热之邪外侵,或虚火上扰,皆可熏蒸口腔,损伤血肉,发为口疮。

小儿口疮与先天及后天均有关系。若生母孕期嗜食煎炒酸辣等食物,酿成内热,胎儿受之,内蕴心脾,出生后蕴热循经上行,熏灼口舌;或因体禀赋虚弱,肝肾不足,水不制火,虚热上浮,熏蒸口腔而致口舌糜烂或溃疡;或因小儿"体禀少阳",阳气偏亢,后天饮食不节,嗜食油腻厚味,贪吃零食,过饮甘汁,致以食积蕴热,火热上炎,致使口舌生疮。

本病病位在心、脾、肝、胃、肾,基本病机为火热灼口。

二、临床表现

小儿口腔黏膜、舌及齿龈等处出现淡黄色或灰白色,大小不等的小疮或溃疡,并见发热烦躁、口痛拒食等症为主要临床表现。

三、诊断

(1)颊黏膜、齿龈、舌、唇内、唇红部及临近口周皮肤出现单个、成簇的小疱疹或溃疡,溃疡有黄白色纤维素性分泌物覆盖,多个溃疡可融合成不规则的大溃疡,有时累及软腭及咽部。

(2)疼痛剧烈时,患儿可表现拒食、流涎、烦躁,常因拒食、啼哭才被发现。

(3)起病可有体温增高,可达 38~40 ℃。

(4)所属淋巴结可有肿大及压痛,可持续 2~3 周。

(5)唾液中可分离出单纯疱疹病毒 1 型;若微细菌感染,可有外周血白细胞计数增高。

四、鉴别诊断

(一)与鹅口疮相鉴别

鹅口疮又称"雪口",为白色念珠菌感染在口腔黏膜表面形成白色斑膜的疾病,多见于新生儿和婴幼儿,营养不良、腹泻、长期使用广谱抗生素患儿常有此证。患儿口腔内满布白屑,不痛,不流涎,一般不影响进食。

(二)与手足口病相鉴别

手足口病是由多种人肠道病毒引起的常见传染病,以婴幼儿发病为主。以发热和手、足、口腔、臀部出现丘疹、斑丘疹或疱疹为特征,皮疹具有不痛、不痒、不结痂、不结疤的"四不"特征。重症患儿可出现神经系统受累,呼吸及循环功能障碍,个别患儿病情进展快,易发生死亡。引起手足口病的肠道病毒包括肠道病毒 71 型和 A 组柯萨奇病毒、埃可病毒的某些血清型。

五、辨证治疗

(一)辨证要点

1.辨颜色

口疮周围颜色鲜红、肿胀,溃疡面数目较多,为心脾积热;虚火上炎者,口疮色淡,稀疏散发。

2.辨发热

风热侵袭、心脾积热为实证,患儿面红,流涎口臭,可发热,甚则高热,口渴,小便短赤,大便干结。虚火上炎者,少见发热,或有午后低热,有颧红体倦,手足心热,虚烦少寐。

3.辨疼痛

实热证者,疼痛灼热,疼痛较剧,常常因疼痛啼哭、拒食;虚火上浮者,疼痛较轻,溃疡处隐隐发热。

(二)治疗原则

1.基本治则

祛火清疮。

2.具体治法

实证治宜清热散风,泻火解毒;虚证治宜滋阴降火,引火归原。

(三)分证论治

1.风热乘脾

主要证候:起病急、病程短,口腔、齿龈等散在溃疡糜烂,周围红赤,疼痛,局部灼热感,拒食,烦躁多啼,小便短黄,大便干结,多伴有外感症状,如发热、流涕、咳嗽、咽痛等,舌红苔黄,脉浮数,指纹浮紫。

治法治则:散风清热,祛火清疮。

常用中成药:蒲地蓝消炎片、双料喉风散、冰硼散。

方药:凉膈散。基本方:大黄 6 g,芒硝 15 g,栀子 10 g,黄芩 10 g,连翘 10 g,薄荷 6 g,甘草 6 g,竹叶 10 g。

加减:发热口渴加生石膏、麦冬清热生津;小便短赤加生地黄、通草清热利尿。

2.心脾积热

主要证候:舌上糜烂或溃疡,色红疼痛,饮食困难,心烦不安,口干欲饮,小便短赤,舌红尖赤,苔薄黄,脉数,指纹紫。

治法治则:清心泻脾,祛火清疮。

常用中成药:小儿化毒散、健儿清解液、冰硼散。

方药:泻心导赤汤合泻黄散加减。基本方:生地黄 15 g,通草 10 g,黄连 9 g,灯心草 10 g,生石膏 20 g,栀子 10 g,防风 10 g,藿香 6 g,甘草 6 g。

加减:心烦加连翘、淡豆豉清热除烦;口干欲饮加芦根、天花粉生津止渴;小便短黄加车前子、茯苓、滑石清热利尿;便干难解者,加大黄、瓜蒌泄热通便。

3.虚火上浮

主要证候:口舌溃疡或糜烂,稀散色淡,不甚疼痛,口流清涎,神疲颧红,口干不渴,舌红苔少,脉细数,指纹淡紫。

治法治则:滋阴降火,解毒清疮。

常用中成药:六味地黄丸、知柏地黄丸。

方药:六味地黄丸加减。基本方:熟地黄 15 g,山茱萸 12 g,山药 12 g,牡丹皮 10 g,茯苓 10 g,泽泻 10 g。

加减:若火势较盛,咽干喉痛者,可佐知母、黄柏、怀牛膝滋阴降火;若合并肺胃阴虚,食少多汗者,可佐麦冬、石斛、五味子益气养阴;若气阴不足,口干喜饮者,可佐葛根、芦根、天花粉生津止渴。

六、其他治疗

(一)体针治疗

基本处方:廉泉、合谷、曲池、外关、太溪、足三里。

方中廉泉为任脉腧穴,又为阴维与任脉之会,有疗口疮之效;合谷、曲池为手阳明大肠经,面口之疾用之最效,故有“面口合谷收”之说;外关为手少阳三焦经之络穴,与心包相络属,太溪为足少阴肾经之原穴,两穴配伍泻心肾之火;足三里为足阳明胃经合穴,取之健脾和胃。诸穴配伍能恢复和调节人体营内卫外,提高人体自身免疫功能,从而达到治愈的目的。

加减运用:风热乘脾者加内庭、阴陵泉清热祛风、健脾利湿;心火上炎者加劳宫以清心泻火,清热除烦;虚火上浮者加涌泉引火下行,使邪有出路。

(二)耳针治疗

实证口疮可选用耳针疗法,取口、心、肺、肾上腺、脾、胃、神门,贴压王不留行籽,每天重按耳穴 5～6 次,隔天贴 1 次,每次   侧耳,双耳交替,3 次为 1 个疗程。

(三)穴位敷贴治疗

虚证口疮可选用穴位贴敷法,选用细辛粉末 2.5 g 与适量的小麦粉用温水调成稠饼状,敷贴在神阙穴上,用胶布固定,早晚各换 1 次,3 天为 1 个疗程。

第三节 积 滞

积滞是指小儿伤于乳食,停聚中脘,积而不化,气滞不行所致的一种脾胃病症。临床以不思乳食,食而不化,脘腹胀满,睡卧不宁,大便不调等为其主要特征。其病名首见于明《婴童百问》:“小儿有积滞,面目黄肿,肚热胀痛,复睡多困,酷啼不食,或大肠闭涩,小便如油,或便利无禁,粪白酸臭,此皆积滞也。"又有"食积""食滞""乳滞"等病名。本病既可单独出现,也可夹杂于其他病症中。各年龄均可发病,以婴幼儿为多见。初伤乳食者,发病急,病程短,经调治后预后良好,若积滞日久不愈,可进一步导致脾胃气虚、津液亏耗,而转化成疳,故有"积为疳之母,无积不成疳"之说。

一、病因病机

脾胃不足的生理特点是小儿积滞形成的主要内在因素,喂养不当和调护不周则是形成小儿积滞的外因。小儿脏腑娇嫩,形气未充,若喂养失当,或恣其乳食,或纵其寒凉,则最易伤其脾胃。胃主受纳,为水谷之海,其气主降;脾主运化,为生化之源,其气主升。若乳食不节,脾胃受损,受纳运化失职,升降失调,宿食停聚,积而不化,则成积滞。或禀赋不足,脾胃素虚;或病后失调,脾气亏虚,腐熟运化不及,乳食稍有增加,即停滞不化,而成积滞。如《小儿药证直诀·食不消》云:"脾胃冷,故不能消化……"《诸病源候论·小儿杂病诸候·宿食不消候》云:"宿食不消,由脏气虚弱,寒气在脾胃之间,故使谷气不化也,宿谷未消,新谷又入,脾气既弱,故不能磨之,则经宿而不消也。"

本病病位主要在脾胃,基本病机为食积气滞。

二、临床表现

初伤乳食者,发病急,病程短,临床表现以不思乳食,甚则厌食恶食,腹部胀痛拒按,呕吐酸腐,大便不调为主症。食滞日久,滞而不化而成积者,发病缓渐,病程较长,临床表现以面黄食少,肚腹胀大,时作腹痛,大便秘结,或泻而不爽,秽臭异常,或兼低热盗汗、睡眠不宁为主症。

三、诊断

(1)有伤食病史。

(2)不思饮食,嗳气酸腐,脘腹胀满,恶心呕吐,大便气味酸臭。

(3)大便化验检查,可见不消化食物残渣、脂肪滴。

四、鉴别诊断

(一)与疳证相鉴别

疳证必有形体消瘦,伴见面色无华、毛发干枯、精神萎靡或烦躁。积滞见形体不瘦,若积久不消,可有形体消瘦,进而消瘦严重,转化为疳证。

(二)与厌食相鉴别

厌食表现为长期食欲不振,厌恶进食,进食量明显减少,一般无脘腹胀满,大便酸臭。

五、辨证治疗

(一)辨证要点

本病辨证重在虚实之辨。新积之证,以实证为主,属食滞内停;积滞较久,以积滞化热和积滞伤脾为主,为虚实夹杂,或实多虚少,或实少虚多。也有部分患儿,因素体脾虚,或病后脾虚,运化失职,再伤于乳食,而致积滞者,则在初病之时也属虚实夹杂。实证主要为食积、气滞、化热;虚证主要为脾胃气虚和伤津。

(二)治疗原则

1.基本治则

消食导滞。

2.具体治法

实证以消食导滞为主,积滞化热者,当清解积热。积滞较重,结聚肠腑者,当通腑泻下;虚实夹杂者,当攻补兼施,养正而积自除。另外可配合推拿及外治疗法。

(三)分证论治

1.乳食内积

主要证候:不思乳食,甚则厌食恶食,腹部胀痛拒按,呕吐酸腐,大便稀溏酸臭,多夹不消化乳食及泡沫,且往往腹痛欲便,泻后痛减,烦吵不安,或伴发热,手足心热,舌质红,舌苔厚腻而浊,脉象弦滑,指纹紫滞。

治法治则:消乳消食,理气化滞。

常用中成药:化积口服液、保济口服液,积滞化热者可用清热化滞颗粒、枳实导滞丸。

方药:乳积者,选消乳丸加减;食积者,选保和丸加减。消乳丸:香附 10 g,神曲 15 g,麦芽 15 g,陈皮 10 g,砂仁 6 g,甘草 3 g。保和丸:山楂 10 g,神曲 10 g,半夏 6 g,茯苓 10 g,陈皮 10 g。连翘 10 g,莱菔子 10 g,麦芽 15 g。

加减:腹胀明显加木香、厚朴、枳实行气导滞除胀;腹痛拒按,大便秘结加大黄、槟榔下积导滞;恶心呕吐加竹茹、生姜和胃降逆止呕;大便稀溏加白扁豆、薏苡仁健脾渗湿,消中兼补;舌红苔黄,低热口渴加胡黄连、石斛、天花粉清热生津止渴。

2.脾虚夹积

主要证候:面色萎黄,困倦乏力,不思乳食,食则饱胀,甚或呕吐,腹满喜按,大便溏薄,夹有乳食不化之物,唇舌淡白,舌质淡,苔白腻,脉细滑,指纹淡滞。

治法治则:健脾助运,消食导滞。

常用中成药:消食健儿糖浆、小儿香橘丸。

方药:健脾丸加减。基本方:人参10 g,白术15 g,陈皮10 g,麦芽15 g,山楂10 g,枳实10 g,神曲10 g。

加减:大便稀溏加山药、薏苡仁、苍术健脾化湿;腹痛喜按加荜茇、高良姜、白芍、木香温中散寒,缓急止痛;舌苔白腻加藿香、佩兰芳香醒脾化湿。

六、其他治疗

(一)针灸治疗

1.体针

中脘、足三里、脾俞、大肠俞、气海。每天针刺1次。积滞化热配内庭;呕吐者配内关、建里;大便秘结者配天枢、下巨虚;腹胀者配腹结。

2.针刺四缝穴

在常规消毒下,用小三棱针或毫针在四缝穴处快速刺入2～3 mm,出针后轻轻挤出黄色黏液或血液数滴。每天1次,5次为1个疗程。适用于各证积滞。

3.耳针

取脾、胃、小肠、下脚端。每次选2～3穴,局部消毒,用毫针刺入,中等强度,不留针。也可用王不留行籽贴压穴位,每穴每次按压2分钟左右,1天3～4次,隔天治疗1次,双耳轮换,10次为1个疗程,适用于各型积滞。

4.皮肤针

取脾俞、胃俞、华佗夹脊穴(7～17椎)、足三里,轻刺激,隔天1次。适用于各证积滞。

(二)穴位注射

取胃俞、足三里,用维生素 B_{12} 0.1 mL 加注射用水 2.0 mL,将药液分别注入同侧胃俞、足三里穴,两侧交替使用,隔天1次,5次为1个疗程。

(三)拔罐

取中脘、天枢、足三里,用闪火法在上述穴位拔5分钟。或用走罐法,让患儿俯卧,在其背部皮肤涂以润滑液,用中号或小号玻璃罐,罐口涂润滑液,用闪火法将罐扣在大椎穴处,握紧罐体向下轻拉,使其移动,行至尾骨处,再向上走行至大椎,往返5～10次。后用罐吸拔在风门穴处,向下行走至肾俞附近,走罐时争取将一个侧膀胱经的两条经脉均能吸拔住。治毕一侧再治另一侧,每侧上下行走5～10次。操作完毕皮肤呈潮红。初治时应注意罐体吸拔力量要轻,以防力量过强,第二天肌肉疼痛而拒绝治疗。每天或隔天1次。

第四节 厌 食

厌食是儿科常见病。其临床特征是食欲低下,不欲饮食,甚则拒食,或者食量明显低于同龄儿童。病程过久,可影响生长发育,身高体重均低于同龄儿童。本病可发生于任何季节,1～6岁儿童多见。由于当前社会上普遍存在着对独生子女的娇惯,缺乏科学的喂养方法,片面强调营养,进食过多的滋补食物,超过脾胃正常的运化能力,损伤脏腑输布功能,从而使得小儿厌食症发病率越来越高,并使厌食症病因更加复杂化。

一、病因病机

小儿具有"脏腑娇嫩,形气未充"的生理特点和"易虚易实,易寒易热"的发病规律,脾胃容易损伤,这是形成小儿厌食症的内在因素。小儿乳食不知自节,由于家长片面强调高营养,或恣意零食、偏食,或进食不规律,饥饱无度,皆可导致饮食超出脾脏本身的承受能力,产生食滞中焦而不欲食,时久则脾虚更难运化,最终形成厌食症。或小儿罹患他病,过用苦寒攻伐,损伤脾阳;或过用温燥,耗伤胃阴,使脾胃受损,不思饮食;或母亲孱弱,小儿先天禀赋不足,脾胃薄弱,乳食难进;或所愿不遂,猝受惊吓,情志抑郁,肝气横逆犯胃,导致厌食。若失治误治或病情进一步发展,可因脾胃功能日渐衰败,影响生长发育转化为疳证。

本病病位在脾胃,基本病机为纳运失常。

二、临床表现

患儿长期食欲不振,厌恶进食,食量明显较同龄正常儿童减少。

三、诊断

(1)有喂养不当、饮食不节、病后失调、先天不足或情志失调史。

(2)不思饮食,食而乏味或食而不化,食量减少。一般无其他不适。

(3)伴有嗳气、泛恶,大便不调,形体偏瘦等症。

四、鉴别诊断

(一)与疳证相鉴别

厌食是由喂养不当,脾胃运化功能失调所致,以长期食欲不振,厌恶进食为主症,无明显消瘦,精神尚好,病在脾胃,不涉及他脏,一般预后良好;疳证临床必有形体消瘦,伴见面色无华、毛发干枯、精神萎靡或烦躁,饮食异常可见食欲不振,或食欲亢进,或嗜食异物。

(二)与疰夏相鉴别

疰夏以食欲不振为主症,发病有季节性,有"春夏剧""秋冬瘥"的临床特点,伴全身倦怠乏力,有伤食病史。

五、辨证治疗

(一)辨证要点

本病应以脏腑辨证为纲,主要从脾胃辨证,再区别是以运化功能失健为主,还是以脾胃气阴亏虚为主。凡病程短,仅表现纳呆食少,食而乏味,饮食稍多即感腹胀,形体尚可,舌质正常,舌苔薄腻者为脾失健运;病程长,食而不化,大便溏薄,并伴面色少华,乏力多汗,形体偏瘦,舌质淡,苔薄白者为脾胃气虚;若食少饮多,口舌干燥,大便秘结,舌红少津,苔少或花剥者为脾胃阴虚。

(二)治疗原则

1.基本治则

开胃进食。

2.具体治法

脾失健运者,当以运脾开胃为主;脾胃气虚者,以健脾益气为先;脾胃阴虚,则以滋阴养胃为法。与此同时,根据兼夹证候的不同,可适当给予理气宽中,消食导滞,燥湿醒脾开胃之品。

(三)分证论治

1.脾失健运

主要证候:食欲不振,食而乏味,食量减少,或伴胸脘痞闷,嗳气、泛恶,大便不调,偶尔多食后则脘腹饱胀,形体尚可,精神正常,舌淡红,苔薄白或薄腻,脉尚有力。

治法治则:运脾助纳,开胃进食。

常用中成药:小儿香橘丸、香砂六君丸。

方药:益黄散。基本方:陈皮10 g,丁香6 g,诃子10 g,青皮6 g,炙甘草3 g。

加减:脘腹胀满加木香、厚朴、枳壳理气宽中;兼有气虚加白术、山药、白扁豆健脾益气;舌苔白腻加半夏、佩兰、藿香燥湿醒脾;嗳气泛恶加半夏、竹茹、生姜和胃降逆;大便偏干加枳实、瓜蒌、莱菔子导滞通便;大便偏稀加山药、薏苡仁健脾祛湿。

2.脾胃气虚

主要证候:不思进食,食而不化,大便偏稀,完谷不化,面色少华,形体偏瘦,肢倦乏力,精神萎弱,舌质淡,苔薄白,脉缓无力。

治法治则:健脾助运,开胃进食。

常用中成药:参苓白术颗粒、小儿健脾丸、儿康宁口服液。

方药:异功散加味。基本方:生晒参6 g,白术15 g,茯苓10 g,甘草6 g,陈皮10 g。

加减:苔腻便稀者,用炒白术,加苍术、薏苡仁燥湿健脾;饮食不化加焦三仙消食助运;汗多易感加黄芪、防风益气固表;情志抑郁加柴胡、佛手解郁疏肝。

3.脾胃阴虚

主要证候:不思进食,口干欲饮,皮肤失润,烦躁少寐,手足心热,午后低热,大便偏干,小便短黄,舌红少津,苔少或花剥,脉细数。

治法治则:滋养脾胃,开胃进食。

常用中成药:儿宝颗粒。

方药:养胃增液汤加减。基本方:沙参10 g,麦冬10 g,玉竹10 g,石斛10 g,乌梅6 g,白芍10 g,甘草6 g,焦山楂10 g,炒麦芽10 g。

加减:口渴烦躁者,加天花粉、芦根、百合清热生津除烦;大便干结加火麻仁、瓜蒌仁润肠通便;夜寐不宁,手足心热加牡丹皮、青蒿、知母、莲子心、酸枣仁清热宁心安神;兼脾气虚弱加山药、太子参补益气阴。

六、其他治疗

(一)体针治疗

治法:健脾和胃,理气化湿。

主穴:四缝、太白、商丘。

配穴:脾虚湿滞加丰隆,脾胃虚弱加足三里、中脘。

方义：脾常不足是小儿厌食的关键，所以取脾经的原穴太白，配合商丘以健脾益气，四缝是治疗小儿厌食的经验效穴，有健脾消积之功。

操作：毫针刺，平补平泻，不留针。四缝点刺挤出黄色黏液。

(二)穴位注射

用维生素 B_1 注射液分别注入双侧足三里穴，隔日 1 次，5 次为 1 个疗程。

(三)穴位敷贴

炒神曲、炒麦芽、焦山楂各 10 g，炒莱菔子 6 g，炒鸡内金 5 g。以上药共研细面，加淀粉少许，用开水调成稠糊，睡前敷于患儿脐下，外用绷带固定，第 2 天早晨取下，每日 1 次，5 次为 1 个疗程。

第五节 泄 泻

泄泻是以大便次数增多、粪质稀薄或为水样便为表现的病症。本病一年四季均可发生，尤以夏秋季节暑湿当令时多见。本病为儿科十分常见疾病。由于婴幼儿脾常不足，易感受外邪或脾胃内伤，因此，2 岁以下小儿发病率更高。轻症一般预后良好，经调治后可很快痊愈；重者起病急骤，暴泻过度，易伤阴耗气，甚至转为阴竭阳脱的危重证候，危及生命；久泻不愈，病情迁延者，则可转为疳证。

一、病因病机

本病外因主要责之于外邪，客于脾胃，内因责之于乳食内伤、脏腑虚弱。本病病位主要在脾胃。小儿脏腑娇嫩，脾胃虚弱，则易感外邪，外感风、寒、暑、热诸邪均可致泻，但常与湿邪相合而导致泄泻。脾喜燥而恶湿，湿易伤脾，湿盛则濡泻，所以有"无湿不成泻"之说。故泄泻虽有多种不同因素，但未有不源于湿者。外感泄泻同时与时令季节有关。夏秋季节，暑湿当令，更易伤及脾胃，耗伤气液，湿热之邪下迫大肠，则成泄泻。风寒泄泻则四季皆可发生。小儿具有脏腑娇嫩、脾常不足的生理特点。脾胃运化能力弱，且饮食不知自节。若哺乳不当、调护失宜或膳食搭配不合理，过食生冷、油腻或不易消化之食物，皆可损伤脾胃，导致胃弱水谷不得腐熟传导，脾虚运化升清失司，宿食内停，清浊不分，下走大肠而成泄泻；若先天不足，素体脾虚，或久病迁延，耗伤脾胃之气，脾虚水谷不得运化，不得泌别清浊，则水反为湿，谷反为滞，湿滞合污而下泻；或脾虚泄泻日久，脾气更伤，继则脾肾阳虚，肾阳不得温煦脾土,水谷不化,夹阴冷之气并走肠间,而成以澄澈清冷为主要特点的脾肾阳虚泄泻。若久泻不止,气随液脱,可成气阴两虚之证,甚至阴损及阳,形成阴竭阳脱的危重证候;或脾气虚弱,肝木反侮,肝风内动,则可成慢惊风;或脾肾渐虚,先天之精补充,后天生化不足,气血生化乏源,而成疳证。

正如《幼幼集成·泄泻证治》所言:"夫泄泻之本,无不由脾胃。盖胃为水谷之海,而脾主运化,使脾健胃和,则水谷腐化,而为气血以行营卫。若饮食失节,寒温不调,以致脾胃受伤,则水反为湿,谷反为滞,精华之气,不能输化,乃致合污而下降,而泄泻作矣。"

本病的基本病机为合污下泻。以感受外邪、内伤饮食、脾胃虚弱多见。

二、临床表现

大便次数增多,粪质稀薄,或夹杂未消化食物,甚或如水样。可伴有恶心、呕吐、腹痛、发热、口渴等症。轻症每天泻下数次,腹痛轻;重症每天泻下十数次至数十次,甚至暴泻不止,可见小便短少,烦渴神萎,皮肤干瘪,囟门凹陷,啼哭少泪或无泪,口唇樱红,呼吸深长,腹胀等症。久泻不愈者,可见神疲乏力,不欲饮食,形体逐渐消瘦,甚或腹大肢细。其中,外感泄泻多起病较急迫,腹痛明显;内伤泄泻则起病缓慢或先急后缓,腹痛不甚,缠绵难愈。

三、诊断

(1)大便次数增多,每天 3～5 次,多达 10 次以上,呈淡黄色,如蛋花汤样,或色褐而臭,可有少量黏液。

(2)可伴有恶心、呕吐、腹痛、发热等症。

(3)有食量不当或进食不洁食物病史。

(4)暴泻不止者,可见小便短少,皮肤干瘪,啼哭无泪,精神萎靡等症。

四、鉴别诊断

(一)生理性腹泻

生理性腹泻多见于 6 个月以下的小婴儿,体胖肉松,常有湿疹,生后不久即出现腹泻,食欲好,大便次数较多,但不影响生长发育,体重不减,添加辅食后大便逐渐转为正常。

(二)痢疾

痢疾大便呈黏液脓血便,里急后重明显,次频量少,时有发热,大便常规检查可见脓细胞、红细胞,大便培养志贺菌属阳性。

五、辨证治疗

(一)辨证要点

1.辨病因

大便清稀多泡沫,臭气轻,肠鸣腹痛,伴外感风寒症状多为风寒所致;大便稀烂夹有乳凝块或食物残渣,气味酸臭,有伤食史,泻后痛减,多为内伤饮食;泻下急迫,便次多,色黄秽臭,或见少许黏液,多属湿热。

2.辨虚实

暴泻、外感泄泻,量多腹痛明显者多实证;久泻,泻下缓慢,腹部喜暖喜按者多虚证或虚实夹杂。

3.辨轻重

暴泻不止,迅速皮肤干瘪,神情萎靡,尿少或无,四肢厥冷为危重症;泻下缓慢,或泻下次数少,腹痛不甚,精神尚好者为轻症。

(二)治疗原则

1.基本治则

升清止泻。

2.具体治法

实证以祛邪为主,根据外感邪气的不同或内伤乳食物给予祛风散寒、清热化湿、消食导滞等法;虚证以补虚扶正为主,可予益气养阴、温补脾肾、酸甘敛阴等法;危重证候在现代医学救治的基础上,可给予回阳固脱、护阴救逆之法。

(三)分证论治

1.常证

(1)湿热泻。

主要证候:大便稀薄如水样,或如蛋花汤样,泻下急迫,量多次频,色黄秽臭,或见少许黏液;腹痛时作,食欲不振,或伴呕恶,神疲乏力,或见发热,口渴,小便短黄,舌质红,苔黄腻,脉滑数,指纹紫。

治法治则:清热化湿,升清止泻。

常用中成药:葛根芩连微丸、双解止泻颗粒。

方药:葛根黄芩黄连汤加减。基本方:葛根 15 g,黄芩 6 g,黄连 6 g。

加减:腹痛甚者加白芍、木香理气止痛;呕吐者加半夏、竹茹降逆止呕;湿邪偏重,舌苔厚腻,加藿香、厚朴以芳香化湿;湿重水泻加苍术、茯苓燥湿利湿。

（2）风寒泻。

主要证候：大便清稀，多泡沫，臭气不甚，肠鸣腹痛；或伴恶寒发热，鼻流清涕，或咳嗽，舌质淡，苔薄白或白腻，脉浮紧。

治法治则：疏风散寒，升清止泻。

常用中成药：藿香正气口服液。

方药：藿香正气散加减。基本方：苍术 6 g，陈皮 10 g，厚朴 10 g，白芷 10 g，茯苓 10 g，大腹皮 10 g，法半夏 6 g，藿香 6 g，紫苏叶 6 g，甘草 3 g。

加减：腹痛甚，里寒重者，加干姜、木香、砂仁温中散寒理气止痛；腹胀明显加大腹皮、厚朴顺气消胀；兼有食滞者，加神曲、山楂、鸡内金消食导滞。

（3）伤食泻。

主要证候：大便夹有乳凝块或食物残渣，气味酸臭；脘腹胀满拒按，肚腹作痛，痛则欲泻，泻后痛减，嗳气酸馊，或有呕吐，不思乳食，夜卧不安，舌苔厚腻，或微黄，脉滑实，指纹滞。

治法治则：消食化积，升清止泻。

常用中成药：加味保和丸。

方药：保和丸加减。基本方：山楂 10 g，神曲 10 g，法半夏 6 g，茯苓 10 g，陈皮 9 g，连翘 6 g，莱菔子 9 g。

加减：腹胀加厚朴消积除胀；腹痛明显加木香、槟榔理气止痛；呕吐加藿香、生姜香辛止吐。

（4）脾虚泻。

主要证候：大便稀溏，色淡不臭，多于食后作泻，时轻时重；面色萎黄，形体消瘦，神疲倦怠，舌质淡有齿痕，苔白，脉缓弱，指纹淡。

治法治则：健脾益气，升清止泻。

常用中成药：参苓白术颗粒、健脾丸、健脾止泻颗粒。

方药：参苓白术散。基本方：党参 10 g，白术 10 g，白扁豆 10 g，陈皮 6 g，山药 10 g，莲子 10 g，薏苡仁 12 g，桔梗 6 g，大枣 6 g。

加减：纳呆、舌苔腻者，加苍术、陈皮、焦山楂芳香化湿、消食助运；腹胀不舒加木香、厚朴行气消胀；腹冷舌淡，大便有不消化乳食，加炮姜温脾止泻；若久泻不止，内无积滞者，加煨益智仁、赤石脂、肉豆蔻温脾固涩。

（5）脾肾阳虚泻。

主要证候：久泻不愈，大便清稀，完谷不化，或见脱肛，形寒肢冷，面色㿠白，精神萎靡，睡时露睛，舌淡苔白，脉细弱，指纹色淡。

治法治则:温脾固涩,升清止泻。

常用中成药:附子理中丸。

方药:附子理中汤合四神丸加减。基本方:熟附子 6 g,党参 10 g,白术 10 g,炮姜 10 g,补骨脂 10 g,吴茱萸 1.5 g,肉豆蔻 6 g,五味子 6 g,甘草 6 g。

加减:久泻不止加诃子、赤石脂收敛固涩止泻。

2.变证

(1)气阴两伤。

主要证候:泻下无度,质稀如水,神萎不振或心烦不安,四肢乏力,皮肤干燥或枯瘪,啼哭无泪,口渴引饮,小便短少,唇红而干,舌红少津,苔少或无苔,脉细数。

治法治则:固涩敛阴,升清止泻。

方药:人参乌梅汤加减。基本方:人参 6 g,乌梅 9 g,莲子 15 g,木瓜 10 g,山药 15 g,甘草 6 g。

加减:泻下不止加赤石脂、禹余粮固涩止泻;口渴引饮加石斛、天花粉养阴生津。

(2)阴竭阳脱。

主要证候:泻下不止,次频量多,精神萎靡,表情淡漠,面色青灰或苍白,气息低微,哭声微弱,啼哭无泪,尿少或无,四肢厥冷,自汗出,舌淡苔薄白,脉沉细欲绝。

治法治则:回阳固涩,升清止泻。

方药:生脉散合参附龙牡救逆汤。基本方:人参 15 g,附子 6 g,龙骨 20 g,牡蛎 20 g,麦冬 15 g,五味子 9 g,白芍 10 g,炙甘草 6 g。

六、其他治疗

(一)针灸治疗

1.体针治疗

基本处方:神阙、天枢、大肠俞、上巨虚、三阴交。

本病病位在肠,故取大肠募穴天枢、大肠背腧穴大肠俞而成俞募配穴,与大肠之下合穴上巨虚合用,调理肠腑而止泻;神阙穴居中腹,内连肠腑,无论急、慢性泄泻,灸之皆宜;三阴交健脾利湿,各种泄泻皆可用之。五穴合用,标本兼治,泄泻自止。

加减运用:湿热泻,加合谷、下巨虚清利湿热;风寒泻,加合谷疏风散寒,脾俞健脾化湿;伤食泻,加中脘、建里消食导滞;脾虚泻,加脾俞、足三里健脾益气;脾肾阳虚泻,加百会升阳举陷,肾俞、命门、关元温肾固本。诸穴均常规针刺,神阙穴用隔盐灸或隔姜灸。

2.耳针治疗

取大肠、小肠、腹、胃、脾、神门,每次选 3～5 穴,毫针浅刺,也可用王不留行籽贴压。

(二)脐疗

取五倍子适量研末,食醋调成膏状敷脐,用橡皮膏固定,2～3 天换,适用于久泻。

(三)穴位注射

取天枢、上巨虚,用小檗碱注射液或维生素 B_6、维生素 B_{12} 注射液,每穴0.1～0.3 mL。

第六节 惊 风

惊风又称"惊厥",俗称"抽风",是小儿时期常见的一种病症,由多种原因及多种疾病所引起。临床以颈项强直,四肢抽搐,甚则角弓反张,意识不清为特征。该证任何季节都可发生,一般以 1～5 岁的小儿为多见,年龄越小,发病率越高。

惊风证情往往比较凶险,变化迅速,威胁小儿生命。所以,古代医家认为惊风是一种恶候,并列为小儿四大要证之一。由于发病因素不同,病情轻重浅深有别,预后亦不尽相同。一般只要把痰热解除,惊搐即行缓解,惊搐停止后神志即恢复正常,其预后良好。如果高热不退,反复惊搐,或者持续抽风不止,神志不清者,则预后较差。

惊风是发生于多种疾病过程中的一种临床证候,病情较复杂,范围较广泛,往往涉及外感高热、小儿暑温、疫毒痢、肺炎喘嗽等病证。

惊风一般分为急惊风和慢惊风。凡起病急暴、属阳属实者,称为急惊风;凡病久中虚、属阴属虚者,称为慢惊风;慢惊风中若出现纯阴无阳的危重证候,称为慢脾风。

一、急惊风

(一)病因病机

急惊风病因主要有外感时邪、湿热内蕴、暴受惊恐三种因素引起。由于急惊风多见于外感热病。所以,外感时邪又为其主要因素,其中又以风邪、暑邪、疫疠之邪为多见。急惊风的病变部位,主要在心肝,这与小儿"心常有余""肝常有余""神气怯弱"的特点有密切关系。

本病的基本病机为动风生惊。常证病机主要为感受时邪,如感受风邪:当冬春之交,寒暖不调,气候骤变,小儿肌肤薄弱,腠理不密,极易感受风邪,侵及肌表,故病之初起,先有外感表证,风热之邪扰动肝风则出现惊惕、抽搐;时邪从表入里,郁而化热化火,热极生风;或逆传心包,可见发热,头痛,项强,神昏,抽风等证。如感受暑邪:夏秋之季,暑气旺盛,小儿元气薄弱,真阴不足,易感暑邪,暑为阳邪,化火最速,传变急骤,易陷厥阴,引动肝风。又暑必夹湿,湿为阴邪,若被热蒸,化为痰浊,内陷心包,蒙蔽清阳,则见高热,呕吐,痰鸣,神昏,惊厥等症。如感受疫疠之邪:疫疠之邪为时邪之首,传染性极强,化热化火最为迅速,起病即可致实热内闭,激动肝风,邪陷心包而神昏、抽搐。饮食不节,或误食污染毒邪之食物,郁结肠胃,痰热内伏,壅塞不消,气机不利,郁而化火。痰火湿浊,蒙蔽心包,引动肝风,故可见呕吐,腹胀,腹痛,便闭,惊眩,或高热,呕吐,便溏,泄痢,惊厥等证。

此外,暴受惊恐亦可发为急惊风。小儿神气怯弱,元气未充,如闻见异物,乍闻异声或不慎跌仆,暴受惊恐,惊则伤神,恐则伤志,而致神志不宁,惊惕不安。或致痰涎上壅,蒙蔽清窍,引动肝风而惊搐。

(二)临床表现

1.先兆表现

急惊风虽来势急暴,但在惊厥之前常有发热、呕吐、烦躁、摇头弄舌、时发惊啼或嗜睡等表现。

2.主证

急惊风证候可概括为四证、八候。

(1)四证:指痰、热、惊、风。

痰证:咳嗽气促,痰涎壅盛,喉中痰鸣,神志不清或昏迷。热证:高热目赤,唇颊焮红,烦渴饮冷,便秘溲赤,甚至神昏谵语。惊证:昏谵惊叫或恐惧不安。风证:牙关紧闭,口角牵引,二目窜视,四肢抽搐,项背强直,甚则角弓反张。

(2)八候:指搐、搦、颤、掣、反、引、窜、视。

搐:肘臂伸缩。搦:十指开合。颤:手足头身动摇。掣:势如相搏。反:项背强直,角弓反张;引:手若挽弓。窜:目珠斜视,或偏左或偏右。视:直视如怒,睛露不活。

(三)诊断

(1)多发生在5岁以下小儿,3岁以下婴幼儿更多见。

(2)发病急骤,出现痰热惊风四证,或伴有八候中的某些证候。

(3)可伴有头痛、呕吐、腹泻、脓血便等症状。

(4)有接触疫疠之疾,或暴受惊恐史。

(5)中枢神经系统感染,脑脊液检查有阳性改变,神经系统检查出现病理性反射。属于细菌引起的脑炎、脑膜炎,外周血白细胞计数及中性粒细胞计数可增高。

(四)鉴别诊断

1.痫证

痫证与惊风都有抽搐症状,但痫证往往反复发作,醒后一如常人,多不发热,多见于学龄儿童。

2.闭证

由于惊风发作时,大多抽搐,牙关紧闭,神昏窍闭,与小儿闭证有其内涵与外延的联系,临床上单见神昏窍闭而无抽搐则属闭证。

3.惊脱

惊风与脱证是两种不同的证候,如惊风邪势壮盛,正气不支,或惊风持续不已,阳气衰败,可导致内闭外脱成为惊脱之候。

(五)辨证治疗

1.辨证要点

(1)辨惊风先兆:惊风虽来势急暴,但在惊风之前,常有发热、呕吐、烦躁、摇头弄舌或咬牙切齿,时发惊啼,或昏睡等先兆表现,又称"先兆之候""欲发之候"。先兆症状为时短暂,表现轻微,常不易察觉,往往不被注意,需要临床仔细观察,才能及时察知。

(2)辨四证:急惊风往往痰、热、惊、风四证并见,难以截然分开,需审查每一证候的孰轻孰重,孰主孰次,同时详辨痰、热、惊、风的不同点。痰有痰火和痰浊的区别;热有表里的不同;风有外风、内风的差异;惊证既可出现恐惧、惊惕的虚证,亦可出现昏谵惊叫的实证。

(3)辨八候:八候的出现,表示惊风已在发作。但是,惊风发作之时,不一定八候全都出现,而且发作时急慢强弱程度也不尽相同。

(4)辨轻重程度:抽搐次数不多,随抽随醒者则病势较轻;如来势猖獗、抽搐频繁,持续时间长或伴神志昏迷者,则病势危重。

(5)辨预后转归:小儿惊风,由于发病因素不同,病情轻重浅深有别,预后亦不尽相同。一般只要把痰热解除,惊搐即可缓解,惊搐停止后神志亦即恢复正常,其预后良好。如果高热不退,反复惊搐,或者持续抽风不止,神志不清者,则预后较差。至其转归,有的则津液来复,正气渐旺而告愈;有的则阴亡液脱加速危殆;有的由于阴劫神伤,筋脉受损,产生惊风后余证,如瘫痪、聋哑、痴呆、失明等。

2.治疗原则

(1)基本治则:息风镇惊。

(2)具体治法:急则治其标,惊风发作之际,迅速给予紧急处理,运用丸、散、针灸、按摩、注射、外治等法,及时、有效地控制抽搐,促使神志苏醒。缓则治其本,当抽搐停止,神志苏醒后,宗"疗惊必先豁痰,豁痰必先祛风,祛风必先解热,解热必先祛邪"的原则,以清热、豁痰、镇惊、息风为四大基本方法,痰盛者急先化痰,热盛者给予清热,风盛者祛风,惊急者应迅速镇惊。在审证求因时尤需详辨痰热惊风的不同点,在豁痰法中有芳香开窍、甘寒清心、涤痰通腑的区分;清热有解肌透表、苦寒泻火的不同;治风有疏风、息风的区别;镇惊则有安神与平肝的差异。

3.分证论治

(1)风热发搐。

主要证候:发热、头痛、咳嗽流涕、咽红、神昏烦躁、惊搐、舌苔薄黄、脉象浮数。

治法治则:疏风清热,息风镇惊。

常用中成药:小儿牛黄散。

方药:银翘散加减。基本方:金银花 10 g,连翘 12 g,荆芥 10 g,薄荷10 g,淡豆豉 10 g,甘草 6 g,桔梗 6 g,牛蒡子 9 g,芦根 10 g,竹叶 10 g。

加减:发热甚者加生石膏清气解热,抽搐重者加钩藤、菊花平肝止抽,痰多者加天竺黄、胆南星化痰镇惊。

(2)邪陷心肝。

主要证候:外感发热,数日壮热不退,项强,手足瘛疭,四肢拘急,目睛上视,牙关紧闭,舌红苔燥,脉象弦数。

治法治则:清热开窍,息风镇惊

常用中成药:安宫牛黄丸。

方药:羚角钩藤汤。基本方:羚羊角(现用山羊角代)、钩藤、桑叶、菊花、白芍、甘草、川贝母、竹茹、茯神。

加减:抽搐严重者加生石决明、紫雪丹以增强平肝清热,镇惊息风之力;神昏窍闭加安宫牛黄丸清心开窍;热邪炽盛者加黄连、栀子泻火清热;腹胀便秘加大黄、玄明粉通腑荡涤。

(3)暑热发搐。

主要证候:多见于盛夏炎热季节,证有轻重之分。轻证恶风发热无汗,头痛项强,烦躁昏迷,惊搐,舌苔薄白,脉象浮数。重证则壮热多汗,头痛项强,恶心呕吐,烦躁昏睡,四肢抽掣,惊厥不已,舌苔黄腻,脉象洪数。

治法治则:祛暑开窍,息风镇惊。

常用中成药:至宝丹、紫雪丹、安宫牛黄丸。

方药:清瘟败毒饮。基本方:香薷 10 g,厚朴 8 g,白扁豆 9 g,金银花 10 g,连翘 12 g,生石膏 30 g,知母 9 g,甘草 6 g,黄连 10 g,黄芩 10 g,栀子 10 g,水牛角 10 g,生地黄 10 g,牡丹皮 10 g,赤芍 10 g,玄参 9 g,桔梗 6 g,竹叶 10 g。

加减:口渴心烦甚者加黄连、竹叶清暑泻火;纳呆苔垢腻者加藿香、佩兰芳香化浊;抽搐较重者,可加羚羊角(山羊角代)、钩藤、僵蚕以清热镇惊,平肝息风,定痉止搐;昏迷较甚者,加石菖蒲、郁金通窍启闭;舌苔黄燥便秘者,加玄明粉、大黄通腑泄热;痰火内扰狂躁不宁者,加龙胆草清心肝之火。

(4)疫邪发搐:疫邪分为瘟热疫毒和湿热疫毒。

瘟热疫毒的辨证论治:内容如下。

主要证候:高热烦躁,口渴,谵妄,神昏,惊厥,甚至出现瘀点紫斑,舌质红绛,苔黄糙,脉数有力。

治法治则:清瘟解热,息风镇惊。

常用中成药:连花清瘟胶囊。

方药:白虎地黄汤。基本方:生石膏 30 g,知母 10 g,生地黄 10 g,连翘 9 g,牡丹皮 9 g,赤芍 9 g,甘草 6 g,粳米少许。

加减:瘟热重者,加大青叶、板蓝根;抽掣较重,肝风炽盛者加羚羊角(山羊角代)、钩藤平肝息风;便秘者加大黄玄明粉攻下通腑;痰热壅盛者加竹沥、半夏以豁痰清热。

湿热疫毒的辨证论治:内容如下。

主要证候:突然壮热,神志昏迷,或烦躁谵狂,反复抽搐,惊厥不已,呕吐腹痛,大便腥臭或夹脓血,舌苔黄腻质红,脉象滑数。

治法治则：清热化湿，息风镇惊。

方药：黄连解毒汤合白头翁汤。基本方：黄芩 10 g，黄连 10 g，黄柏10 g，栀子 10 g，白头翁 10 g，秦皮 9 g，马齿苋 10 g。

加减：肝风炽盛者加羚羊角（山羊角代）、钩藤平肝息风。

(5)惊恐惊风。

主要证候：面色时青时赤，频作惊惕，甚则惊厥，偶有发热，大便色青，舌苔无异常变化，脉象多见数乱。

治法治则：清心安神，息风镇惊。

常用中成药：琥珀抱龙丸。

方药：琥珀抱龙丸加减。基本方：琥珀粉（冲服）1.5 g，远志 10 g，石菖蒲10 g，胆南星 10 g，天竺黄 10 g，人参 10 g，茯苓 20 g，全蝎 2 g，钩藤 10 g，石决明 10 g。

加减：四肢不温者用桂枝、附子；腹痛便青者用煨木香、白芍、炙甘草；痰多者用陈皮、半夏；食欲减退者用焦三仙；睡眠不安者用酸枣仁、首乌藤。

(六)其他治疗

1.体针治疗

治则：清热熄风，豁痰开窍，镇惊宁神。只针不灸，泻法，或点刺出血。

处方：水沟、印堂、合谷、太冲。

方义：水沟为督脉穴，与印堂穴相伍可开窍醒神；合谷为手阳明经原穴，太冲为足厥阴肝经原穴，两穴合用谓之"四关"，可熄风镇惊，调理气血。

加减：外感惊风加外关、风池解表退热；痰热惊风加中脘、丰隆清热涤痰；惊恐惊风加神门宁心镇惊；高热加大椎、十宣泄热镇惊；头痛加风池、太阳祛邪通络止痛；牙关紧闭加下关、颊车启闭开窍。

操作：水沟刺向鼻中隔，用强刺激；十宣可点刺出血；余穴常规针刺。

2.指针治疗

用拇指指甲重掐水沟、印堂、四关穴，至抽搐停止为止。

3.三棱针治疗

取水沟、十宣或十二井、合谷、太冲。诸穴消毒后，用三棱针点刺放血，每穴出血 3 滴。

4.耳针治疗

取心、肝、交感、神门、皮质下、缘中、枕。每次选用 2～3 穴，用捻转泻法强刺激，不留针。高热不退者，在耳尖部点刺出血。

5.皮肤针治疗

取大椎、曲池、涌泉、百会、十宣、印堂。常规消毒后,用皮肤针强刺激,以皮肤出血为度。

二、慢惊风

(一)病因病机

本病的病因多出现于大病或久病之后,或因急惊经治不愈,转为慢惊风。慢惊风的病变部位,主要在肝、脾、肾三脏,这与小儿"肝常有余""脾常不足""肾常虚"的特点有密切关系。

本病的基本病机为虚风内动。土虚木亢,由于暴吐暴泻,久吐久泻,或因急惊治疗不当,过用峻利之品,以及他病误汗误下,导致脾阳不振,土虚木盛而生风;由于禀赋不足,脾肾素亏,复因泄泻,阴寒内盛,而使阳气外泄,先则脾阳受伤,继则损及肾阳,从而形成体内阳气的衰竭和脾气的不振,引起脾肾阳虚。病至于此,皆虚极之候,虚极生风;急惊风或温热病后,迁延未愈,耗伤阴液,肾阴亏损,不能滋养肝木,肝血不足,筋失濡养,以致水不涵木,阴虚风动。

(二)临床表现

面色苍白,嗜卧无神,肢体颤动,或仅表现为局部肌肉抽动,抽动无力,时作时止。

(三)诊断

(1)多有暴吐暴泻、久吐久泻或发热迁延不愈等病史。

(2)多起病缓慢,病程较长。症见面色苍白,嗜睡无神,抽搐无力,时作时止,或仅表现为局部肌肉抽动,两手颤动,筋惕肉瞤,脉细无力。

(3)根据患儿的临床表现,结合血生化、脑电图、脑脊液、头颅 CT 等检查,以明确诊断原发病。

(四)鉴别诊断

1.急惊风

急惊风为痰、热、惊、风四证俱备,临床以高热、抽风、神昏为主要表现,多由外感时邪、内蕴湿热和饱受惊恐而引发。

2.痫证

痫证与慢惊风都有抽搐症状,但痫证往往反复发作,醒后一如常人,多不发热,多见于学龄儿童。

（五）辨证治疗

1.辨证要点

慢惊风病程长,起病缓慢,证候相对较轻。辨证多属虚证,病及脾、肝、肾。在辨证时应着力辨清以哪些脏腑病变为主。脾胃虚弱者,症见形神疲惫,面色萎黄,不欲饮食,嗜睡露睛,大便稀薄;脾肾阳衰者,症见精神萎颓,面色㿠白或灰滞,沉睡昏迷,四肢厥冷,手足蠕动震颤,大便澄澈清冷;阴虚风动者,症见低热虚烦,面色潮红,手足心热,肢体拘挛或强直,时或抽搐,大便干结。

2.治疗原则

(1)基本治则:补虚息风。

(2)具体治法:慢惊风是因虚风动,正虚是其本,风动是其标,故治疗重在治本,必须速培元气。以温中健脾、温阳逐寒、育阴潜阳、柔肝息风为主。

3.分证论治

(1)土虚木亢。

主要证候:形神疲惫,面色萎黄,不欲饮水,嗜睡露睛,大便稀薄,色带青绿,时有腹鸣,四肢不温,足跗及面部有轻度水肿,神志不清,时或抽搐,舌质淡,舌苔白,脉象沉弱。

治法治则:扶土抑木,补虚息风。

常用中成药:逍遥颗粒。

方药:缓肝理脾汤加减。基本方:桂枝 10 g,煨姜 9 g,党参 10 g,炒白术 10 g,茯苓 10 g,山药 10 g,白扁豆 9 g,白芍 10 g,甘草 9 g,大枣 10 g,陈皮 10 g。

加减:四肢逆冷,阴寒内盛者去桂枝加肉桂;大便完谷不化者去煨姜,加炮姜、木香、补骨脂;抽搐频繁者加天麻、钩藤、菊花;若胃阴不足而肝亢风动,可用连梅汤加减;抽搐者加天麻、钩藤。此类病证动物虫蛇类的截风平肝药物,则不宜应用,以免耗伤正气。

(2)脾肾阳衰。

主要证候:面色㿠白或灰滞,囟门低陷,精神极度萎颓,沉睡昏迷,口鼻气凉,额汗涔涔,抚之不温,四肢厥冷,手足蠕动震颤,大便澄澈清冷,或痰涎上壅,舌苔白滑无华,舌质淡白,脉象沉细无神。

治法治则:温补脾肾,补虚息风。

常用中成药:健脾益肾胶囊。

方药:固真汤加减。基本方:人参 10 g,白术 10 g,茯苓 20 g,甘草 10 g,黄芪 10 g,山药 10 g,肉桂 3 g,炮附子 2 g。

加减：若久吐不纳，痰多泛恶，二便清稀，萎颓肢冷，昏睡露睛，奄奄一息，危象显露，可选逐寒荡惊汤，方中炮姜、肉桂、丁香破阴回阳；胡椒温胃开闭；伏龙肝温中和胃降逆。汗多者加五味子、白芍；手足蠕动震颤者加龙骨、牡蛎。

（3）阴虚风动。

主要证候：虚烦疲惫，面色潮红，身热消瘦，手足心热，肢体拘挛或强直，时或抽搐，大便干结，舌光无苔，舌绛少津，脉象细数。

治法治则：滋水涵木，补虚息风。

常用中成药：左归丸、六味地黄丸。

方药：大定风珠加减。基本方：生地黄 10 g，麦冬 10 g，阿胶 10 g，鸡子黄 2 枚，白芍 10 g，甘草 6 g，五味子 9 g，龟甲 10 g，鳖甲 10 g，牡蛎 10 g。

加减：潮热者可加青蒿、地骨皮、银柴胡；口干欲饮者加西洋参、石斛、玉竹。亦可选用小定风珠、阿胶鸡子黄汤或三甲复脉汤治之。此四方均有滋阴息风之功效，由于药味的组成不同，因而适应范围也略有差异。大定风珠在滋阴潜镇方面较小定风珠为强。阿胶鸡子黄汤在滋阴方面略逊于大定风珠，平肝通络息风镇痉之力比大定风珠为强。三甲复脉汤是在补益气阴的基础上选用介类潜镇，对肾阴亏损、水不济火、心神失养者较为适宜。若气阴两虚，也可选用地黄饮子益阴护阳。

参考文献

[1]王学工.实用中医内科辨证诊疗[M].北京:科学技术义献出版社.2019.

[2]张兰杰.现代中医诊疗与针灸应用[M].长春:吉林科学技术出版社.2018.

[3]文清华.实用临床中医诊疗学[M].昆明:云南科技出版社.2017.

[4]冯崇廉,王凤林,冯海军.中医诊疗精要[M].北京:科学技术文献出版社.2018.

[5]杨频.常用儿科中医诊疗技术[M].长春:吉林科学技术出版社.2017.

[6]张红,杜明杰,赵环宇.中医临床诊疗学[M].昆明:云南科技出版社.2017.

[7]石瑞芳.实用临床中医针灸诊疗学[M].北京:科学技术文献出版社.2017.

[8]杜改焕,周立文.临床常见疾病中医诊疗学[M].长春:吉林科学技术出版社.2018.

[9]陈辉,张翼宇,殷洁.儿科常见病症中医特色诊疗[M].北京:金盾出版社.2018.

[10]祝丰奎,丁兆英,卫培峰.临床中医诊疗精粹[M].昆明:云南科技出版社.2018.

[11]周华.妇科病中西医临床实战手册[M].长春:吉林科学技术出版社.2017.

[12]田丽.临床中医诊疗[M].北京:科学技术文献出版社.2017.

[13]刘泽萍.现代中医诊断与治疗[M].汕头:汕头大学出版社.2019.

[14]吕士琦.针灸临床特色疗法[M].北京:科学技术文献出版社.2019.

[15]李春红.新编中医特色诊疗学[M].长春:吉林科学技术出版社.2018.

[16]薛均来.临床中医诊疗与针灸[M].武汉:湖北科学技术出版社.2018.

[17]李继英,李象霖,张小霞.临床中医内科学[M].北京:科学技术文献出版社.2017.

[18]张立群.临床中医与药物治疗精要[M].长春:吉林科学技术出版社.2017.

[19]曹利萍.中医妇科常见病临床诊疗实用手册[M].北京:科学技术文献出版社.2017.

[20]李红莲.实用中医诊疗[M].长春:吉林科学技术出版社.2018.

[21]吴灏昕.实用中医理论基础[M].南京:江苏凤凰教育出版社.2018.

[22]吴勉华.中医内科学[M].北京:中国中医药出版社.2017.

[23]孙丰卿.中医内科临床诊疗[M].北京:原子能出版社.2017.

[24]李乃杰.针灸与推拿临床应用新进展[M].长春:吉林科学技术出版社.2018.

[25]周忠波.实用中医肛肠病学[M].长春:吉林科学技术出版社.2017.

[26]龚学全,张美稀,张元宁.临床中医常见病诊疗学[M].北京:科学技术文献出版社.2017.

[27]陈红风.中医外科学[M].上海:上海浦江教育出版社.2018.

[28]张丽梅.中医妇科理论与诊疗实践研究[M].哈尔滨:黑龙江科学技术出版社.2018.

[29]张津涛现代中医诊疗指南[M].天津:天津科学技术出版社.2018.

[30]吕允涛,李青.临床中医诊疗应用[M].北京:科学技术文献出版社.2018.

[31]宁云红.中医特色专科诊疗研究[M].北京:科学技术文献出版社.2018.

[32]张波.现代中医临床诊治精要[M].长春:吉林科学技术出版社.2019.

[33]杨军,宋双敬,税国保.内科常见病中医诊疗[M].南昌:江西科学技术出版社.2018.

[34]李恒.现代中医疾病诊疗技术[M].天津:天津科学技术出版社.2018.

[35]何天林,黄震,陈宇.临床中医内科疾病诊疗实践[M].北京:科学技术文献出版社.2018.

[36]邹晴燕,谢小馨,曾榕.崩漏的中医诊疗进展[J].实用妇科内分泌电子杂志,2019,6(11):36-38.

[37]吴慧婷,欧阳厚淦,卢文静.针灸对妇产科疾病治疗进展[J].辽宁中医杂志,2019,46(3):664-667.

[38]孙娜,武淑娟,虞跃跃.痛经的中医诊疗概述[J].中国民族民间医药杂志,2018,27(13):33-35.

[39]姚伟平,李金香,刘旺华.痛证的常见针灸疗法[J].中国中医药现代远程教育,2019,17(13):72-74.

[40]陈少宗,朱兵.现代针灸学诊疗思路的系统科学解析[J].山东中医杂志,2019(4):299-304.

[41]滕飞,杨宇峰,石岩.头痛的中医诊疗理论框架[J].中华中医药学刊,2017,35(9):2271-2273.